名贵道地中药材研究与应用系列丛书

重楼的
研究与应用

杨光义　梅全喜◎主编

U0307676

中国中医药出版社
·北京·

图书在版编目（CIP）数据

重楼的研究与应用/杨光义，梅全喜主编 . —北京：中国中医药出版社，2020. 10
（名贵道地中药材研究与应用系列丛书）

ISBN 978 - 7 - 5132 - 6344 - 3

Ⅰ . ①重… Ⅱ . ①杨… ②梅… Ⅲ . ①七叶一枝花 - 研究 Ⅳ . ①R282. 71

中国版本图书馆 CIP 数据核字（2020）第 148081 号

中国中医药出版社出版

北京经济技术开发区科创十三街 31 号院二区 8 号楼
邮政编码 100176
传真 010 - 64405750
三河市同力彩印有限公司印刷
各地新华书店经销

开本 710×1000 1/16 印张 16 字数 273 千字
2020 年 10 月第 1 版 2020 年 10 月第 1 次印刷
书号 ISBN 978 - 7 - 5132 - 6344 - 3

定价 65. 00 元
网址 www. cptcm. com

社 长 热 线 010 - 64405720
购 书 热 线 010 - 89535836
维 权 打 假 010 - 64405753

微信服务号 zgzyycbs
微商城网址 https://kdt. im/LIdUGr
官 方 微 博 http://e. weibo. com/cptcm
天猫旗舰店网址 https://zgzyycbs. tmall. com

如有印装质量问题请与本社出版部联系 （010 - 64405510）

本书为"深圳市宝安纯中医治疗医院医药系列丛书"之一，由深圳市宝安纯中医治疗医院支持出版。

为"名贵道地中药材研究
与应用系列丛书"而题

名贵道地中药材是我国中
医药的宝贵资源，应当认
真开展研究，积极推广
应用！
　　　　　己亥年 秋月
　　　　　金世元

前　言

　　中医药学是我国劳动人民几千年来同疾病做斗争的经验总结，是中华文明的瑰宝，也是打开中华文明宝库的钥匙。中药是中医药学的重要组成部分，是我国历代人民在漫长的岁月里与疾病做斗争的重要武器。我国地域辽阔，拥有丰富的中药资源，据全国第四次中药资源普查结果表明，我国现有中药资源品种达到13000多种，其中在中医临床上常用的有600多种，而能称之为名贵道地中药的有200种左右。

　　一般常见常用的中药价格都不是很贵，但也有些非常珍贵的中药材品种，这些药材疗效显著，但资源极少，难以种植（养殖），物以稀为贵，因此它们的价格是十分昂贵的，有些珍品的价格甚至超过黄金的价格，这一类药材称为名贵中药。1990年上海中医药大学出版社（现上海浦江教育出版社）出版的《中国名贵药材》收载常用名贵中药材50种。我国目前常用的名贵中药材有人参、西洋参、冬虫夏草、灵芝、雪莲、三七、番红花、沉香、石斛、天麻、重楼、蛤蚧、鹿茸、阿胶、海马、燕窝、哈士蟆、血竭、麝香、羚羊角、牛黄、珍珠等，其中许多的名贵药材都是道地药材。道地药材，又称地道药材，是一个约定俗成的中药标准化的概念，是指一定的中药品种在特定生态条件（如环境、气候）、独特的栽培和炮制技术等因素的综合作用下，所形成的产地适宜、品种优良、产量较高、炮制考究、疗效突出、带有地域性特点的药材。1989年黑龙江科技出版社出版的由胡世林教授主编的《中国道地药材》一书收载常用道地药材159种。我国常见常用的道地药材有"四大怀药"（怀地黄、怀菊花、怀牛膝、怀山药）、"浙八味"（杭麦冬、杭菊花、浙玄参、延胡索、白术、温郁金、杭白芍、浙贝母）、"粤八味"（化橘红、广陈皮、阳春砂、广藿香、巴戟天、沉香、广佛手、何首乌）及甘肃岷县的岷当归、山西长治的潞党参、江西清江的江枳壳、宁夏中宁的枸杞、山东东阿的阿胶、湖北蕲春的蕲艾等，这些都是闻名遐迩的道地药材。这些名贵道地中药一直是中医药防病治病的中坚力量，它们在治疗某些疑难杂症及危急重症方面疗效显著，深受古今医家、患者的欢迎，在中医临床上享有较高声誉。

　　为积极推动这些名贵道地药材的研究、应用与产业发展，进一步挖掘整理其古今研究与应用的历史与经验，继承、发扬和推动名贵道地药材在防治疾病、养生保健等方面的应用，笔者团队与相关单位及团队合作，决定在自己研究成果的基础上全面收集名贵道地中药材古今应用及现代研究资料，编写这套反映其本草记载、研究与应用历史及现代研究与应用情况的学术丛书《名贵道地中药材研究与应用系列丛书》。本套丛书初定 50 种，选择的都是国内外著名的名贵道地药材品种，每种药材独立成书，全面系统地介绍该名贵道地药材的相关研究与应用成果，包括它们的药用历史、本草学概述、生药学研究、化学成分、药理作用、炮制与制剂、临床应用及产业发展现状等内容，其中不少内容是笔者团队的研究成果。这是国内第一套专门介绍全国名贵道地药材的丛书，相信本套丛书的出版对于指导医药人员和普通老百姓深入研究及合理应用名贵道地药材，推动中医药在全民健康事业上发挥重要作用，以及推动相关产业发展都具有重要的意义。同时也期待全国各地有更多的单位、团队与笔者合作开展当地名贵道地药材的研究与资料整理工作，将其纳入这套丛书中出版，为推动各地名贵道地中药的研究与应用、推动中药产业的发展做出积极贡献。

本套丛书在编写出版过程中得到了诸多单位和个人的帮助和支持，深圳市宝安纯中医治疗医院独家支持本套丛书的出版，国医大师金世元教授应邀担任本套丛书的编委会名誉主任委员，并为丛书出版题词。在此一并致谢！

本套丛书出版工作量大、出版周期较长，书中若有考虑不周及遗漏之处，敬请广大读者批评指正，以便再版时修订提高。

梅全喜
2020 年元旦

编写说明

　　重楼为百合科重楼属植物 *Paris polyphylla* Smith var. （Franch.）Hand. – Mazz. 的干燥根茎，来源于百合科（Trilliaceae）重楼属（Paris），为多年生草本植物。因在每轮叶片之上还有一轮叶片状花萼，拟为两层绿叶之故，故名重楼。重楼药用历史悠久，在我国现存最早的药学专著《神农本草经》就已有记载，书中下品药有"蚤休，味苦微寒，主惊痫，摇头弄舌，热气在腹中，癫疾，痈疮，阴蚀，下三虫，去蛇毒，一名蚤休"。其后历代本草均有收载，谓有清热解毒、消肿止痛、凉肝定惊之功效，用于痈肿、咽喉肿痛、毒蛇咬伤、跌打伤痛等症。近代重楼成为云南白药、季德胜蛇药、宫血宁等多种名贵中成药的重要组方药物。

　　重楼品种来源较为复杂，《中国药典》（2020 年版）收载的重楼药用品种为百合科植物云南重楼 *Paris polyphylla* Smith var. *yunnanensis*（Franch.）Hand. – Mazz. 或七叶一枝花 *Paris polyphylla* Smith var. *chinensis*（Franch.）Hara 的干燥根茎。其他尚有窄叶重楼 *Paris polyphylla* Sm. var. *stenophylla* Franch. 及长药隔重楼（黑籽重楼）*Paris thibetica* Franch.、球药隔重楼 *Paris fargesii* Franch. 等多个植物来源在民间作为重楼药用。重楼是武当山地区最具特色道地药材"四个一"（七叶一枝花、江边一碗水、头顶一颗珠、文王一支笔）之首，鄂西北武当山地区以其独特的地理气候环境，适于重楼等珍稀药用植物生长；是华中地区野生重楼分布最为广泛的地区，也是重楼最主要的道地产区之一。得天独厚的地理优势及气候条件使得武当山地区成为发展重楼人工栽培，推广重楼规范化种植的理想环境。十多年来，我们一直致力于重楼野生资源调查与保护、质量控制、优良品种选育和林下仿野生生态种植模式研究，分别在武当山（伏龙山龙王寨）、神农架（木鱼镇千家坪）选取野生重楼植株分布密集的生长环境作为种植试验基地，对重楼种植生态环境、良种培育、有效成分动态累计等关键技术开展了一些探索性研究并取得一定突破。

　　重楼为多年生草本植物，从出苗到药用一般需要 5～8 年。种子具有二次休眠、胚后熟的特性，种苗繁殖率低，资源再生缓慢，是限制人工种植发展的瓶颈环节；药用主要依靠野生资源，逐年掠夺式采挖使野生重楼资源濒临枯竭，导致野生重楼资源显著减少，尤以湖北省鄂西北地区野生重楼资源减少较为明显；同时在重楼实际用药中，并未严格区分品种，这是导致重楼药品质量良莠不齐的主要原因之一，所以在道地产区实行重楼的优良品种选育和规范化种植，是推进重楼药材产业发展的关键所在。可以预见，随着重楼药用价值进一步开发和市场需求的放大，其药材消耗量将会进一步增长，因此进行重楼的品种选育与原生态规模化栽培关键技术研究迫在眉睫。虽然我国相关科研人员对重楼的人工种植技术进行了大量研究，但是均不能解决重楼生长周期长的问题。如何缩短重楼生长周期，在较短的周期内使其品质达到药用标准，加快重楼栽培技术研究是缓解供需矛盾的关键。

经过多年的研究我们采集到武当山、神农架地区重楼样本 25 个，结合形态鉴别、化学指纹图谱鉴别、基于 ITS2 的种内鉴别等鉴定技术鉴定为 9 个品种，补充完善重楼彩色鉴别图谱；掌握了重楼林下仿野生生态种植的根茎快速繁殖、高低温交替组合打破种子"二次休眠"的生理特性等多个关键技术；分别在武当山（伏龙山龙王寨）和神农架（木鱼镇千家坪村）建立了重楼仿野生种植示范基地，初步探索出"七叶树（或银杏）林下套种重楼"的种植模式；攻克了种苗繁育过程中的关键技术问题并申请专利，选育出云南重楼和华重楼两个优良品种；建立了全面的重楼质量评价体系与质量控制标准；优化了重楼皂苷提取工艺，并对 9 种重楼皂苷在体内代谢过程进行了初步研究；建立重楼药材生产标准化操作规程，建立"产学研"发展模式，优良品种推广，进行重楼林下仿野生生态种植基地示范建设与推广。通过上述重楼关键技术研究，有利于解决重楼药材的供需矛盾，培育武当山地区特色的中药种植产业，推动区域生物医药产业发展，优化调整山区产业结构，兼顾经济、社会和生态三大效益，实现武当山地区生物医药产业的可持续发展。目前已整理发表重楼资源调查、品种鉴定、质量控制、栽培相关专利 10 项；学术论文 40 余篇，其中 SCI 文章 9 篇。2016 年 12 月 1 日负责申报的本地产重楼成功获批"伏龙山七叶一枝花"国家农产品地理标志保护品牌。

在此基础上我们将自己的研究成果及收集到的历史和现代应用与研究资料汇集成了这本《重楼的研究与应用》。本书全面挖掘和整理了古代医药学家和本草医籍在重楼研究和应用上所取得的宝贵经验，回顾和总结了现代医药工作者对重楼进行研究和应用所取得的成果，也融入了作者团队对重楼研究所取得的成果，全面系统阐述总结重楼的药用历史、本草学概述和生药学研究、化学成分研究、临床药理作用研究、临床应用研究、资源保护与开发研究等，相信本书的出版对于未来重楼的研究、应用与开发将会起到积极的推动作用。

　　本书的编写出版得到了深圳市宝安纯中医治疗医院、湖北省科学技术厅项目"道地药材重楼品种选育与林下仿野生规模化种植关键技术研究（项目编号2017ACA176，主持人杨光义）"、神农架国家公园管理局项目"重楼（七叶一枝花）产业化种植关键技术集成示范与推广（项目编号2017SNJ001，主持人杨光义）"、湖北省教育厅项目"华重楼规范化种植研究（项目编号B20102117，主持人杨光义）"、湖北医药学院、武当特色中药研究湖北省重点实验室、湖北省药用植物综合利用工程技术研究中心，以及湖北济世药业有限公司、十堰市龙王寨珍稀中草药种养农民专业合作社的资助与支持，编写中还参考引用了许多同道的研究资料（参考文献附后），在此一并致谢！

　　由于时间仓促，加之水平有限，书中若出现遗漏和差错，敬请广大读者提出宝贵意见，以便再版时修订提高。

《重楼的研究与应用》编委会

2020 年 6 月

目　录

第一章　重楼的药用历史

重楼味苦，微寒，有小毒，具有清热解毒、消肿止痛、凉肝定惊的功效，常用于治疗疔疮痈肿、咽喉肿痛、蛇虫咬伤、跌仆伤痛、惊风抽搐。其药用历史悠久，在我国现存最早的药学专著《神农本草经》就已有记载，被列为下品，名曰"蚤休""蚩休"。《中国药典》（2020 年版）记载重楼来源为百合科重楼属植物云南重楼 *Paris polyphylla* Smith var. *yunnanensis*（Franch.）Hand. -Mazz. 或七叶一枝花 *Paris polyphylla* Smith var. *chinensis*（Franch.）Hara 的干燥根茎。

历史上很早便有重楼的相关本草记载，其又名蚤休、蚩休、七叶一枝花、枝花头、重台、重台草、紫河车、草河车、草甘遂、金线重楼等，但是临床上却并未广泛应用。虽说唐代已有临床应用记载"醋磨疗痈肿，敷蛇毒，有效"，但直至宋代才逐渐有了重楼入方剂的记载。

第一节　汉唐时期的药用历史

一、汉代

《神农本草经》成书于东汉末年，托"神农"之名，集秦汉及之前药物学之大成，反映了东汉以前用药经验及成就。其首创上、中、下三品分类法，共载药365 种，以"蚤休""蚩休"之名收载重楼，并列为下品："蚤休，味苦，微寒。主惊痫，摇头弄舌，热气在腹中，癫疾，痈疮，阴蚀。下三虫，去蛇毒。（一名蚩休。生川谷）"

《说文解字》：蚤，啮人跳虫；蚩，虫也；休，息止也。可见，"蚤休""蚩休"之名，皆取其药用功效而得之。

但是书中除了对重楼的性味及功能主治进行记载，唯有"生川谷"这一生长环境特征，而无重楼药材性状及原植物形态的具体描述。

同时期的医药学书籍《五十二病方》《武威汉代医简》《伤寒论》《金匮要略》等，无重楼药用记载。

二、魏晋南北朝

南北朝陶弘景于《名医别录》中附以《神农本草经》原文，并增加了"有毒，生山阳及宛朐"的内容，不仅记载了"有毒"这一重要的临床应用禁忌，还进一步具体表述了重楼的生长区域。山阳即为山坡向阳的一面（一作是河南省焦作市东南），宛朐则为今山东菏泽。但是仍然无重楼药材性状及原植物形态的具体描述，无法确定重楼的基原。在《名医别录》中，个别药物后已附有方剂，是我国最早附有方剂的本草著作，为研究我国魏晋南北朝及以前的药物配伍应用提供了很好的参考，但是重楼项下未附有相关方剂记载。

《本草经集注》收载内容同《名医别录》。

此时期的医药学专著《吴普本草》《肘后备急方》《刘涓子鬼遗方》等并无重楼记载。

三、隋唐时期

《新修本草》为唐代苏敬等编纂的我国第一部由政府颁布的药典，也是世界上最早的药典，是迄今所知中医药古文献中首次使用"重楼"一名的书籍，其在《本草经集注》基础上增加了"［谨案］今谓重楼者是也，一名重台，南人名草甘遂"，并且有了重楼临床应用相关的记载"醋磨疗痈肿，敷蛇毒，有效"。此书对重楼也有了一定的植物形态描写："苗似王孙、鬼臼等，有二三层。根如肥大菖蒲，细肌脆白。"重楼之名则取其"二三层"这一植物生长特征。"根如肥大菖蒲"，说明其肥厚且有环节，此种形态的"根"应为现今植物学上说的"根茎"，符合百合科重楼属植物肉质根茎的特征。《中国植物志》记载重楼属约有 10 种（有些作者根据不同性状细分为 20 种以上），分布于欧洲和亚洲温带和亚热带地区。我国有 7 种和 8 变种，所以《新修本草》收载的重楼的基原尚不能确定。

但隋唐时期的主要医药学著作《备急千金要方》《千金翼方》《食疗本草》《本草拾遗》《外台秘要》《仙授理伤续断秘方》《经效产宝》等皆无重楼相关记载。令人奇怪的是，作为治疗外科热毒证的要药，具有消肿止痛功效的重楼，在我国现存最早的骨伤科专著《仙授理伤续断秘方》中却未有任何相关记载，可推测此时重楼并未得到普遍应用。

四、五代十国

五代时期著名的本草书籍《日华子本草》收载重楼，名曰"重台根"："重台根，冷，无毒。治胎风搐手足。能吐泻、瘰疬。根如尺二蜈蚣，又如肥紫菖蒲，又名蚤休、螫休也。""如尺二蜈蚣"，蜈蚣属于节肢动物，身体分节，说明该书收载的重楼有明显的结节；但关于"尺二"，隋唐五代的标准（或法定）尺长为29.5~29.6cm，一尺二寸等于35.4~35.52cm，这一长度远超现在重楼药材的规格，推测应为概论。"如肥紫菖蒲"，说明该重楼性状特征为肉质状、扁圆柱形、有环节、外表皮近紫色。

五代后蜀韩保昇等编著的《蜀本草》也记载了重楼："蚤休，味苦，微寒，有毒。主惊痫，摇头弄舌，热气在腹中，癫疾，痈疮阴蚀，下三虫，去蛇毒。一名蚩休。生山阳川谷及宛朐……［蜀本图经云］蚤休，叶似鬼臼、牡蒙辈，年久者二三重，根似紫参，皮黄肉白，五月采根，日干用之。""叶似鬼臼、牡蒙辈"，鬼臼为小檗科八角莲 *Dysosma versipellis*（Hance）M. Cheng ex Ying 的根及根茎，叶为茎生叶，盾状，4~9掌状浅裂，裂片阔三角形、卵形或卵状长圆形；牡蒙则为蓼科拳参 *Polygonum bistorta* L. 的根茎，其基生叶宽披针形或狭卵形，茎生叶披针形或线形。而重楼的基原植物七叶一枝花和云南重楼的叶片通常为卵状矩圆形、倒卵状披针形、矩圆状披针形、披针形或倒披针形，基部通常楔形，通常轮生于茎顶部，排成一轮，具三主脉和网状细脉。可见，重楼的基原植物的单叶近似于牡蒙原植物，轮生状态的形态近似于鬼臼的原植物。"根似紫参""皮黄肉白"也符合重楼"表面黄棕色或灰棕色，断面白色至浅棕色"的特征。

以上可见，此时期的重楼为叶二三层轮生，根茎肉质、扁圆柱形、有环节、皮黄肉白、外表皮近紫色，与《中国植物志》《中国药典》对重楼的性状描述近似，即：叶轮生于茎顶部，排成一轮；花被片离生、排成二轮，其中外轮花被片通常叶状、绿色，被古人误认为叶，算作一层叶；根茎呈结节状扁圆柱形，密具层状凸起的粗环纹。

第二节　宋元时期的药用历史

一、宋代

《开宝本草》是由北宋政府组织在《新修本草》基础上进行编修的药物学著作，距离《新修本草》刊行已过 300 多年，但是关于重楼的记载却是只字未改，可推测几百年间重楼依旧未得到广泛应用。

《太平圣惠方》中有 4 首方剂运用到重楼进行配伍，以"重台"为名收载其中，分别为大青圆方、重台散熁方、重台草散方、乌金散方。大青圆方收载于第三十五卷的治咽喉生疮诸方中，用于治咽喉肿痛、上焦实热、口舌生疮。方剂组成："大青（一两）、黄芩（半两）、蚤休（半两）、黄药（半两，剉）、黄连（半两，去须）、蔷薇根皮（一两，剉）、川升麻（半两）、栝蒌根（半两）、知母（半两）、石青（半两，细研）、马牙消（一两）。"用法："上药，捣罗为末，炼蜜和捣三二百杵，圆如酸枣大，绵裹一圆，含咽津。"重台散熁方，收载于第六十一卷的治痈肿贴熁诸方中，用于治痈肿、一切风毒热肿、发背乳痈等疾。组成："重台（一两）、黄芪（一两，剉）、川大黄（一两，生用）、羊桃根（三分，剉）、硝石（三分）、半夏（三分）、白蔹（一分）、莽草（三分）、丁香（半两）、木香（半两）、没药（半两）、白芷（半两）、赤芍药（半两）。"用法："上药，捣罗为散，有患处，以醋旋调，稀稠得所，涂故布，或疏绢上。日三贴之，以肿退为度。"重台草散方，收载于第六十四卷治风肿诸方中，用于治风毒暴肿神验。组成："重台草、木鳖子（去壳）、半夏，以上各一两。"用法："上药，捣细罗为散，以酽醋调涂之，凡是热肿，熁之立消也。"乌金散方，收载于第六十五卷治一切恶疮诸方，用于治一切恶疮。组成："附子、蛇蜕皮、干姜、故纸（多年者）、黄丹、川大黄、重台、藜芦、槟榔、旧棉絮、乱发、胡粉、蓼叶、榆皮、楸皮，以上各一两。"用法："上药，并细剉，入瓷瓶中固济，烧令熟，取出捣罗为末。入麝香龙脑各一分，更于乳钵中细研。先以甘草一两，槌葱白七茎，白矾半两。以水二升，煎取一升。看冷暖，净洗疮后，干贴，日再贴之。"四首方剂的共同特点为用于治疗热毒、痈肿、生疮之证，符合重楼"主热气在腹中，痈疮"的功效，特别是以重楼为君药的重台散熁方和重台草散方，也与《中国药典》所载重楼"清热解毒、消肿止痛"相符。

《本草图经》是我国第一部板刻印刷的药物图谱，全书20卷，载药780种。当时在全国各郡县收集药物标本，为其中635种药物绘制了933幅图，包括重楼。书中关于重楼的文字部分："蚤休，即紫河车也，俗呼重楼金线。生山阳川谷及冤句，今河中、河阳、华、凤、文州及江淮间亦有之。苗叶似王孙、鬼臼等，作二三层；六月开黄紫花，蕊赤黄色，上有金丝垂下；秋结红子；根似肥姜，皮赤肉白。四月、五月采根。晒干用。"所配绘图为"滁州蚤休"。经王德群教授考证，图中滁州蚤休即为《中国药典》（2020年版）规定的重楼来源之一：七叶一枝花 Paris polyphylla Smith var. chinensis（Franch.）Hara。河中为今山西永济，河阳为河南孟州市西南，华为陕西华阴，凤为陕西凤州，文州为甘肃文县，江淮指苏北、皖北一代。

系统总结宋代以前本草学成就的《证类本草》一书中引用了《名医别录》对重楼的记载："蚤休，味苦，微寒，有毒。主惊痫，摇头弄舌，热气在腹中，癫疾，痈疮，阴蚀，下三虫，去蛇毒……生山阳川谷及冤句。"同时也配图"滁州蚤休"，即七叶一枝花。

寇宗奭编撰的《本草衍义》对重楼的记载："蚤休，无旁枝，止一茎，挺生，高尺余，颠有四五叶，叶有歧，似虎杖。中心又起茎，亦如是生叶，惟根入药用。""似虎杖"，虎杖 Reynoutria japonica Houtt.，叶宽卵形或卵状椭圆形。基部宽楔形、截形或近圆形。"无旁枝，止一茎，挺生，高尺余，颠有四五叶。"《中国植物志》记载重楼属植物："茎直立，不分枝，叶通常四至多枚，极少3枚，轮生于茎顶部，排成一轮。""中心又起茎，亦如是生叶"，重楼属植物花被片离生，排成二轮，外轮花被片通常叶状、绿色，披针形至宽卵形。可推断此书所载重楼为百合科重楼属植物。

钱乙的《小儿药证直诀》于卷下诸方记载的用于治疗慢惊的"栝蒌汤"，有使用重楼："（学海案：《本草纲目》引此云，治慢惊带有阳证者。白甘遂即蚤休也。）栝蒌根（二钱）、白甘遂（一钱），上用慢火炒焦黄色，研匀。每服一字，煎麝香薄荷汤调下，无时。凡药性虽冷，炒焦用之，乃温也。"

《圣济总录》又名《政和圣济总录》，全书200卷，是北宋末年政府主持诸多医家编纂的医书。书中卷第四十三心脏门收载了一首用于治心热烦躁的"凉心丸方"，有应用到重楼进行配伍："紫河车（三分，蚤休是也），人参、白茯苓（去黑皮，各半两），远志（去心，一分），麦门冬（去心焙，半两），丹砂（别研，一两），龙脑（别研，半钱），金箔（二十片，与丹砂、脑子同研）。上八味，除别研外，捣罗为末，再同研匀，炼蜜和丸，如鸡头大。每服一丸，人参汤化下。"

宋代的《养老奉亲书》《太平惠民和剂局方》《济生方》《外科精要》无重楼记载。

二、辽夏金元

李东垣所著《珍珠囊补遗药性赋》在卷三草部下记载有重楼："草河车即蚤休，痈疮至圣。""草河车，名金线重楼，味苦微寒无毒，主治癫痫惊热。"

同时期《儒门事亲》《卫生宝鉴》《汤液本草》《此事难知》《饮膳正要》《世医得效方》无重楼记载。

第三节 明清时期的药用历史

一、明代

《普济方》中有 7 卷共 8 首方剂使用重楼，分别以紫河车、蚤休、重台、金锦重楼、蜜休根、蚤休根名之。其中卷十七心脏门于心烦热篇收载配伍重楼的凉心丸，用于治疗心热烦躁："紫河车（三钱，蜜汁），人参、白茯苓（去黑皮，各半两），远志（去心，一钱），麦门冬（去心焙，半两），丹砂（别研，一两），龙脑（别研，半钱），金箔（二十片，与丹砂、龙脑同研）。上除别研外，捣罗为末，再同研匀，炼蜜和丸，如鸡头大。每服一丸，人参汤下。"卷六十二咽喉门于咽喉生谷贼论篇收载配伍重楼的治咽喉生谷贼肿痛方："重台（半两赤色者）、木鳖子仁（半两）、川大黄（半两，剉碎微炒）、马牙硝（半两）、半夏（一分，汤浸洗七遍去滑）。上为末，炼蜜和丸，如樱桃大，以绵裹一丸，含咽津。"卷六十三咽喉门于咽喉肿痛篇收载配伍重楼的大青丸，用于治疗咽喉肿痛、上焦实热、口舌生疮："大青（一两）、黄芩（半两）、蚤休（半两）、黄药（半两，剉）、黄连（去须，半两）、蔷薇根皮（一两，剉）、升麻（三半两）、栝蒌根（半两）、知母（半两）、石膏（细研）、半夏、马牙硝（半两）。上为末，炼蜜和捣二三百杵，如酸枣大，绵裹一丸，含咽津。"卷二百五十一于诸毒门中药毒篇收载配伍重楼的解砒毒鼠莽毒方："用金锦重楼磨水服之即愈。"卷二百七十五于诸疮肿门一切恶疮篇收载配伍重楼的乌金散，用于治一切恶疮："附子、蛇蜕皮、干姜、故纸（多年者）、黄丹、川大黄、重台、藜芦、槟榔、旧棉絮、乱发、胡粉、蓼叶、榆皮、楸皮（以上各一两）。上药并细剉，入瓷瓶中固济，烧令热，取出捣罗为末。入麝香龙脑各一分，更于乳钵中细研。先以甘草一两，捶葱白七茎，白矾半两，以水二升煎取一升，看冷暖，净洗疮后干贴，日再贴之。"卷二百八十六于痈疽门诸痈篇收载配伍重楼的疗痈肿方："以蜜休根醋磨，敷之。"卷三百零七于诸虫兽伤门蛇伤篇收载配伍重楼的治蛇毒方和治蛇咬毒闷欲死方。治蛇毒方："以蚤休根醋磨，敷之。"治蛇咬毒闷欲死方："续随子（七颗，味辛温有毒去皮）、重台（六分，味微苦寒有毒，出滁州叶似鬼臼者即是）。上二味，捣罗为末，酒服方寸匕，兼唾和少许，敷咬处，立瘥。"

我国现存古代地方性本草书中内容最丰富的著作《滇南本草》也收载了重楼："一名紫河车，一名独脚莲。味辛、苦，性微寒。攻各种疮毒痈疽，利小便。（单方）治妇人乳结不通，红肿疼痛，与小儿吹着。点水酒服。"书中着重描述重楼在解毒方面的功效，符合云南多瘴气候。

我国迄今为止发现的古代最大型彩绘本草图谱《本草品汇精要》收载了重楼并附以精美的原植物全株彩色绘图，开篇即介绍："蚤（音早）休，有毒。"随后附上《神农本草经》关于重楼的记载，紧接着从名、苗、地、时、收、用、质、色、味、性、气、主、制、治及合治15项展开阐述。"名"项记载了重楼的异名："蚩休、紫河车、重楼金线、重台、螫休、草甘遂。"苗"项则是引用了宋代《本草图经》及《本草衍义》中重楼原植物的记载。"地"项是在引用《本草图经》重楼生长区域的基础上增加了"道地：滁州"的内容，也是迄今所知本草文献中首个记载重楼道地产区的古籍。"时"项记载了重楼生长和采收时间："生，春生苗；采，四月、五月取根。""收"项记载了采收后的初加工："日干。""用"项记载重楼的药用部位："根。""质""色"两项是对重楼性状鉴别的记述，其中，"质"项记述重楼药材的形状及质地"类肥菖蒲，肌细而脆"，"色"项记述重楼药材的外观颜色"皮赤肉白"。"味""性""气""主""治"5项则是从重楼的性味及功能主治方面进行阐述，"味"项记述重楼的药性"苦"，"性"项记述了重楼"微寒，泄"，"气"项记载"味厚于气，阴也"，"主"项记载重楼主治"惊痫癫疾"，"治"则是引用了《日华子本草》关于重楼应用的内容。"制"是关于重楼炮制的记载："洗去土。""合治"记载了重楼临床应用："合醋磨疗痈肿，敷蛇毒有效。"

陈嘉谟的《本草蒙筌》介绍有重楼并附图"滁州蚤休"："蚤休，一名紫河车。味苦，气微寒。有毒。川谷俱有，江淮独多。不生傍枝，一茎挺立。茎中生叶，叶心抽茎。年久发三四层，上有金线垂下。故又名金线重楼，俗呼七叶一枝花也。《图经》云：叶如鬼臼，根若肥姜。凡入药中，惟采根用。主惊痫摇头弄舌，除湿热发肿作疮。下三虫，解百毒。或磨酒饮，或磨醋敷。""不生傍枝，一茎挺立。茎中生叶，叶心抽茎"符合重楼属植物特征。本书重视药物与产地的关系，所以特别强调重楼"川谷俱有，江淮独多"，表述了重楼的主产区为江淮一带。

本草学、博物学巨著《本草纲目》也从"释名""集解""气味""主治""发明""附方"六个方面全面阐述重楼，并且在汇集历史本草书籍记载的基础上，李时珍还补充了很多自己对重楼的见解。其中，"释名"项："时珍曰：虫蛇之毒，得此治之即休，故有蚤休、螫休诸名。重台、三层，因其叶状也。金线重楼，因其花状也。甘遂，因其根状也。紫河车，因其功用也。""集解"项："时珍曰：重楼金线处处有之，生于深山阴湿之地。一茎独上，茎当叶心。叶绿色似芍药，凡二三层，每一层七叶。茎头夏月开花，一花七瓣，有金丝蕊，长三四寸。王屋山产者至五七层。根如鬼臼、苍术状，外紫中白，有粳、糯二种。外丹家采制三黄、砂、汞。入药洗切焙用。俗谚云：七叶一枝花，深山是我家。痈疽如遇者，一似手拈拿。是也。""主治"项："去疟疾寒热。时珍。""发明"项："时珍曰：紫河车，足厥阴经药也。凡本经惊痫、疟疾、瘰疬、痈肿者宜之。而道家有服食法，不知果有益否也？"《本草纲目》所记载之"重楼"经蒋露等考证可能为多叶重楼 *Paris polyphylla* Sm. 及其变种狭叶重楼 *Paris polyphylla* Sm. var. *stenophylla* Franch.，与《中国药典》规定的重楼来源云南重楼 *Paris polyphylla* Smith var. *yunnanensis*（Franch.）Hand. – Mazz. 或七叶一枝花 *Paris polyphylla* Smith var. *chinensis*（Franch.）Hara，同科同属不同种。

龚廷贤所撰《万病回春》中专治疔疮的"退疗夺命丹"有使用重楼："防风（八分）、青皮（七分）、羌活（一钱）、独活（一钱）、黄连（一钱）、赤芍（六分）、细辛（八分）、僵蚕（一钱）、蝉蜕（四分）、泽兰叶（五分）、金银花（七分）、甘草节（一钱）、独脚莲（七分）、紫河车（一名金线重楼，七分）。上锉五钱先服，倍金银花一两，泽兰一两少用叶，生姜十片，同内捣烂，好酒旋热泡之，去渣，热服，不饮酒者，水煎亦可，然后用酒、水各一半，煎生姜十片，热服。出汗，病退减后，再加大黄五钱同煎，热服，以利二三次，去余毒。若有脓，加何首乌、白芷梢；在脚，加槟榔、木瓜；要通利，加青皮、木香、大黄、栀子、牵牛。"

张介宾所撰的系统综合性医书《景岳全书》中"清凉救苦散"一方有配伍重楼："治大头瘟肿甚者，以此药敷之。芙蓉叶、霜桑叶、白蔹、白及、大黄、黄连、黄柏、白芷、雄黄、芒硝、山慈菇、赤小豆、南星、金线重楼。上等分为末，蜜水调敷肿处，以翎频扫之。"

卢之颐所撰的《本草乘雅半偈》详细总结前人应用重楼的经验及心得："（本经下品）蚤休，气味苦，微寒，有毒。主惊痫，摇头弄舌，热气在腹中。核曰：出山阳川谷及冤句，今河中、河阳、华、凤、文州及江淮间亦有之。生深山阴湿地，即紫河车、重楼金线、七叶一枝花也。一茎独上，茎当叶心。似王孙、鬼臼、芍药、蓖麻辈。叶凡一茎三层，独王屋山产者至五七层，每层七叶，叶色碧绿。夏月茎头作花，一花七瓣，上有金丝下垂，蕊长三四寸。秋结红子，根如鬼臼及紫参、苍术、菖蒲等状，外紫中白，理细质脆，有粳、糯两种。修治，洗切焙用。丹家采制三黄、砂、汞。参曰：蚤休，阳草也，以生成功用诠名。《礼记》云：发扬蹈厉之已蚤，使之休止休息尔。一茎独上，茎当叶心，叶必七，花瓣亦七，重台或一或三，或五或七，正阳数之生，火数之成也。味苦气寒，生深山阴湿处，是阳以阴为用矣。对待阴以阳用，致热在中，若风自火出，而弄舌摇头，及阳蹈阴中而痫，阴越阳中而惊，此皆阴阳舛错，越动静之尝故尔。所谓发扬蹈厉之已蚤，使之休止休息也。头为诸阳之首，舌乃心火之苗，盖动摇名风，若风之自火出也。"但是书中应用周天之数解说重楼性味功效，稍有牵强。

同朝代的《救荒本草》《名医类案》无重楼记载。

二、清代

张志聪于《本草崇原》收载重楼："蚤休，气味苦，微寒，有毒。主治惊痫，摇头弄舌，热气在腹中。蚤休《图经》名紫河车，《唐本草》名重楼、金线，后人名三层草，又名七叶一枝花。处处有之，多生深山阴湿之地。一茎独上，高尺余，茎当叶心，叶绿色似芍药，凡二三层，每一层七叶，茎头于夏月开花，一花七瓣，花黄紫色，蕊赤黄色，长三四寸，上有金线垂下，秋结红子，根似肥姜，皮赤肉白。谚云：七叶一枝花，深山是我家，痈疽如迁者，一似手拈拿。又，道家有服食紫河车根法，云可以休粮。一者水之生数也，七者火之成数也，三者一奇二偶，合而为三也。蚤休三层，一层七叶，一花七瓣，禀先天水火之精，故主治惊痫，摇头弄舌。惊痫而摇头弄舌，乃小儿胎惊胎痫也。胎惊胎痫，乃热毒之气得于母腹之中，故曰：热气在腹中。愚按：蚤休一名河车，服食此草，又能辟谷，为修炼元真，胎息长生之药，故主治小儿先天受热之病，学者得此义而推广之，则大人小儿后天之病，亦可治也。按《日华本草》言，紫河车治胎风手足搐，故隐庵解：热气在腹中，谓热毒之气得于母腹之中云云。然即谓摇头弄舌，由小儿内热所致，不必作深一层解亦可。苏恭曰：醋磨敷痈肿蛇毒甚效。"

清代何克谏撰于康熙末年的《生草药性备要》为岭南地区第一本本草著作，第一次系统地整理了岭南使用中草药治病的经验，奠定了其后岭南本草学发展的基础。该书收载的首味药便是重楼，以"七叶一枝花"之名载于上卷："七叶一枝花，味甘，性温，平。治内伤之圣药也。补血行气，壮精益肾，能消百毒，乃药中之王也。真该云：'七叶一枝花，紫背黄根人面花。问他生在何处是，日出昆仑是我家。大抵谁人寻得着，万两黄金不换它。'此药生于疳石之上，一寸九节者佳。"但是所载七叶一枝花的内容与现今所用重楼有很大差异，其性味功效与三七相似，而性状"一寸九节"又与重楼相似，很有可能是何克谏将三七与重楼混淆了，具体品种还有待于进一步考证。

一百多年后的另一本岭南地区重要的本草著作，清代赵其光的《本草求原》也着重介绍了重楼，且在"山草部"和"毒草部"分别收载了"七叶一枝花"，并分开论述，这是历代本草书籍中罕见的。"山草部"："七叶一枝花，甘，益脾汁；平，升胃之清气，上行于肺以益血。血是中焦之汁，升于肺，入于心而成。行气，温达则气通。壮精益肾，温以畅阳化阴于上，平即化阴于下。已痨嗽内伤，活血止血，消肿解毒，甘益土之功。乃草中之王。或谓其功兼参、茸。三七为劳伤上药，治瘟疫，消痈肿神效，吾尝试之。味甘，微苦，惟苦平下降，故能令肺阴入心生血也。谚云：'七叶一枝花，紫背黄根节生注；每节一窝者真，一寸九节者上。每从甘石山头上，日出昆仑是我家。生高山上，得太阳之气。大抵谁人寻得着，万两黄金不换他。'出广西、交趾。皮黄质重者上，皮黑质轻者次（另详毒草）。"毒草部："七叶一枝花，一名蚤休，一名草紫河车，一名金线重楼，一名三层草。一者水之生数，七者火之成数，一水二火合而为三。此草三层，每层七叶，一茎直上，一花七瓣。根似肥姜，皮赤肉白。此禀水火之精，以行金气；味苦，气微寒，交通心肾以滋阳明胃汁。有毒。治惊痫，摇头弄舌，月内小儿先天受热，胎惊、胎痫之病，惟此能辟谷修炼元真，可治胎息之病。胎风手足搐，热气在腹中，热气得于母腹之中，及小儿内热生风之病俱可。疟、痢疾。开结导热之功。醋磨，敷瘰疬、痈肿、蛇毒。谚云：'七叶一枝花，深山是我家。痈疽如遇者，一似手拈拿。'又详山草部。蕊，赤黄，长三四寸，上有金线垂下，故名金线重楼。"同一本书的"山草部"与"毒草部"都收载七叶一枝花，但药效却大相径庭，性味功效都不同。其中"毒草部"与现今所用"重楼"基本吻合，特别是"有毒"这一内容，应该可以断定其"毒草部"收载的"七叶一枝花"为今天所用的重楼。"山草部"收载的"七叶一枝花"实际上是转载《生草药性备要》的内容，甚至描述重楼"功兼参、茸"，从其所载性味"味甘，微苦"及"出广西、交趾，皮黄质重者上，皮黑质轻者次"的记载判断，当为三七类药材。

　　王洪绪整理祖传秘术及生平经验而撰的《外科证治全生集》一书中于卷三收载了重楼："蚤休（即紫河车草），去皮毛，切焙。微寒，治乳痈疔毒。"并在卷四"治一切疔毒，一切痈肿"的夺命汤中配伍重楼："银花、金线重楼（即草河车）、黄连、赤芍、泽兰、细辛、僵蚕、蝉蜕、青皮、甘草、羌活、独活、防风。分两随时斟酌，煎服。"

　　清政府组织编修的大型医学全书《医宗金鉴》于卷七十二发无定处的疔疮篇收载了两首配伍重楼的方剂：化疔内消散和七星剑。化疔内消散："知母、贝母（去心，研）、穿山甲（炙，研）、蚤休、白及、乳香、天花粉、皂刺、金银花、当归、赤芍、甘草（生），各一钱。酒、水各一钟，煎一钟，去渣，量病上、下服之。【方歌】化疔内消知贝甲，蚤休及乳草天花，皂刺银花归芍酒，疔证毒轻服更嘉。"七星剑："苍耳头、野菊花、豨莶草、地丁香、半枝莲（各三钱），蚤休（二钱），麻黄（一钱），用好酒一斤，煎至一碗，澄去渣热服，被盖出汗为度。【方歌】七星剑呕热兼寒，疔毒走黄昏惯添，麻黄苍耳菊豨莶，地丁香蚤半枝莲。"

　　吴仪洛所撰《本草从新》收载重楼："蚤休，一名重楼金线。味苦，微寒。专理痈疽，除虫蛇毒（谚云：七叶一枝花，深山是我家。痈疽如遇者，一似手拈拿。苏恭曰：磨醋敷痈肿蛇毒甚有效。时珍曰：虫蛇之毒，得此治之即休，故有蚤休、螫休诸名）。兼疗惊痫。苦寒之品，中病即止，不宜多用。"

　　严西亭等人所撰的《得配本草》收载重楼："蚤休，一名紫河车，一名草甘遂，一名白甘遂。伏雄黄、丹砂、蓬砂及盐。苦寒，有毒，入足厥阴经。治惊痫癫疾，疟疾寒热，及阴蚀痈肿，瘰疬，蛇毒。研末，冷水服五分，治小儿胎风，手足搐搦。洗净焙用。磨醋，敷痈肿蛇毒甚效。此系毒草，不可轻服。"

吴其濬所撰《植物名实图考》于毒草卷之二十四记载重楼并附以绘图："蚤休，本经下品。江西、湖南山中多有，人家亦种之，通呼为草河车，亦曰七叶一枝花，为外科要药。滇南谓之重楼一支箭，以其根老、横纹粗、皱如虫形，乃作虫蒌字。亦有一层六叶者，花仅数缕，不甚可观，名逾其实，子色殷红。滇南土医云，味性大苦大寒，入足太阴，治湿热瘴疟下痢，与本草书微异。滇多瘴，当是习用药也。"书中配图两颗植株，一为花期一为果期。经蒋露等考证，果期植株为《中国药典》（2020 年版）规定的重楼来源之一：七叶一枝花 *Paris polyphylla* Smith var. *chinensis*（Franch.）Hara，花期植株则可能为多叶重楼 *Paris polyphylla* Sm. 或云南重楼 *Paris polyphylla* Smith var. *yunnanensis*（Franch.）Hand. – Mazz. 及同属其他植物。

《本草害利》《本草备要》《医学源流论》《本草纲目拾遗》《本草求真》《吴鞠通医案》《温病条辨》《傅青主女科》等，无重楼记载。

第四节　近现代药用历史

1975 年出版的《全国中草药汇编》（以下简称《汇编》）是在当时集全国之力进行中草药群众运动的基础上，比较系统、全面地总结了我国几千年用药经验及国内外科研成果编写而成，为中华人民共和国成立以来出版的第一部大型中草药工具书。此书上册以"七叶一枝花"之名收载重楼，记载其基原为百合科重楼属植物华重楼 *Paris polyphylla* Smith var. *chinensis*（Franch.）Hara 或七叶一枝花 *Paris polyphylla* Smith。但与《中国药典》（2020 年版）收载重楼之基原有所不同。根据植物拉丁名"一物一名"的"属名 + 种加词 + 命名人"的命名原则可知，《中国药典》所载之七叶一枝花 *Paris polyphylla* Smith var. *chinensis*（Franch.）Hara 应为《汇编》记载的华重楼，皆为《汇编》收载的七叶一枝花 *Paris polyphylla* Smith 的变种，且《汇编》所载重楼基原植物中文名及拉丁名，与《中国植物志》一致。另《中国药典》所收载之云南重楼 *Paris polyphylla* Smith var. *yunnanensis*（Franch.）Hand. – Mazz.，《汇编》并未将其收为重楼的基原，而是放在"附注"项，写明功效与基原种相似，作为分布较广种被列举。《汇编》一书从别名、来源、形态特征、栽培要点、采集加工、化学成分、药理作用、性味功能、主治用法、附注 10 项展开详述重楼，并用以现代的语言进行表述。其中，

"化学成分"和"药理作用"两项为新加入的古代本草文献所未有的现代科研内容，"化学成分"项收载了重楼根状茎所含的 5 种甾体化合物及华重楼 *Paris polyphylla* Smith var. *chinensis*（Franch.）Hara 中分离出的 10 个皂苷成分和 2 个非皂苷成分。"药理作用"项记载了重楼药理学研究内容，证明重楼具有抑菌、抗炎止血、镇静、镇咳、平喘、抗癌等作用。"别名"项记载重楼除"七叶一枝花"名外，还可被称为"金线重楼、灯台七、铁灯台、蚤休、草河车、白河车、枝花头、海螺七、螺丝七"。"来源"项则是记载重楼的基原和药用部位"根状茎"。"形态特征"项记载了重楼基原植物华重楼 *Paris polyphylla* Smith var. *chinensis*（Franch.）Hara 和七叶一枝花 *Paris polyphylla* Smith 的植物详细形态及分布区域。"栽培要点"项主要记载重楼喜好的生境及栽培繁育种植方法。"采集加工"项记载重楼："野生品夏、秋采挖。栽培品栽后 3 ~ 5 年秋末地上部分枯萎后采挖。洗净切片，晒干。""性味功能"项："苦、寒。有小毒。清热解毒，消肿止痛。""主治用法"项加入西医药用语，记载重楼可用于治疗"流行性乙型脑炎，胃痛，阑尾炎，淋巴结结核，扁桃体炎，腮腺炎，乳腺炎，毒蛇、毒虫咬伤，疮疡肿毒"及"用量 4.5 ~ 9g；外用适量，磨水或研磨调醋敷患处"，并附方细述重楼治疗流行性乙型脑炎、疖肿、腹部痉挛性疼痛、腹部手术后局部疼痛、各种毒蛇咬伤、毒蛇咬伤致使血液中毒、子宫颈糜烂及流行性腮腺炎 7 种病症的临床配伍及用法用量。"附注"项列举 7 种重楼属植物中同样具有粗厚根状茎、功效与华重楼及七叶一枝花相似、分布较广的种，分别为云南重楼 *Paris polyphylla* Smith var. *yunnanensis*（Franch.）Hand. – Mazz.、宽瓣重楼 *Paris polyphylla* Smith var. *platypetala* Franch.、狭叶重楼 *Paris polyphylla* Smith var. *stenophylla* Franch.、短梗重楼 *Paris polyphylla* Smith var. *appendiculata* Hara、球药隔重楼 *Paris fargesii* Franch.、长柄重楼 *Paris fargesii* Franch. var. *petiolata*（Baker ex C. H. Wright）Wang et Tang、长药隔重楼 *Paris thibetica* Franch.，并且描述了它们的植物形态及分布区域。可见，《汇编》对于重楼进行了非常系统的收载，为现代重楼研究及应用提供了很好的基础。

1977 年出版的《中药大辞典》是由江苏新医学院历时二十多年编写而成，此书以"蚤休"名收载重楼，并注明其基原为百合科植物七叶一枝花 *Paris polyphylla* Smith、金线重楼 *Paris chinensis* Franch. 及其数种同属植物的根茎。书中分别从异名、基原、原植物、采集、药材、成分、药理、毒性、性味、归经、功用主治、用法与用量、宜忌、临床报道、各家论述、备考 16 项系统地整理了历代本草学文献以及当时临床医学、药用植物学、药材学、药理学、药物成分化学等方面对重楼的研究情况。该书的修订本，即第二版，于 2006 年发行，框架及体例基本同第一版，只是对第一版中的大量内容进行了修订，部分药物被调整了品种来源，重楼就是其中之一。此书中记载重楼的来源为百合科重楼属植物华重楼 *Paris polyphylla* Smith var. *chinensis*（Franch.）Hara、云南重楼 *Paris polyphylla* Smith var. *yunnanensis*（Franch.）Hand. – Mazz. 或七叶一枝花 *Paris polyphylla* Smith。书中从异名、基原、原植物、栽培、采收加工、药材、成分、药理、药性、功用主治、用法用量、宜忌、选方、临床报道、各家论述 15 项展开记述重楼。其中药性、功用主治及宜忌三项也在第一版基础上进行了修订。"药性"项，第一版是分为"性味""归经"两项，记载为"苦辛，寒，有毒；入心、肝经"；第二版则是记载为"苦，微寒，小毒，归肝经"，相较于第一版进一步明确了毒性程度及归经。"功用主治"项，第一版记载为"清热解毒，平喘止咳，息风定惊，治痈肿，疔疮，瘰疬，喉痹，慢性气管炎，小儿惊风抽搐，蛇虫咬伤"；第二版记载为"清热解毒，消肿，定惊，主治痈肿疮毒，咽肿喉痹，乳痈，蛇虫咬伤，跌打伤痛，肝热抽搐"。"宜忌"项，第一版记载为"体虚，无实火热毒，阴证外疡及孕妇均忌服"；第二版记载为"虚寒证，阴证外疡及孕妇忌服"。《中药大辞典》第二版较第一版还增补了 1977 ~ 2006 年间有关重楼化学成分、药理作用、现代临床研究等方面的最新研究成果，反映了当时对重楼研究及应用的水平。

1999 年国家中医药管理局主持编写的现代本草学巨著《中华本草》于第八册以"蚤休"名收载重楼，记载其基原为百合科植物华重楼、云南重楼或七叶一枝花，并从 20 个方面对重楼进行阐述：异名、释名、品种考证、来源、原植物、栽培要点、采收加工、药材及产销、药材鉴别化学成分、药理炮制、药性、功能与主治、应用与配伍、用法用量、使用注意、附方、现代临床研究、集解、附注、参考文献，系统总结了几千年来关于重楼的本草学研究以及现代科研成果。《中华本草》记载重楼基原为百合科重楼属植物华重楼 *Paris polyphylla* Smith var. *chinensis*（Franch.）Hara、云南重楼 *Paris polyphylla* Smith var. *yunnanensis*（Franch.）Hand. – Mazz. 或七叶一枝花 *Paris polyphylla* Smith。此书与《全国中草药汇编》及《中药大辞典》相比，最大的特点是增加了"释名"及"品种考证"2 项，以解释重楼和其异名的得来，以及重楼自古的药用基原。"释名"项记载："《纲目》云：'虫蛇之毒，得此治之即休，故有蚤休、螫休诸名。重台、三层，因其叶状也。金线重楼，因其花状也。甘遂因其根状也。紫河车因其功用也。'草河车名义同，然紫者谓其茎及叶背色紫，草者其为草属也。其草叶轮生，多为七片，叶轮中生花梗直上，形如灯盏，固有七叶一枝花、铁灯盏、七夜一盏灯、七叶莲、灯台七、铁灯台等名。蚤，虫也。蚤休与螯休同义。"其清晰地解释了重楼及蚤休、螯休、重台等异名的得来。"品种考证"项记载："蚤休之名首见于《本经》，列为下品。《别录》云：'生山阳、川谷及冤句。'《新修本草》云：'今谓重楼者是也，一名重台，南人名草甘遂，苗似王孙、鬼臼等，有二三层，根如肥大菖蒲，细肌脆白。'《日华子》记载：'重台，根如尺二蜈蚣，又如肥紫菖蒲。'《本草图经》云：'今河中、河阳、华凤、文州及江淮间亦有之。苗叶似王孙、鬼臼等，作二三层，六月开黄紫花，蕊赤黄色，上有金丝垂下，秋结红子，根似肥姜，皮赤肉白。四月、五月采根，日干。'并附有滁州蚤休图，即为华重楼。考《纲目》中所附之图，应为云南重楼 *Paris polyphylla* Smith var. *yunnanensis*（Franch.）Hand. – Mazz.。又《植物名实图考》对蚤休有如下记载：'江西、湖南山中多有，人家亦种之，通呼为草河车，亦曰七叶一枝花，为外科要药，滇南谓之重楼一支箭，以其根老横纹粗皱，如虫形，乃作虫蒌字。亦有一层六叶者，花仅数缕，不甚可观，名逾其实，子色殷红。'观其带花之图，也应为云南重楼。"《中华本草》所载之华重楼 *Paris polyphylla* Smith var. *chinensis*（Franch.）Hara 及云南重楼 *Paris polyphylla* Smith var. *yunnanensis*（Franch.）Hand. – Mazz.，实际就是《中国药典》（2020 年版）所收载之重楼基原：七叶一枝花 *Paris polyphylla* Smith var. *chinensis*（Franch.）Hara 及云南重楼 *Paris polyphylla* Smith var. *yunnanensis*（Franch.）Hand. – Mazz.。

《中国药典》是我国保证药品质量的法典，从 1953 年发布第一版至今，已有十一版，2020 年 12 月 30 日开始实施《中国药典》（2020 年版）。凡《中国药典》收载的品种，自实施之日起，原收载于历版药典、卫生部颁布药品标准、国家食品药品监督管理局颁布新药转正标准和地方标准上升国家标准的同品种药品标准同时废止。《中国药典》1953 年版和 1963 年版均未收载重楼，直至 1977 年版，不但收载了重楼而且明确其基原为百合科植物云南重楼 *Paris yunnanensis* Franch. 或七叶一枝花 *Paris chinensis* Franch. 的干燥根茎，具有清热解毒、镇惊止痛的作用。此版从基原、性状、鉴别、炮制、性味、功能与主治、用法与用量、贮藏 8 个方面设定标准。其后 1985 年版在此基础上"性味"变为"性味与归经"，增加了"有小毒，归肝经"的内容；"功能与主治"方面，内容由"清热解毒，镇惊止痛，用于咽喉肿痛，小儿惊风，毒蛇咬伤，疔疮肿毒；外治疖肿，腮腺炎"，进一步修订为"清热解毒，消肿止痛，凉肝定惊，用于疔肿痈肿，咽喉肿痛，毒蛇咬伤，跌仆伤痛，凉风抽搐"。1990 年版相对于 1985 年版则无大的改动，只是将重楼基原植物的拉丁名修订为百合科植物云南重楼 *Paris polyphylla* Smith var. *yunnanensis*（Franch.）Hand. - Mazz. 或七叶一枝花 *Paris polyphylla* Smith var. *chinensis*（Franch.）Hara。其中的七叶一枝花 *Paris polyphylla* Smith var. *chinensis*（Franch.）Hara 为《全国中草药汇编》《中药大辞典（第二版）》《中华本草》所记载的华重楼 *Paris polyphylla* Smith var. *chinensis*（Franch.）Hara。按照《中国植物志》的分类方法，应为七叶一枝花 *Paris polyphylla* Smith 的变种。其后 1995 年版、2000 年版重楼内容皆无变动。到了 2005 年版《中国药典》，粉末"鉴别"部分由三种鉴别方式改为两种。项目方面增加了"检查"和"含量测定"两项，"检查"项包括水分、灰分和酸不溶性灰分，"含量测定"包括色谱条件与系统适用性试验、对照品溶液的制备、供试品溶液的制备、测定法及规定了重楼的含量标准，即含重楼皂苷Ⅰ和重楼皂苷Ⅱ的总量不得少于 0.80%。2010 年版《中国药典》在含量测定方面，修改了部分色谱条件，并增加了质控成分，由 2 种增加至 4 种：重楼皂苷Ⅰ、重楼皂苷Ⅱ、重楼皂苷Ⅵ及重楼皂苷Ⅶ的总量不得少于 0.60%。2015 年版与 2010 年版相比，未有改动。2020 年版较 2015 年版，在药材的"鉴定""含量测定"两处进行修订，并且于"饮片"处增加"性状"项。其中"含量测定"改为"本品按干燥品计算，含重楼皂苷Ⅰ（$C_{44}H_{70}O_{16}$）、重楼皂苷Ⅱ（$C_{51}H_{82}O_{20}$）和重楼皂苷Ⅶ（$C_{51}H_{82}O_{21}$）的总量不得少于 0.60%"，删去了"重楼皂苷Ⅵ"。饮片增加的"性状"项，具体为："本品为近圆形、椭圆形或不规则片状。表面白色、黄白色或浅棕色，周边表皮黄棕色或棕褐色，粉性或角质。气微，味微苦、麻。"

重楼自古以来便已进入医家视线，其药用历史却不能算是丰富，直至宋朝《太平圣惠方》开始才有确切的方剂应用记载。但其历史名称比较混乱，蚤休、蚩休、七叶一枝花、枝花头、重台、重台草、紫河车、草河车、草甘遂、金线重楼等都是，可以推测其在我国古代并未形成大规模的应用，只是作为某些地区的地方性用药，以至于叫法各家不同。现今，《中国药典》已确定重楼的药品正名为"重楼"，解决了临床医生处方开付时的困惑，也为重楼药用的推广奠定了基础。

重楼具有清热解毒、消肿止痛、凉肝定惊的功效，现代常用来治疗流行性腮腺炎、慢性气管炎、静脉炎、虫咬皮炎、湿疹、毛囊炎、胃炎、子宫出血、肺癌、肝癌等，疗效广泛。其不仅可作为饮片直接用于临床，还是云南白药、季德胜蛇药膏、肝复乐、小儿解毒退热汤等中成药的原料，所以市场需求量日益增大。虽然重楼分布广泛，但当前所用重楼依然以野生资源为主，难以进一步满足市场，甚至过量采挖对重楼的野生资源造成了很大的破坏。不过本书编委已经实现了重楼的人工栽培，栽培量也在逐步增大，相信不久就可以满足市场的需要，为保护重楼的野生资源做出很好的贡献。

参考文献

[1] 中国科学院中国植物志编辑委员会．中国植物志（第十五卷）[M]．北京：科学出版社，1993．

[2] 严健民．五十二病方注补译 [M]．北京：中医古籍出版社，2005．

[3] 张延昌．武威汉代医简注解 [M]．北京：中医古籍出版社，2006．

[4] 王德群．神农本草经图考 [M]．北京：北京科学技术出版社，2017．

[5] 汉·许慎．说文解字 [M]．北京：九州出版社，2001．

[6] 魏·吴普．吴普本草 [M]．北京：人民卫生出版社，1987．

[7] 晋·刘涓子．刘涓子鬼遗方（中国医学大成）[M]．上海：上海科学技术出版社，1990．

[8] 梁·陶弘景．名医别录 [辑校本] [M]．尚志钧等辑校．北京：人民卫生出版社，1986．

[9] 梁·陶弘景．本草经集注 [辑校本] [M]．尚志钧等辑校．北京：人民卫生出版社，1994．

[10] 唐·孙思邈．备急千金要方 [M]．高文柱等校注．北京：华夏出版社，2008．

[11] 唐·苏敬等．新修本草 [辑复本] [M]．尚志钧辑校．合肥：安徽科学技术出版社，1981．

[12] 唐·孙思邈．千金翼方 [M]．北京：人民卫生出版社，1983．

[13] 唐·蔺道人．仙授理伤续断秘方 [M]．北京：人民卫生出版社，1957．

[14] 唐·昝殷．经效产宝（中国医学大成）[M]．上海：上海科学技术出版社，1990．

［15］五代·吴越日华子，韩保昇．日华子本草、蜀本草［合刊本］［M］．尚志钧辑释、辑复．合肥：安徽科学技术出版社，2005.

［16］宋·卢多逊，李昉．开宝本草［M］．尚志钧辑校．合肥：安徽科学技术出版社，1998.

［17］宋·王怀隐．太平圣惠方［M］．北京：人民卫生出版社，1958.

［18］宋·苏颂．本草图经［M］．尚志钧辑校．合肥：安徽科学技术出版社，1994.

［19］宋·陈直．养老奉亲书［M］．陈可冀，李春生订正评注．上海：上海科学技术出版社，1988.

［20］宋·史堪．史载之方［M］．王振国，朱荣宽点校．上海：上海科学技术出版社，2003.

［21］宋·唐慎微．证类本草［M］．尚志钧，郑金生点校．北京：华夏出版社，1993.

［22］宋·寇宗奭．本草衍义［M］．颜正华等点校．北京：人民卫生出版社，1990.

［23］宋·钱乙．小儿药证直诀［M］．南京：江苏科学技术出版社，1983.

［24］宋·赵佶．圣济总录［M］．北京：人民卫生出版社，1962.

［25］宋·太平惠民和剂局．太平惠民和剂局方［M］．刘景源点校．北京：人民卫生出版社，1985.

［26］宋·陈自明．外科精要［M］．薛己校注．北京：人民卫生出版社，1982.

［27］金·张从正．儒门事亲（中国医学大成）［M］．上海：上海科学技术出版社，1990.

［28］金·李东垣．珍珠囊补遗药性赋（中国医学大成）［M］．上海：上海科学技术出版社，1990.

［29］元·罗天益．卫生宝鉴［M］．北京：人民卫生出版社，1987.

［30］元·王好古．汤液本草［M］．北京：人民卫生出版社，1987.

［31］元·忽思慧．饮膳正要［M］．北京：人民卫生出版社，1986.

［32］元·齐德之．外科精义［M］．北京：人民卫生出版社，1990.

［33］元·危亦林．世医得效方［M］．上海：上海科学技术出版社，1964.

［34］明·兰茂．滇南本草［M］．于乃义等整理．昆明：云南科技出版社，2000.

[35] 明·陈嘉谟. 本草蒙筌［新安医籍丛刊本草类］［M］. 合肥：安徽科学技术出版社，1991.

[36] 明·龚廷贤. 万病回春［M］. 北京：人民卫生出版社，1984.

[37] 明·张介宾. 景岳全书［M］. 太原：山西科学技术出版社，2006.

[38] 清·凌奂. 本草害利［M］. 北京：中医古籍出版社，1982.

[39] 清·张志聪. 本草崇原［M］. 刘小平点校. 北京：中国中医药出版社，1992.

[40] 朱晓光. 岭南本草古籍三种［M］. 北京：中国医药科技出版社，1999.

[41] 清·吴谦等. 医宗金鉴［M］. 北京：人民卫生出版社，1998.

[42] 清·吴仪洛. 本草从新［M］. 窦钦鸿，曲京峰点校. 北京：人民卫生出版社，1990.

[43] 清·严西亭，施澹宁，洪缉奄. 得配本草［M］. 北京：中国中医药出版社，1997.

[44] 清·黄宫绣. 本草求真［M］. 上海：上海科学技术出版社，1959.

[45] 清·吴瑭. 吴鞠通医案（中国医学大成）［M］. 上海：上海科学技术出版社，1990.

[46] 清·吴瑭. 温病条例［M］. 张志斌校点. 福州：福建科学技术出版社，2010.

[47] 清·傅山. 傅青主女科校释［M］. 何高民校释. 北京：中医古籍出版社，1984.

[48] 清·吴其濬. 植物名实图考［续修四库全书］［M］. 上海：上海古籍出版社，2002.

[49]《全国中草药汇编》编写组. 全国中草药汇编［M］. 北京：人民卫生出版社，1975.

[50] 江苏新医学院. 中药大辞典［M］. 上海：上海科学技术出版社，1977.

[51] 南京中医药大学. 中药大辞典［M］. 2版. 上海：上海科学技术出版社，2006.

[52] 国家中医药管理局《中华本草》编委会. 中华本草（第八册）［M］. 上海：上海科学技术出版社，1999.

[53] 王德群.《政和本草》滁州药物考［J］. 安徽中医学院院报，1993，12（2）：58.

[54] 凌一揆. 中药学（高等医学院校教材）［M］. 上海：上海科学技术出版社，1984.

[55] 蒋露，康利平，刘大会，等. 历代重楼本草基原考［J］. 中国中药杂志，2017，42（18）：3469－3473.

[56] 丘光明，邱隆，杨平. 中国科学技术史：度量衡卷［M］. 北京：科学出版社，2001.

[57] 魏嵩山. 中国历史地名大辞典［M］. 广州：广东教育出版社，2005.

第二章　重楼的本草学概述和生药学研究

第一节　本草学概述

重楼属植物在我国有 30 余种和变种，其中药用的有 18 种和变种，《中国药典》收录重楼为百合科重楼属植物云南重楼 *Paris polyphylla* Smith var. *yunnanensis*（Franch.）Hand. – Mazz. 或七叶一枝花 *Paris polyphylla* Smith var. *chinensis*（Franch.）Hara 的干燥根茎。此外还有宽瓣重楼 *Paris polyphylla* var. *yunnanensis*（Franch.）Hand. – Mazz. 及变种球药隔重楼 *Paris fargesii* Franchet. 狭叶重楼 *Paris polyphylla* var. *stenophylla* Franch. 等品种，在民间做重楼药用，在植物的形态上容易混淆，在应用时应仔细区别，本节就其植物形态、品种、产地等本草学研究情况进行概述。

一、植物形态与生物学特征

重楼是百合科多年生草本植物，植株地上部分有一层叶片及一层形似叶片的萼片，虽然其种属及变种较多，但是该属植物外部特征基本一致，一个茎上长一轮叶、中间生一朵花。其基本植物形态见图 2 – 1。

药用部位一般为重楼根茎，由须根、根茎、顶芽组成。须根为吸收营养、矿物质及水分的器官，多条，细长，上生根毛。须根在根茎上着生部位主要集中在根茎前端生长年限较短的地方；生长年限过长的根茎部位大多没有须根，应该是老化脱落所致。须根一般在同一部位只会发生一次，且是随着根茎顶端的新生同时发生，所以在采取用根茎作种栽培重楼时，保护须根很重要。重楼根状茎横卧于土中，是重楼生长发育的营养储藏及须根、茎秆、顶芽着生器官，也是传统的药用部位；由多年连续生长积累而成，具环纹，环纹部位在一定条件下可以分化芽（图 2 – 2），形成"多芽"重楼植株（图 2 – 3）。根茎形状有上下等粗型、海螺型、粗线型等，可以作为区分不同品种的参考，有的粗壮（比如南重楼），有的纤细（比如巴山重楼）。生长地营养条件不同也会造成根茎形状的变化。茎秆脱落后在茎上留下茎痕（图2-4），可以用来判断根茎的生长年限。根茎顶端随着生长逐步分化顶芽，顶芽来年出土生长发育成茎秆、叶、花。顶芽多为单个，但也有多个的，与栽培条件、品种、顶端优势破除有关，重楼地上部分皆由顶芽分化而来。

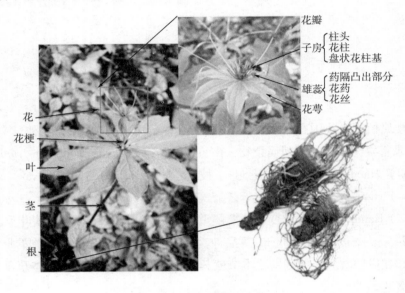

图2-1　重楼植株

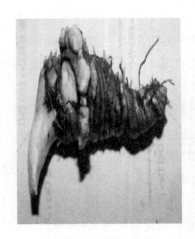

图2-2　重楼根

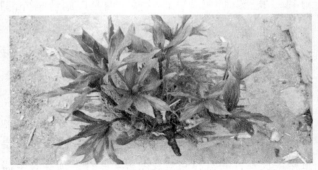

图2-3　多芽重楼

重楼茎秆是连接根茎与叶片的部位，绿色或紫色，光滑，个别品种基部具毛，脆、易折断。根茎有多少芽就会发生多少茎秆，一般一株重楼只生一根茎秆。

重楼种子萌发当年只生一片心形叶片，随着生长年限的增加，叶片逐渐增加至四片以上，多至十几片，在茎顶排列成一轮；开花生殖阶段叶片数目趋于稳定。叶具叶柄或无；叶片形状长椭圆形、矩圆形、披针形、倒卵形、倒卵状长圆形、倒卵状披针形；叶基部圆形、宽楔形、心形；叶先端骤狭具尾尖、先端锐尖至渐尖；叶片纸质、膜质、革质。叶片上叶脉形状的不同也是重楼分类的特征之一。

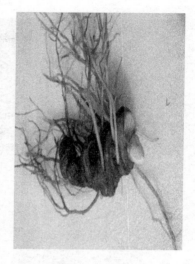

图 2-4　茎痕

重楼进入生殖生长阶段自一轮叶片中央生出花梗，花梗顶端着生单一花朵。花朵由叶状萼片、花瓣、雄蕊（顶端具药隔）、子房（顶端具雌蕊）组成。花是重楼分类的重要参照器官，花瓣数目、长短及形状，雄蕊数目、药隔的长短和颜色，台座类型、柱头形状等都是重楼分类的主要特征。

重楼花雄蕊产生的花粉散落在雌蕊的柱头上完成授粉，子房逐渐膨大，种子发育。种子在子房着生方式分：着生在子房内壁或内壁脊梁上的为侧膜亚属（图2-5侧模胎座）；着生在子房内中轴上的为中轴亚属（图2-6中轴胎座）。侧模亚属重楼种子成熟时果实开裂，称为蒴果。种子具肉质多汁的红色外种皮，俗称"红子"（图2-7）；去除红色外种皮的种子白色，称"白子"（图2-8）。中轴亚属重楼部分种根茎粗壮，部分细长；果实成熟后不开裂，称为浆果；种子基部半包海绵状的假种皮（图2-6）。还有一种黑籽重楼则为过渡类型，种子半包红色肉质假种皮。

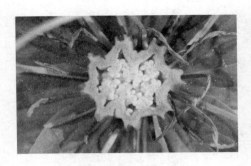

图 2 - 5　侧模胎座

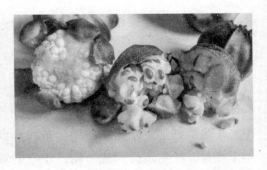

图 2 - 6　中轴胎座

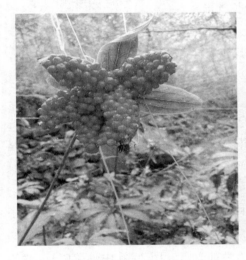

图 2 - 7　红子

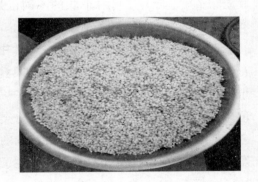

图 2 - 8　白子

　　重楼种子具有二次休眠特性，自然状态下需要经过两个冬季和一个夏季才会出苗。当年播种的种子第二年开始萌发，先是胚根突破种皮，缓慢发育。胚根突破种皮后，会进一步生长，但上胚轴并不伸长，这个状态会维持足够长的时间。在胚根突破种皮并足够伸长以后，子叶并不出土，这个状态是由于上胚轴不伸长引起的，属于典型的上胚轴休眠。上胚轴休眠需要冷处理来打破，经过冷处理或者冬季的低温以后，上胚轴休眠最终打破。此时，胚乳已经全部被吸收。重楼种子在胚根突破种皮、种子萌发后，还需要较长的时间来完成上胚轴伸长，上胚轴的伸长导致子叶出土。

　　重楼无论采用种子有性繁殖或者用根茎切块无性繁殖，生长前期都处于营养生长阶段。用种子繁殖的幼苗当年只生一片心形子叶，以后叶片逐渐增加至四片，一般三年后才进入开花期，之前只有一轮叶片。不带顶芽根茎切块繁殖需要经过一年才分化出芽，出苗叶片有一片的，有四片及多片的，往往也是只生一轮。随着生长年限的增加开始分化第二轮花。带顶芽根茎切段栽培出苗当年就开花结果，是花已经分化完整形成的。

进入生殖生长阶段重楼在一轮叶片中央长出花梗，花梗顶端着生带叶片状萼片的花朵，外观才形成真正的"重楼"。在生殖生长阶段，营养生长和生殖生长同步进行。

重楼的生育全过程可分为出苗期、伸长期、展叶期、开花期、结实期、枯死期、越冬期、萌芽期等八个时期。出苗期是重楼从越冬状态恢复生长并进行发芽出苗时期；伸长期是重楼植株茎秆快速生长时期；展叶期是重楼植株叶生长的关键时期，其与伸长期基本同季，是重楼营养生长高峰期；开花期是重楼开花时期；结实期是重楼结实及果实成熟时期，与开花期组成重楼的生殖生长期；枯死期是根据重楼在秋季出现植株大量枯萎现象而设置的一个生育时期；萌芽期是指地上部枯死的重楼从开始萌芽到伸长高峰，之后慢慢停止；越冬期则是重楼从生长到生长停滞再到开始生长的一个过渡期，因其正处于一年的冬季，故名为越冬期，可衔接重楼前后两年的生长发育过程。

二、品种与产地

重楼首载于《神农本草经》，至魏晋时期《名医别录》始载产地变为黄淮地区，至宋《本草图经》其分布变为秦岭和江淮之间，至明《滇南本草》产地增加了云南，但此时在《本草纲目》中其产地仍以长江以北为主，《本草品汇精要》中记载的道地为滁州，到清朝时产地已经转移至长江以南，而近现代产地以云南省为主。古代重楼取于多种属中根茎肥厚的类群，现代使用的为《中国药典》收录品种重楼。中国最早对重楼属植物的地理分布进行研究的是李恒，结果显示重楼属植物在欧亚大陆的地理分布和遗传多样化中心在横断山脉南段为核心区域的川、滇两省，集中分布于黄河以南云贵川三省，至东北呈梯度急剧下降，到黄河以北基本上只分布有北重楼，目前云南、四川、贵州、湖北、湖南、陕西、西藏、浙江、安徽、福建、甘肃、广西、江苏、江西、上海、台湾等地都有分布，其中以云南、四川、贵州、湖北、湖南、陕西、西藏为主产区。国外分布于巴西、美国、赞比亚、刚果、缅甸、坦桑尼亚、墨西哥、安哥拉及玻利维亚、不丹、印度、缅甸、尼泊尔、锡金、老挝、泰国、越南、日本、朝鲜、蒙古等地。历史上最早的关于重楼种的分类是在 1898 年由 Franchet 以 *P. delavari* Franch. 为模式的组 Sect. *Parisella* Franch. 。1969 年日本学者 H. Hara 在 Franchet 的基础上把 Sect. *Eurhyra* 并入，将重楼属植物分成 3 个组，称为 *Paris Sect. Kinugasa*（Tatewaki et Suto）Hara。1983 年，苏联学者 A. Takhtajan 将重楼属植物划为三个独立的属，其划分的 3 个组的范围与 H. Hara 的一致且顺序相同。研究重楼不能不提由科学出版社 2008 年 12 月出版的《重楼属植物》，这是由中国科学院昆明植物研究所研究员李恒教授主编、我国首部专门论述延龄草科重楼属植物的专著。关于重楼属的归属国内外专家的意见并不一致，《中国药典》就归属于百合科（Liliaceae），李恒教授在她的《重楼属植物》中列为延龄草科（Trilliaceae）。百合科是一个大而庞杂的科，按传统的分类系统，在单子叶植物中，凡具花冠状花被、上位子房和 6 枚雄蕊者，均归入百合科中。但许多学者持不同的看法，如 J. 哈钦森（1934 年）主张从百合科中分出樱井草科、延龄草科等。塔赫塔江（1980 年）将百合科细分成 16 个科，而 H. T. 达尔格伦和 H. T. 克利福德（1982 年）则将百合科分成 25 个科，由此可以看出，延龄草科是从百合科分出来的。目前关于重楼属的植物分类，很多学者都遵从李恒教授的观点，她在《重楼属植物》一书中有全面细致的论述，该书 12 章，首先对古今常用的重楼、蚤休、七叶一枝花进行了原植物考证，随后全面系统地论述了重楼属的植物学特征、重楼属的系统发育、各种重楼的名称和形态描述、重楼属形态学、重楼胚胎学、重楼属孢粉学特征与系统学、重楼属的细胞学研究、重楼属的细胞地理学、重楼属植物的免疫血清学研究、重楼属的引种驯化和重楼属植物的化学成分等。目前我国通用的重楼属植物分类系统是由李恒教授建立的，其根据重楼的形态特征和演化趋势，将重楼属分为侧膜亚属 *Subgenus Daiswa*（Raf. ）H. Li 和中轴亚属 *Subgenus Paris*. H. Li，新品种也在不断地被发现，已达 36 种，其分类见图 2 - 9。鉴于编者水平有限，结合实用性，在此仅介绍重楼的常见品种。

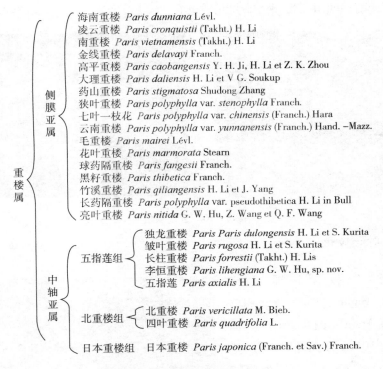

图 2 – 9　重楼属植物的分类

1. 云南重楼

云南重楼，即 *Paris polyphylla* Smith var. *yunnanensis*（Franch.）Hand. – Mazz（图 2 – 10）。根状茎粗壮，茎高 25～84cm，无毛。叶 5～11 枚，长圆形、倒卵状长圆形、倒披针形至长椭圆形，先端锐尖至渐尖，基部圆形、近心形、宽楔形，极稀；叶柄长 0.1～3.3cm。花梗长 1.8～3.5cm，在果期明显伸长；花基数 3～7，雄蕊 2 轮；萼片绿色，披针形，长 2.5～8cm，有时具短爪，宽 0.1～0.3cm，黄绿色；花瓣通常较宽，上部常扩大为宽 2～5mm 的狭匙形；雄蕊 2 轮，偶有多 1 枚或少 1 枚的偏差，长 9～18mm；花丝长 3～7mm；花药长 5～10mm，药隔突出部分不明显，或长 0.5～2mm；子房紫色，光滑或有瘤，具棱或翅，1 室；胎座 3～7，平坦或向室腔隆起；花柱基紫色，增厚，常角盘状；花柱紫色；柱头紫色，长 4～10mm，花时直立，果期外卷。蒴果近球形，绿色，不规则开裂，径可达 4cm。种子多数，卵球形，有鲜红色的外种皮。花期 4～6 月，果 10～11 月成熟开裂。长于海拔 1400～3100m 的常绿阔叶林、松林、竹林、灌丛或草坡中。

常分布在云南、四川、贵州，缅甸北部也有。

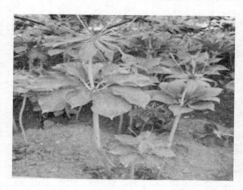 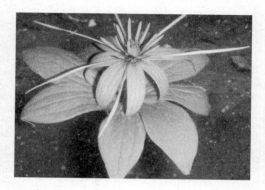

图 2-10 云南重楼

2. 七叶一枝花

七叶一枝花，即 *Paris polyphylla* Smith var. *chinensis* （Franch.）Hara（图 2-11）。植株高 35～100cm，无毛；根状茎粗厚，直径达 1～2.5cm，外面棕褐色，密生多数环节和许多须根。茎通常带紫红色，直径（0.8～）1～1.5cm，基部有灰白色干膜质的鞘 1～3 枚。叶 5～8 枚轮生，

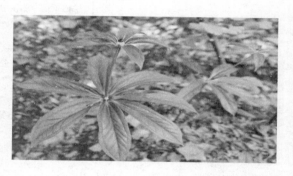

图 2-11 七叶一枝花

通常 7 枚，膜质，长 8～27cm，宽 2.2～10cm，长圆形、长椭圆形、披针形、倒披针形，基部通常楔形、稀圆形。花瓣狭线形，上部不扩宽，长为花萼的 1/3～2/3，常反折弯曲于萼片之下；宽 1～1.5mm，长 1.5～3.5cm。雄蕊 8～10 枚，花药长 1.2～1.5（～2）cm，长为花丝的 3～4 倍，药隔突出部分长 1～1.5（～2）mm。子房近球形，具棱，顶端具一盘状花柱基，花柱粗短，具（4～）5 分枝。蒴果直径 1.5～2.5cm，3～6 瓣裂开。种子多数，具鲜红色多浆汁的外种皮。花期 4～7 月，果期 8～10 月。生长于海拔 600～1350（2000）m 的林下荫处或沟谷边的草丛中。分布于江苏、浙江、江西、福建、台湾、湖北、湖南、广东、广西、四川、贵州和云南。

3. 华重楼

华重楼，即 *Paris polyphylla* var. *chinensis*（图 2 - 12）。为多叶重楼的一个变种，按李恒对重楼的分类，华重楼也就是七叶一枝花，其主要特征就是花瓣比萼片短且反折于萼片之下，植株普遍较高，叶片数较多。在栽培时有人习惯称为华重楼。植株高 35 ~ 160cm，无毛；根状茎粗厚，直径达 1 ~ 2.5cm，外面棕褐色，密生多数环节和许多须根。茎通常带紫红色，直径（0.8 ~）1 ~ 1.5cm，基部有灰白色干膜质的鞘 1 ~ 3 枚。叶（5 ~）7 ~ 13 枚，纸质，矩圆形、椭圆形或倒卵状披针形，长 7 ~ 15cm，宽 2.5 ~ 5cm，先端短尖或渐尖，基部圆形或宽楔形；叶柄明显，长 2 ~ 6cm，带紫红色。花梗长 5 ~ 16（30）cm；萼片绿色，（3 ~）4 ~ 6 枚，狭卵状披针形，长（3 ~）4.5 ~ 7cm；花瓣狭条形，通常比萼片短，反折于萼片之下，上部扩宽；雄蕊 8 ~ 12 枚，花药短，长 5 ~ 8mm，与花丝近等长或稍长，药隔突出部分长 0.5 ~ 1（~ 2）mm；子房近球形，具棱，顶端具一盘状花柱基，花柱粗短，具（4 ~）5 分枝。蒴果 3 ~ 6 瓣裂开。种子多数，具鲜红色多浆汁的外种皮。花期 4 ~ 7 月，果期 8 ~ 11 月。生长于海拔 600 ~ 1350（2000）m 的林下荫处或沟谷边的草丛中。分布于江苏、浙江、江西、福建、台湾、湖北、湖南、广东、广西、四川、贵州和云南。

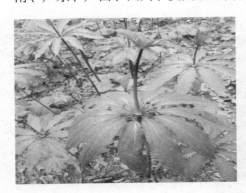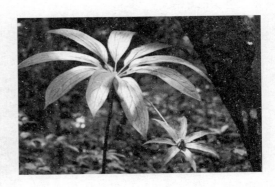

图 2 - 12 华重楼

4. 球药隔重楼

球药隔重楼，即 *Paris fargesii* Franchet（图 2 - 13）。根茎粗壮，粗 1 ~ 2cm。叶 4 ~ 6 枚，绿色，偶有背面紫色，纸质，卵形、卵状披针形或卵状长圆形，先端骤狭渐尖，基部心形，或圆形，侧脉 2 ~ 3 对，近基出，呈弧形脉；叶柄长 1.5 ~ 9.5cm，花梗长 3.3 ~ 70cm，由花期至果期逐渐伸长；花基数常与叶数相等；萼

片绿色，卵形、卵状披针形或披针
形，长 3～9cm，先端常渐尖成尾状，
基部略狭成宽爪；花瓣线形，黄绿色
或紫黑色，常反垂于萼片之下，长
4.5～9cm；雄蕊 2 轮，花丝和药隔突
出部分紫黑色，花药淡青色变黄褐
色，整个雄蕊很短，方柱形，直立，
长 6～7mm，花丝长 1～4.5mm，花
药长 2～6mm，药隔突出部分极短，
长不过 2mm，粗厚，与花药等粗，
球形或马蹄形，通常雄蕊低于雌蕊，

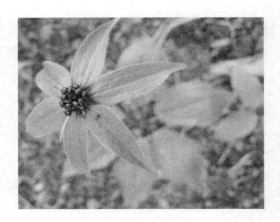

图 2－13　球药隔重楼

偶有和柱头平齐的；雌蕊紫黑色或紫色，稀子房绿色，花柱和花柱基紫黑色；子
房明显具棱，常呈方柱形，1 室；花柱很短（1～2mm）；柱头外卷，果近球形，
侧膜胎座开裂。种子多数，外种皮多汁，红色。花期 3～4 月，果于 11 月开裂。
生长于海拔 550～2100m 的林下或阴湿处。分布于云南东南部、四川、重庆、贵
州、广西、广东、湖南、湖北西部、江西、台湾，越南北方也有。

5. 毛重楼

毛重楼，即 *Paris mairei* Lévl（图
2－14）。根状茎粗 1～1.5cm，棕褐
色；茎高 11～65cm，紫色或绿色，
光滑或密披短毛。叶 5～12 枚，倒披
针形、倒卵形至倒卵状披针形、宽楔
形，绿色，背面淡绿色，上面沿叶脉
有时呈淡绿色，背面全部或脉上或仅
于叶缘有密或稍疏的糠秕状短毛或无
毛；侧脉 3～4 对，1 对近基出，斜
伸至中部边缘，第 2 对由中肋中部伸
出，弯拱延至叶顶，不明显；叶柄长

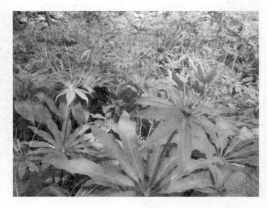

图 2－14　毛重楼

约 4mm。花梗长 2.5～18.5cm，光滑或被短毛，花基数（4～）5～8（～9），雄
蕊 2 轮；萼片绿色，披针形、卵状披针形，无毛或被毛；花瓣远长于萼片（药农
称之为长胡子重楼），线形，黄绿色，长 2.5～7.5cm；雄蕊 2 轮；花丝淡紫或淡

黄色，比花药短，长2~6mm；花药黄色，长3~9.5mm，药隔稍许突出，锐尖；子房绿色或变紫色，具紫色的棱，无毛或有毛，1室，侧膜胎座；花柱基紫色，角盘状增厚；花柱紫色，长1~4mm；柱头与胎座同数，长1~4mm，花时直立，果时外卷。果绿色或紫色，近球形，有棱，有或无疣状凸起。种子近球形，外种皮红色多汁。花期4~5月，果9~10月开裂。毛重楼变种较多，分布范围广。生长于海拔600~3500m的常绿阔叶林、针阔叶混交林、针叶林和灌丛中。喜凉爽、阴湿环境，适宜肥沃的砂质壤土或腐殖质含量丰富的壤土生长。分布于云南西北部、西部至东北部，四川西部至南部，贵州西部，以及湖北、陕西、湖南大部。

6. 黑籽重楼

黑籽重楼，即 *Paris thibetica* Franch.（图2-15）。根状茎黄褐色，长4~12cm，粗0.5~1.5cm；茎绿色，光滑或有毛，高20~47cm。叶（7~）8~12，线形、线状长圆形或披针形，先端长渐尖，基部楔形，长6.5~15cm，粗1~1.6cm，无柄或近无柄。花梗长3.5~11cm；花基数4~7，远小于叶数；萼片绿色，线状披针形、披针形，长3.8~8cm，粗1~1.8cm；花瓣淡绿色，丝状，斜伸，比萼片短，长3~5.8cm；雄蕊2轮，长18~49mm；花丝淡绿色，长5~10mm；花药长8~15mm，药隔突出部分8~27mm，淡绿色；子房长圆锥形，绿色，明显具棱，1室，侧膜胎座；胚珠多数，白色；花柱基紫色，柱头绿色，长3~7mm，分离。果近球形，直径0.7~1.5cm，从顶部不规则开裂。种子多数呈卵形，长2~3mm，直径2~2.5mm，亮黑色，光滑，坚硬，于一侧包以深红色多汁的鸡冠状假种皮。花期4月，果6~8月开裂。生长于海拔2400~3600m的常绿阔叶林、沟谷针阔混交林内。分布于西藏南部、云南西北部至西部、四川西半部（至峨眉山）、甘肃南部及湖北西部。

7. 启良重楼

启良重楼，即 *Paris qiliangiana* H. Li, J. Yang&Y. H. Wang（图2-16）。根状茎粗大，横生，颜色较深暗，多须根，具环纹；株高可达1m，茎粗可达7mm，茎杆高度可达60cm。叶数多为5~7片轮生，具柄，叶柄长1.5~7cm，叶长10~16cm，叶宽4.8~10cm，叶为倒卵形、倒卵状长圆形、倒卵状椭圆形，一般较宽，质地较厚；叶基部近心形、宽楔形、圆形；叶脉基出5条，主脉1条，侧脉2~4条；叶尖渐尖、骤尖。花梗绿色或褐色，萼片3~5片，长椭圆披针形；花梗长可达

36cm，萼片长 5～9cm；花瓣 4～5 瓣，黄绿色，直立、线形，与萼片等长或长于萼片，有时上部变宽呈匙形；雄蕊两轮为萼片的两倍；药隔凸出部分较短，绿色或褐色，长 0.1～0.2cm；花柱基通常白色或淡紫色。子房球形，果具棱，外果皮呈绿色，柱头反卷，呈褐色，侧膜胎座 3～5 裂，种子具红色多汁外种皮。花期 4～6 月，果期 9～11 月。生长于海拔 900～1600m 林下。分布于鄂西及周边地区。

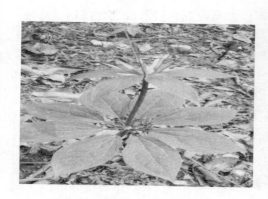

图 2－15 黑籽重楼

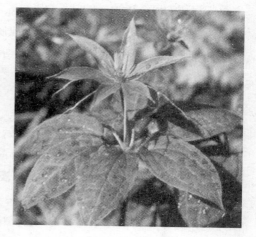

图 2－16 启良重楼

8. 凌云重楼

凌云重楼，即 *Paris cronquistii* (Takht.) H. Li（图 2－17）。植株高可达 1m。根状茎长 2～10cm，茎干粗。叶 4～7 枚；叶柄 2.5～7.5cm，紫色；叶片卵形，具二对基出弧形侧脉，基部心形，先端骤狭，具尾尖，绿色，正面或有紫斑，背面紫色或具紫斑。花序梗 12～60cm，绿色或紫色；外轮花被片 5 或 6，绿色，卵状披针形或披针形，长 3.5～9cm；花瓣黄绿色，狭线形，长 3～8cm；雄蕊通常 15～18；花丝长 3～8mm；花药长

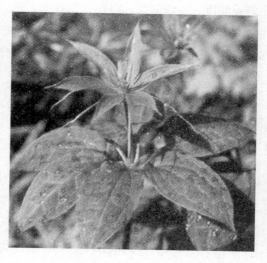

图 2－17 凌云重楼

0.7~1.5cm；药隔离生部分1~2mm，先端锐尖。子房绿色或浅紫色，球状，1室，5或6棱。花柱短；柱头裂片5或6。成熟时蒴果红色，开裂。种子近球形，全被红色假种皮。花期5~6月，果期10~11月。长于海拔900~2100m的石灰石山坡，山谷林下，山谷阴湿地，石坡灌丛，峡谷森林，苔藓林。分布于广西（西南部）、重庆、四川、贵州、云南（东南部）。

9. 南重楼

南重楼，即 *Paris vietnamensis* (Ta-kht.) H. Li（图2-18）。茎高30~150cm，根茎粗壮，长达20cm，粗达7.5cm，粉质。叶4~6，叶片膜质，绿色，倒卵形、倒卵状长圆形、倒卵圆形或宽菱状卵形，先端短渐尖，基部圆形至宽楔形，长（10~）15~26cm，宽（5~）10~17cm，有时较小；中脉宽，侧脉2~3对，近基出；叶柄长3.5~10cm。雄蕊2~3轮。萼片4~7，绿色，披针形、长圆形，长3.5~10cm，宽1.3~3.5cm，基部常

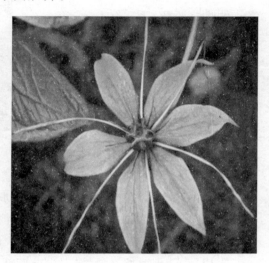

图2-18　南重楼

具短爪；花瓣4~7，黄绿色，线形，长3.5~10cm，宽0.5~3mm；花丝紫色，长4~10mm，花药长（9~）11~22mm，药隔突出部分常紫色；子房紫色，有时绿色，1室，侧膜胎座4~7，外具棱或狭翅，花柱基紫色，增厚、星状，柱头4~7，长5~10mm，向外卷曲。蒴果黄红色，开裂，果皮厚革质，种子近球形；外种皮红色，多汁。花期5~6月，果期10~12月。生长于海拔2000m以下的常绿阔叶林内。产于我国云南、贵州、广西，越南北部也有分布。

10. 金线重楼

金线重楼，即 *Paris delavayi* Franch.（图2-19）。根状茎长3~5cm，粗1.5cm；茎高30~60cm。叶6~8，叶片膜质，狭披针形、线状长圆形至卵状披针形，先端渐尖，基部楔形至圆形，长5.5~11cm，粗2~4cm，近无柄。花梗长10~15cm；花基数3~6，少于叶数；雄蕊2轮；萼片紫绿色或紫色，常狭小，长1.5~4cm，粗0.3~1cm，常反折；花瓣多为暗紫色（稀黄绿色），远短于萼

片（有时与萼片等长）；雄蕊 2 轮，花丝 3 ~ 5mm，花药黄色，长 5.5 ~ 13mm；药隔凸出部分常为紫色，线形，锐尖或钝，长 1.5 ~ 4mm；子房常为圆锥形，绿色或上部紫色，1 室；侧膜胎座 3 ~ 6，长 1.5 ~ 7mm，由 3 ~ 6 个心皮形成；花柱紫色，宿存，常在花柱基以下横裂。果圆锥状，成熟时仍为绿色。种子外种皮红色，多汁。花期 4 ~ 5 月，果 9 ~ 10 月成熟。本种的区别性特点为萼片狭小，反折；花瓣暗紫色，长不及萼片之半（稀与萼片等长），反折；雄蕊

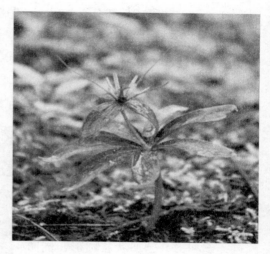

图 2 - 19　金线重楼

药隔凸出部分紫色，2 ~ 4mm；子房圆锥形，先端渐狭而为花柱，花柱基幼时常不明显。生长于 1300 ~ 2100m 的常绿阔叶林、竹林、杂木林或灌丛中。分布于云南东北部（彝良、威信、盐津、昭通）、四川南部（雷波、屏山、峨眉山、筠连、南川）、湖南西部（桑植）、湖北西部、贵州梵净山。

11. 禄劝花叶重楼

禄劝花叶重楼，即 *Paris luquanensis* H. Li（图 2 - 20）。茎高 6 ~ 23cm，淡绿色，紫色，无毛；根状茎土褐色，长 1.5 ~ 5cm，粗 0.7 ~ 1.5cm，常不等粗，环节明显。叶 4 ~ 6 枚，倒卵形、倒卵状长圆形、菱形、倒卵状披针形，长 3.2 ~ 9.5cm，宽 2 ~ 6cm，先端骤狭后急尖或短渐尖，基部楔形、

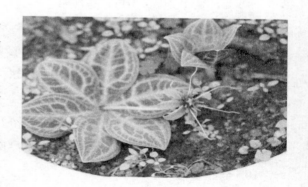

图 2 - 20　禄劝花叶重楼

宽楔形，稀为圆形，叶面深绿色，背面深紫色，两面大小叶脉及沿脉带为淡绿色，叶无柄，稀具长约 5mm 的柄。花梗长 2.5 ~ 9cm，淡绿色或紫色；萼片披针形、卵状披针形、椭圆形，展开，淡绿色，脉绿白色，长 0.8 ~ 2cm，宽 0.4 ~ 0.8cm，先端渐尖，基部稍狭；花瓣丝状，黄色，斜举，比萼长，长 2 ~ 5cm；雄

蕊 2 轮，有时少 1 枚，长 5 ~ 10mm，花丝淡黄色，长 2.5 ~ 6mm，花药椭圆形至
线形，淡青色，长 2.5 ~ 5mm，花粉黄色，药隔不外伸，稀略外伸而锐尖（长
0.2 ~ 0.5mm）；子房青紫色或绿色，倒卵形，明显具 4 ~ 6 棱，1 室，胎座 4 ~ 6，
稍隆起，胚珠多数，卵形，白色，花柱基青紫色，长 2 ~ 3mm；柱头短小，直
立，长不及 1mm，偶有果期长达 1mm 而外弯的。果深紫色或绿色，此时果棱
不明显，但心皮间有浅槽，径约 0.8cm，10 月开裂。种子少数，近球形，白
色，外种皮为红色，多汁，径约 4mm。花期 5 ~ 6 月，果于 9 月末成熟。喜欢
生长在海拔 1500 ~ 3000m 的林下荫蔽处，在中国云南生长于海拔 2100 ~ 2800m
的常绿阔叶林或灌丛中，最适海拔 2000 ~ 2700m、气候凉爽、雨量适当的地方。
适宜生长于透水性好的微酸性腐殖土或红壤土中，黏重、易积水和板结的土壤不
宜生长。分布于云南中部（禄劝和东南部的屏边以及高黎贡山北部的贡山等县）
和四川南部（会东、普格和越西）。

12. 花叶重楼

花叶重楼，即 *Paris marmorata* Stearn （图 2 - 21）。根状茎粗短，长 0.5 ~
3.5cm，粗 0.3 ~ 1cm；茎高 4 ~ 30cm；叶 4 ~ 6，狭椭圆形、狭披针形，油绿色，
叶脉及沿脉带苍白色，背面绿色，绿色变淡紫或紫色，无毛或有毛，先端渐尖，
基部楔形、宽楔形、近圆形，边缘不整齐或呈波齿状，长 4.4 ~ 12cm，粗 1.1 ~
3cm；花基数 3 ~ 4（比叶数少），雄蕊 2 轮；萼片绿色，披针形、狭卵状披针形，
长 2 ~ 4cm，粗 0.5 ~ 1.5cm；花瓣狭线形，丝状，绿色（或黄绿色），上部紫色，
长 1.5 ~ 2.1cm，比花萼短；雄蕊长 3 ~ 10mm；花丝绿色或紫色，长 2 ~ 6mm；花
药黄色，长 1 ~ 4mm，药隔完全不外突，子房绿色，近球形，具 3 ~ 4 棱，1 室，
侧膜胎座；花柱基圆锥形，紫色、暗红色，长 1 ~ 2mm；柱头 3 ~ 4，紫色，短于
1mm；果成熟时仍为绿色，不规则的球形，径 0.5 ~ 0.7cm，棱不明显，有凹槽，
多在倒苗后才开裂。种子少数，3 ~ 4 枚（10 枚以上极少），近球形，外种皮橙红
色多汁，直径 3 ~ 4mm。花期 3 ~ 4 月，果 9 月开裂。本种区别性特征为植株短小
纤弱，叶狭椭圆形、披针形，具明显的花叶现象；花基数（3 ~ 4）少与叶片数
少，花瓣短于萼片。生长于海拔 2400 ~ 3100m 的常绿阔叶林和竹林内。分布于西
藏南部，云南苍山西坡、丽江、东川，四川盐源、越西、会理，以及重庆南川，
不丹、尼泊尔也有分布。

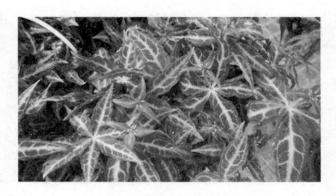

图 2 - 21 花叶重楼

13. 卵叶重楼

卵叶重楼，即 *Paris delavaryi* var. *Petiolata*（图 2 - 22）。根状茎长 4 ~ 5cm，粗 15cm；茎高 30 ~ 50cm。叶 6 ~ 7cm，卵状长圆形，基部心形、圆形，长 12.5 ~ 18cm，粗 5.7 ~ 7cm；叶柄紫色，长 1 ~ 3cm。花梗长 18 ~ 25cm，绿色；花基数 6，与叶数相等；萼处 6，绿色，披针形，长 6cm，粗 1.9cm；花瓣绿色，丝状，下垂，长 4cm，短于萼片；雄蕊 2 轮；花丝紫

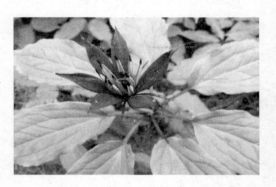

图 2 - 22 卵叶重楼

色，长 3 ~ 5mm；花药紫色，长 7 ~ 12mm；药隔突出部分长 7 ~ 10mm；子房绿色，1 室，外具 6 棱；胎座 6，胚珠两列排于胎座两侧；花柱基紫色，花柱紫色；柱头 6，紫色，长 7mm，外弯。花期 5 月，果成熟期 10 ~ 11 月。分布于云南东北部至东南部、贵州（毕节）、四川、广西。

14. 狭叶重楼

狭叶重楼，即 *Paris polyphylla* var. *stenophylla* Franch.（图 2 - 23）。植株高 35 ~ 100cm，无毛；根状茎粗厚，直径达 1 ~ 2.5cm，外面棕褐色，密生多数环节和许多须根。茎通常带紫红色，直径（0.8）1 ~ 1.5cm，基部有灰白色干膜质的鞘 1 ~ 3 枚。叶 8 ~ 13（~22）枚轮生，披针形、倒披针形或条状披针形，有时略微弯曲呈镰刀状，长 5.5 ~ 19cm，通常宽 1.5 ~ 2.5cm，很少为 3 ~ 8mm，先端渐

尖，基部楔形，具短叶柄。外轮花被片叶状，5~7枚，狭披针形或卵状披针形，长3~8cm，宽（0.5~）1~1.5cm，先端渐尖头，基部渐狭成短柄；内轮花被片狭条形，远比外轮花被片长；雄蕊7~14枚，花药长5~8mm，与花丝近等长；药隔突出部分极短，长0.5~1mm；子房近球形，暗紫色，花柱明显，长3~5mm，顶端具4~5分枝。生长于海

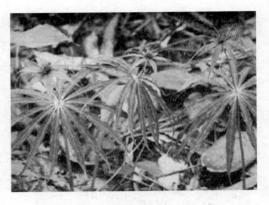

图2-23 狭叶重楼

拔1000~2700m的林下或草丛阴湿处。分布于不丹、印度（锡金）和中国；在中国分布于四川、贵州、云南、西藏、广西、湖北、湖南、福建、台湾、江西、浙江、江苏、安徽、山西、陕西和甘肃。

15. 北重楼

北重楼，即 *Paris verticillata* M. - Bieb. （图2-24）。植株高25~60cm；根状茎细长，直径3~5mm。茎绿白色，有时带紫色。叶（5~）6~8枚轮生，披针形、狭矩圆形、倒披针形或倒卵状披针形，长（4~）7~15cm，宽1.5~3.5cm，先端渐尖，基部楔形，基出脉3条，具短柄或近无柄。花梗长4.5~12cm；外轮花被片绿色，极少带紫色，叶状，通常4（~5）枚，纸质，平展，倒卵状披针形、矩圆状披针形或倒披针形，长2~3.5cm，宽（0.6~）1~3cm，先端渐尖，基部圆形或宽楔形；内轮花被片黄绿色，条形，长1~2cm；花药长约1cm，花丝基部稍扁平，长5~7mm；药隔突出部分长6~8（10）mm；子房近球形，紫褐色，顶端无盘状花柱基，中轴胎座花柱具4~5分枝，分枝细长，并向外反。种子卵球形，无假种皮。生长在海拔1400~3600m的针叶林、落叶阔叶林、灌丛或草地上。分布于黑龙江、吉林、辽宁、河北、山西、陕西、甘肃、安徽、浙江、四川、湖南。俄罗斯远东地区、朝鲜、日本也有分布。

16. 巴山重楼

巴山重楼，即 *Paris bashanensis* Wang et Tang （图2-25）。根状茎细长，横走；茎高11~40cm。叶常4枚（稀5~6枚），无柄，绿色，椭圆形、长圆形、长圆针形，长4~9cm，宽2~3.5cm，先端渐尖，基部楔形，具短柄或近无柄无

毛，基出侧脉一对。花梗长 1.5~7cm，花后明显伸长。花基数 4，稀 5，与叶同数。萼片狭披针形，反折，长 1~3cm，宽仅 2~6mm；花瓣淡绿色，丝状或线形，长 1~3cm，与花萼等长或稍长；雄蕊 2 轮，长 13~27mm；花丝淡绿色，极短，长 2~5mm；花药黄色，7~12mm，药突出部分细长，4~11mm；子房紫黑色，球形，4~5 室；中轴胎座，每室胚珠 2 列；柱头 4~5 裂，直立，紫色，长 4~7mm；果近球形，紫黑色，不开裂。花期 5~6 月。生长于海拔 1400~2750m 的阔叶林或竹林内。星散分布于四川、湖北。

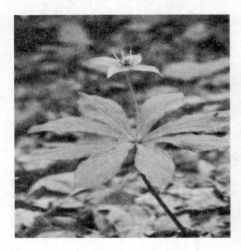

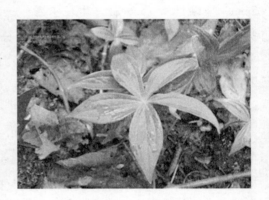

图 2-24　北重楼　　　　　　　　　图 2-25　巴山重楼

17. 李恒重楼

李恒重楼，即 *Paris lihengiana* G. W. Hu，sp. nov（图 2-26）。根茎粗壮，茎被柔毛。叶 6 枚，叶片狭披针形，无柄，主脉 3 条，基出；花梗伸长，明显被微柔毛；花基数 4~5，丝状绿色，长于花萼，斜升，雄蕊 3~4 轮。花丝绿色，花药黄色；药凸绿色，长约 1mm；花柱、花柱基、子房均紫黑色；中轴胎座。

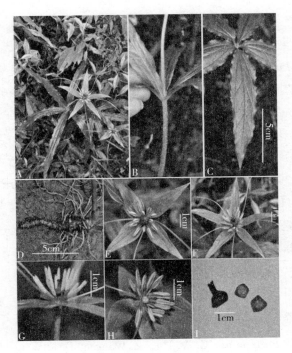

图 2 -26　李恒重楼

18. 四叶重楼

　　四叶重楼，即 *Paris quadrifolia* L.
（图 2 -27）。植株高 25 ~ 40cm；根状
茎细长，匍匐状，直径达 5mm。叶通
常四枚轮生，最多可达 8 枚，极少 3
枚，卵形或宽倒卵形，长 5 ~ 10cm，
宽 3.5 ~ 5cm，先端短尖头，近无柄。
内外轮花被片与叶同数，外轮花被片
狭披针形，长 2 ~ 2.5cm，宽 5 ~ 8
mm；先端渐尖头或锐尖头；内轮花被
片线形，黄绿色，与外轮近等长；雄

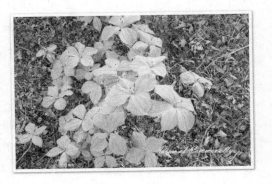

图 2 -27　四叶重楼

蕊8 枚，花药与花丝近等长，长 3 ~ 4mm，药隔突出部分钻形，长 5 ~ 6mm；子房
圆球形，紫红色，直径达 8mm，4（~5）室，胚珠多数；花柱具 4 ~ 5 分枝，分
枝细长。浆果状蒴果不开裂，具多数种子。产于新疆北部，广泛分布于欧洲和亚

洲的温带地区。

19. 五指莲

五指莲，即 *Paris axialis* H. Li。根状茎圆柱形，长 7~8cm，径 1~1.3cm，棕褐色，常分枝。茎高达 30~70cm，绿或红紫色，无毛。叶 4~6，卵形、倒卵形或长圆状卵形，先端骤狭渐尖，基部心形或圆形，长 7~19cm，宽 4.5~12cm；叶柄长 2~6cm。花梗长 14~25cm；花基数 4~6；萼片绿色，卵形或卵状披针形，长 3~7.5cm；花瓣黄绿色，丝状，长 4.4~11cm，长于萼片；雄蕊（2）3 轮，花丝黄绿色，长 3~7mm，花药黄色，长 0.6~1.5cm，药隔凸出部分锐尖，黄绿色，长 0.5~1mm；子房绿色，具 4~6 棱，径约 5mm，完全或不完全 4~5 室，中轴胎座，花柱基青紫色，具 4~5 角，花柱紫色，柱头 4~6。蒴果近球形。种子倒卵圆形，绿白色海绵质假种皮半包种子。花期 4 月，浆果 9~10 月成熟。生长于海拔（700~）1000~2500m 的常绿阔叶林、苔藓林和针阔叶混交林下。分布于重庆、四川、贵州、云南。

20. 亮叶重楼

亮叶重楼，即 *Paris nitida* G. W. Hu, Z. Wang et Q. F. Wang（图 2-28）。地下根茎褐色，具环纹，须根多条。植株矮小，20~40cm；叶 4~5 枚，叶柄长，叶片革质，叶面正面光亮，反面灰暗；椭圆形、长椭圆形，先端骤尖反折，叶缘具齿，侧脉 2~4 条；花梗与茎等长或长于茎；萼片 4 片，与叶片相同具光泽、革质；花瓣短于萼片，线型，常反折；雄蕊少，只有 1~2 轮。花柱紫黑色或紫色，盘状花柱基紫色；明显具棱，呈方柱形或五角柱形。侧模胎座，花期 4~5 月，果期 9~10 月。产于湖南、湖北。

21. 日本重楼

日本重楼，即 *Paris japonica*（Franchet&Savatier）Franchet。根茎粗壮；叶多数，基部楔形。萼片花瓣状、白色，7~10 枚；雄蕊 2 轮；中轴胎座，果实不开裂，可食；种子无假种皮。日本特产。

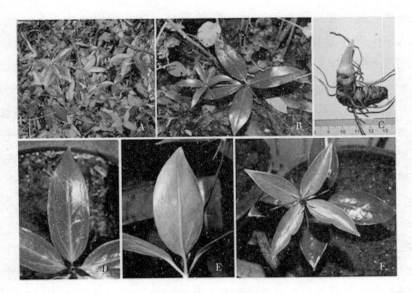

图 2-28 亮叶重楼

三、种植

1. 对环境条件的要求

重楼对生境要求比较严格，是喜阴植物。喜阴湿凉爽、空气流通、土质疏松肥沃、雨量充沛、水源充足、夏无酷暑、植被生物资源丰富多样的山谷、溪涧边及阔叶林下阴湿地环境中。

（1）海拔 重楼有"宜荫畏晒，喜湿忌燥"的习性，喜湿润、荫蔽的环境。野生重楼分布在海拔 500~3000m，气候湿润，雨量适当的林下蔽荫处。低海拔地区，重楼多生长在阴坡。人工种植选择在海拔 600m 以上的地区。不同品种对海拔高度的适宜性有区别，稳妥可靠的方法是在有自然野生重楼生长的地方种植相同品种重楼，可以降低风险。如云南重楼分布于海拔 1400~3100m，在两千多米处种植就很适当；七叶一枝花野生分布于海拔 600~2000m，在海拔 700~1600m 种植生长正常；云南重楼在海拔 700m 左右的地方种植明显生长不良；华重楼、启良重楼、球药隔重楼在海拔 700~1600m 种植生长正常。

（2）温度 重楼植株较耐寒，低温无冻害，2 月下旬至 3 月上旬气温 5℃，乃至最低气温 2℃亦能出芽生长，气温在 1~2℃时对芽头不产生冻害。一般种子萌发、根生长发育和顶芽萌发的适宜温度为 18～20℃，出苗为 20℃，地上部植株生长为 16～20℃，地下部根茎生长为 14～18℃。高温以不超过 36℃ 为宜，长期高温酷热不利于重楼生长。重楼光合作用对低温的适应能力高于对高温的适应，年平均温度为 11～18℃，无霜期 270 天以上比较适宜。

（3）湿度　重楼喜湿润凉爽气候。空气湿度在 40%～85% 利于重楼生长；最适相对湿度条件在 75% 左右；叶片光合速率随湿度增加而增大。空气干燥叶片会失水萎蔫，种植环境长期处于高温高湿条件下容易感染病害，所以在高温高湿时要加强通风。

（4）光照强度　重楼属喜阴植物，喜斜射或散射光，忌强光直射，光照过强会使叶片枯萎。生长要求蔽荫的环境，具有一定的耐阴性，但在较光亮的生境中生长更好。一般种子萌发和幼苗阶段要求遮荫度较大，以免强光线灼伤幼苗。随着生长年限增加，可以逐渐增强光照，而成熟前两年要适当减少遮荫增加光照，有利于次生代谢物和干物质的积累。较高的 CO_2 浓度可提高光能利用率。人工种重楼时应以适当遮荫为好，一般光照强度控制在三至四分阴、六至七分阳，能透过花花太阳为宜。

（5）土壤　重楼适宜在土质疏松透气、富含腐殖质、湿润透水的微酸性壤土、砂壤土、夜潮土、灰包土等夜间能返潮的土壤中生长。要求排灌水方便，在碱土或黏土中不能生长，黏重、易积水和板结的土壤不宜种植。

（6）水分水质　重楼喜凉爽、阴湿、水分适度的环境，既怕干旱又怕积水。土壤含水量过低，易造成茎叶失水，根系干枯而死；含水量过高则易发生病虫害，根茎腐烂。种子萌发时土壤湿度过低，导致种皮与子叶不分离。种植地年降雨量要求在 850～1600mm，水质洁净无污染。

2. 选址

选择灌溉条件好、排水良好、不积水、背阴的平地或缓坡地。土壤以含腐殖质较多、有机质含量较高的疏松肥沃的微酸性壤土、砂壤土、夜潮土、灰包土为宜，在这样的地块中种植重楼产量高、品质好。切忌在贫瘠易板结的土壤中种植，导致生长不良，容易诱发病害。土壤为黏性土或较为贫瘠的，在栽种前须进行土壤改良。

3. 整地

清除地表杂物烧毁，在冬季晴天、田块较干时整地。第一年要将地深翻，每亩施用2000～3000kg充分腐熟的农家肥（不使用未经腐熟的农家肥）、20kg过磷酸钙、20kg含钙镁磷钾的复合肥，有条件的添加腐质土均匀铺在土面上。翻耙3～4次，深度在30cm左右，将其与基土混匀。可间隔4～7天晾晒土壤，将土块打碎，捡出石头、杂草，并在土壤面上喷洒生物杀虫剂，灭杀地下害虫，暴晒一个月，以消灭虫卵、病菌，确保土壤无病菌，促使土壤熟化。对过度偏酸的土壤还可撒生石灰（约10千克/亩），灭菌的同时可调节酸碱度，然后细碎耙平土壤。根据地块的坡向山势作畦，排水良好的缓坡地或平地，按宽1.2m、高25cm作畦，畦沟和围沟宽30cm，深度不低于20cm，排水沟的走向应与坡向平行，使沟沟相通，并有出水口。间隔10m左右，纵向深挖一条主排水沟。主排水沟深度和宽度应分别在60cm、50cm以上。排水较差的地方，畦面宽度以不超过1m为宜；低洼地建议开60cm左右的窄畦，便于排水和根系呼吸。畦面之间的排水沟宽度不低于30cm，深度不低于40cm。雨季排水不良易诱发重楼病害，在整地时务必重视畦面排水。

4. 繁殖

（1）无性繁殖　即根茎切块繁殖，是目前重楼生产上最常用的繁殖方式之一。此方法既可以快速繁殖重楼种苗，又可缩短种植周期，能保持母株的优良性状，但繁殖率没有种子繁殖率高。根茎切块繁殖分带顶芽和不带顶芽切块。重楼根茎的各部位切段都能繁殖出新植株，但也表现出不同特点。一般切块长度在3～5cm，带横纹。切块过短容易因遭受感染腐烂，且繁殖出的苗瘦弱，还有把根茎横切后又纵切，这样可以增加根茎切块数量，提高切块繁殖率。这种方法需要在育苗过程中进行精细管理，防止切块感染腐烂造成育苗失败。不带顶芽的根茎切块后往往要经过一个休眠期才能出芽，而且可以形成多芽；在一定程度上也达到了横切后又纵切的目的，还可以有效防止腐烂，风险较小。不带顶芽根茎切块繁殖出的苗第一年只有一轮叶片，不会开花结果，生长一两年后才会进入开花期。带顶芽根茎切块种植后就可以出苗，但出苗数和顶芽数一样，往往只出一株苗，苗子健壮，生长开花快，适宜直接在大田种植。在进行根茎切块繁殖时一定要进行切块伤口晾晒消毒处理。根茎切块繁殖宜在冬季进行，此时干旱少雨，便于伤口愈合及不定根的产生。采用行栽，可以适当密植，在畦面开沟深约20cm，种植时注意顶芽芽头一定要向上放，须根垂直向下，盖土以不超过6cm为宜，种植后覆盖枯叶碎草保持湿润，保持荫蔽环境。根茎切块繁殖由于切块自身营养贮存多，出苗壮实，出苗培育一年就可以移栽。多代无性繁殖会造成性状退化现象，应该引起重视。

（2）有性繁殖　利用种子繁育重楼幼苗，其优点是繁殖系数高，幼苗根系完整，生长健壮。有性繁殖也存在自然杂交，导致遗传性状发生变异。为最大限度保持母本优良性状，在进行有性繁殖时先建设重楼优良品种采种圃，在采种圃中采集种子培育种苗。采种圃选址严格按照某一特定品种重楼自身对环境条件的要求确定地点，最好在其原生境进行。选好地块后精细整地，施足底肥。选择品种纯正、有效成分含量符合《中国药典》规定标准、生长健壮、高产、高抗逆性、生长年限在4~5年以上的重楼植株集中种植在远离其他重楼种植地的地方，防止发生自然杂交。母株栽植后畦面覆盖树叶，勤除草；控制好光照强度、水分；加强肥水管理及病虫害防治工作。有条件的最好在大棚中建采种圃，便于管护。

不同品种的重楼结实多少不一样，侧膜胎座的重楼结籽多一些，中轴胎座的结籽少一些。自然状态下一颗果实结籽几十粒。在重楼开花时进行人工授粉可以提高果实结实数，单株结籽可以达到200粒以上，多者结籽500多粒。

人工授粉：重楼在盛花期注意观察，当花药开裂散发花粉时是授粉好时机，这时在花朵萼片上可以观察到散落的花粉。晴朗天气的上午10点至下午4点是花粉散发的集中时间段。这时用毛笔刷取花粉收集到杯子中，收集多颗花粉混合（图2-29）；蘸取花粉涂抹在柱头上，反复授粉2~3次即可达到异株异花授粉效果（图2-30）。当天用不完的花粉可以保存在冰箱里下次授粉再用，花粉活性可以保存半年至两年。授粉成功的子

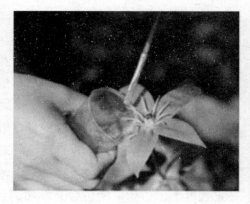

图2-29　收集花粉

房迅速膨大，重量增大，茎秆渐渐支撑不起果实了，这时就要采取人工辅助支撑或者悬挂果实，防止果实压折茎秆。支撑或者悬挂果实时在果实基部绑缚，以免折断花梗（图2-31）。

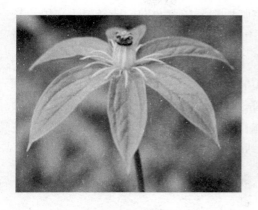

图 2-30　授粉

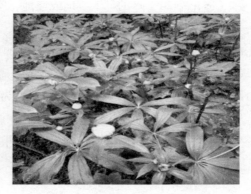

图 2-31　果实膨大绑缚支撑

5. 种子采收

重楼的种子大多在 9~10 月成熟。侧膜胎座的重楼果实刚开裂时种子并没有完全成熟，待外种皮发软、颜色发暗、种皮起皱时种子才发育成熟。而果实不开裂的中轴胎座品种，果实从植株上脱落时其种子才发育成熟。根据种子成熟情况，分批采收完全成熟的果实（图 2-32），去除果皮，得到红籽，搓去红色外种皮，清洗干净后就是白籽。白籽可立即播种或者沙藏催芽播种，也可以风干

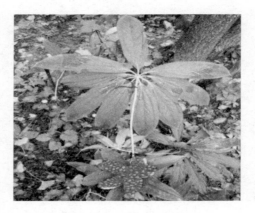

图 2-32　种子成熟

保存到来年春天播种。种子风干后应装入透气的布袋或纱布袋置于冰箱（4℃）保存。

重楼种子具有明显的后熟作用，胚需要休眠完成后熟才能萌发。在自然情况下，经过两个冬天才能出土成苗。为增进种子萌发力，可以采取先催芽再播种。具体方法是种子与砂（土）的比例为 1：5，用种子重量 1% 的多菌灵可湿性粉剂拌匀灭菌，装催苗框中，置于室内，催芽温度保持在 18~22℃，每 15 天检查一次（图 2-33），保持砂子的湿度在 30%~40%（用手抓一把砂子紧握能成团，松开后即散开为宜）。有超过 50% 的种子胚根萌发时便可播种。

播种建苗床：种子苗床要选择地势较高、排水良好、土质富含有机质、蔽荫较

好（透光率20%）的林下空地或坡地，空旷地则要搭遮荫网。选择晴天、田块较干时翻耕施肥，苗床宽1.2m，高20cm，沟宽30cm。播种方式可采用条播或者撒播。条播将处理好的种子按5cm×5cm的株行距播于做好的苗床上；撒播将种子均匀撒播在苗床上，亩用种量15kg。种子播后覆盖腐殖土，覆土厚约1.5cm，再在畦面上盖一层松针或碎草，厚度以不露土为宜，浇透水，保持湿润。当年的有少部分出苗，大部分苗要到第二年3~5月后才能长出（图2-34）。种子繁育出来的种苗生长缓慢，培育3年后重楼苗形成明显根茎时方可进行移栽。

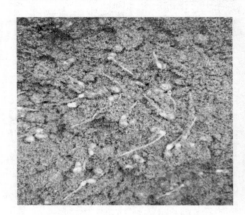

图2-33 催芽

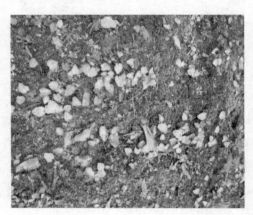

图2-34 出苗

6. 大田种植

（1）种植方式

①林下种植：自然野生重楼生长在树林下面（图2-35）。重楼林下种植是一种原生态种植方式，林木枝叶遮挡了直射强光，起到为重楼遮荫的作用，节省搭建遮荫棚的投入；同时林木可以涵养水土、调节小气候环境，林下空气土壤凉爽湿润，符合重楼生长对生境的要求。林下种植可以保护森林植被及生物多样性，实现经济效益、社会效益、生态效益兼顾可持续发展。缺点是水分不易控制，病虫害防治难度较大。根据不同品种重楼生长对环境条件的要求，选择适宜海拔高度的山坡林地，低海拔地区阴坡好于阳坡，坡度在25°以下。林地环

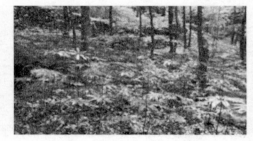

图2-35 林下种植

境要求无污染，空气相对湿度在50%以上，透光率控制在30%~40%。

②遮荫棚种植：在空旷地块搭建遮荫棚，控制光照强度，调节空气湿度。应在播种或移栽前搭建好遮荫棚。遮荫材料可用树枝、遮阳网等，透光率应在35%~45%，透光率过高，重楼容易被晒伤；透光率过低则会因照光不足导致生长不良。按4m×4m打穴栽桩，可用木桩或水泥桩，桩的长度为2.2m，直径为10~12cm，桩栽入土中的深度为40cm，桩与桩的顶部用铁丝固定，边缘的桩子都要用铁丝拴牢，并将铁丝的另一端拴在小木桩上斜拉打入土中固定。在拉好铁丝的桩子上铺盖遮荫材料，遮荫度控制在35%~45%，在铺设遮阳材料时应考虑以后易撤除和重新铺设。在冬季风大和下雪的地区种植重楼，待植株倒苗后，应及时撤除遮荫材料，第二年出苗前再把遮阳材料铺设好。经济条件较好的，可采用钢架大棚盖遮荫网。在降水较多的地区，雨季可在遮阳网上覆盖塑料薄膜遮挡雨水，以防止土壤湿度过高或积水而发生病害（图2-36）。

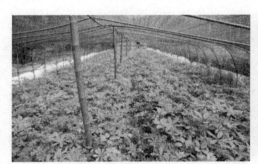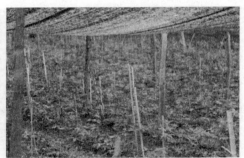

图2-36　遮荫棚种植

③温室大棚种植：在适宜重楼生长的地区建设温室大棚。在大棚里种植重楼具有湿度水分人为可控、温度可以调节、管理方便、病虫害感染概率小等优点，特别是智能温室大棚具有不可替代的优点。大棚一般覆盖有遮阳网和薄膜，光照强度可以控制在适当的范围内；水分湿度通过喷灌控制，避免过多的雨水造成病虫害爆发及干旱天气灾害，也避免雨水对种植基质的冲刷导致肥料流失；温度可以通过通风量调节；防虫网可阻止害虫侵害。温室大棚特别适合育种育苗。建温室大棚前期投入较大，要求资金实力雄厚，高投入高产出，是先进科学的种植理念，适合工厂化生产。

④庭院种植：庭院种植即利用房前屋后空闲地种植重楼，可以在空地、果树瓜棚林荫下、阳台花盆中种植。空地可采取搭建遮荫棚、温室大棚方式；果树瓜

棚下采用林下种植方式；阳台花盆中种植规模受限，但在观赏怡情时也可有经济收获。庭院种植成本小，便于管理，安全防盗。在资金薄弱、人力有限、种苗少、经验不足的情况下特别适合一家一户种植，对带动山区百姓脱贫致富有很好的推动作用。

（2）移栽时间　在休眠期，秋季10月中旬至春季3月移栽。此时移栽的重楼根系生长较快，花、叶等器官在芽鞘内发育完全，出苗后生长旺盛。但也有生长期移栽的，带叶移栽容易辨别重楼品种，往往会出现一年缓苗现象，即移栽当年生长不良，第二年才会正常生长。

（3）种植密度　按株行距25cm×25cm进行移栽，每亩种植1万株左右。植株矮小的品种加大植株密度；植株高大的品种适当减小植株密度。

（4）栽植方法　在畦面开沟，沟深4～10cm，根据种植规格放置种苗，一定要将顶芽芽尖向上放置（图2-37），用开第二沟的土覆盖前一沟，如此类推。播完后，用松针或稻草覆盖畦面（图2-38），厚度以不露土为宜，起到保温、保湿和防杂草的作用。栽后浇透一次定根水，以后根据土壤墒情浇水，保持土壤湿润。雨天清沟排水。

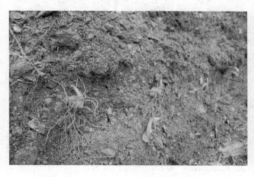
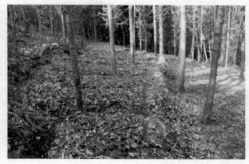

图2-37　放置种苗　　　　　　　　　　图2-38　覆盖树叶

7. 田间管护

（1）施肥　新移栽种植的重楼，当年新根没有发育完善，种植前施过底肥，当年生长季节不需要追肥。长势弱的适当喷施叶面肥（0.5%的尿素+0.1%的磷酸二氢钾）。待地上部分休眠后追肥，追肥以有机肥为主，辅以复合肥和各种微量元素肥料。有机肥包括充分腐熟的农家肥、家畜粪便、油枯及草木灰、作物秸秆等，禁止施用人粪尿。有机肥在施用前应堆沤3个月以上（可拌过磷酸钙），以充分腐熟。追肥每亩每次施腐熟的农家肥 1000kg，配合沟施 N/P/K 各 15% 的复合肥 20 千克/亩。施肥时应掌握"宁欠勿过"的原则，施肥过量容易造成重楼的疯长或肥害，也会导致次年病害高发。施肥尽量在秋季地上部分休眠后或雨季进行，方式以沟施为宜。

（2）水分　重楼喜凉爽、阴湿、水分适度的环境，既怕干旱又怕积水，土壤含水量过低，易造成茎叶失水，根系干枯而死，而过高则易发生病虫害，根茎腐烂。合理灌溉：干旱时及时浇水，使土壤水分保持在 30%～40% 之间。出苗后，有条件的地方可采用喷灌，以增加空气湿度，促进重楼的生长。雨季来临前要注意清沟，以保持排水畅通。多雨季节要注意排水，切忌畦面积水。田块四周应开好排水沟，以利排水。排水沟深度应在 35cm 以上，基本达到雨停水干。遭水涝的重楼根茎易腐烂，导致植株死亡，产量减少。

（3）光照强度控制　重楼属喜阴植物，喜斜射或散光，忌强光直射，生长要求蔽荫的环境，光照较强会使叶片枯萎。一般种子萌发和幼苗阶段要求遮荫较高，透光率控制在 20% 左右。而成熟前两年要适当减少遮荫增加光照，透光率控制在 40% 左右，有利于次生代谢物和干物质的积累。

（4）中耕除草　移栽后应抓紧时机，见草就除。先用手拔除重楼植株周围杂草，再用专用小锄轻轻除去其他杂草。锄草时不能伤及重楼的地上部分与须根。一般是中耕除草和松土结合进行。勤除草有利于病虫害的防治。进入休眠期后在畦面铺一层落叶秸秆等，可以有效控制下一年杂草滋生，同时还可以保持土壤湿润、增加肥力。重楼的非采种田应在其花萼片展开后用手摘去果实，让养分集中在其营养生长上，促进重楼的根茎生长。

（5）病虫害防治　重楼病虫害防治要坚持"预防为主，综合防治"的植保方针，以农业防治、生物防治和物理防治为主，危害严重时辅之以化学防治措施。

①防治花叶病：花叶病是一种全株显症的病毒病害，染病植株叶片最先显症，出现浓绿、淡绿相间的花叶或斑驳症状，严重的叶片皱缩畸形；病株生长衰弱，全株矮化。病毒主要来源是田间受侵染的寄主植株和某些杂草寄主。病害发生的再侵染主要通过传毒介体有翅蚜虫完成，主要在高温、干旱季节发生。要加强田间管理，保证肥水供应，尽量避免高温干旱出现，促使植株生长健壮，可减轻发病。

②防治蚜虫：生长期间尽量避免蚜虫危害，发现蚜虫及时用药防治。常用药

剂有 40% 乐果乳油 1000 倍液，或 10% 吡虫啉可湿性粉剂 2000 倍液，或 20% 杀灭菊酯乳油 8000 倍液喷雾。发病期间使用 1.5% 植病灵 800 倍液，或抗病毒剂等农药喷雾，可减轻危害，并加强营养调节，定期清理病株，防止交叉感染。

③防治细菌性软腐病：细菌性软腐病发病部位常见于重楼的地上茎和叶片。发病时叶片基部、茎基部或根上部先产生水渍状病斑，淡灰黄色，组织黏稠湿腐，成烂泥状，有恶臭味，病斑四周扩展蔓延，造成茎基和根状茎、叶柄腐烂。病菌主要存在土壤中，从植株伤口侵入。由于病菌寄主广泛，可在土中寄居积存，整个生长期均可发生感染。定植前土壤需深翻曝晒，灭杀病原体，防治害虫，避免虫伤。于发病初，及时在靠近地面的叶柄基部和茎基部喷施农用链霉素或新植霉素 200mg/L，敌克松原粉 1000 倍液或 38% 噁霜嘧铜菌酯 800 倍液，或 50% 代森铵 600～800 倍液，或 77% 氢氧化铜可湿性粉剂 400～600 倍液，或氯霉素 300mg/L，7～10 天喷药 1 次，共 2～3 次，重者进行灌根；出苗期喷洒 38% 噁霜嘧铜菌酯按 1000 倍液稀释喷施，7 天用药 1 次，预防发病。除草、浇灌时尽量小心，避免造成植株伤口；及时清除发病植株；根状茎发病可以穴施石灰进行杀菌。

④防治灰霉病：灰霉病是重楼种植中常见且比较难防治的一种真菌性病害，属低温高湿型病害，雨季为病害高发期。灰霉病由灰葡萄孢菌侵染所致，主要在重楼花和茎秆上发病，并生有厚厚的灰色霉层。该病害是一种典型的气传病害，可随空气、水流以及农事作业传播，难以采取有效措施彻底切断传染源。病原体通常在土壤中越冬，病菌耐低温，光照弱、湿度过高、通风不良（种植密度过高）容易发病，常在雨季发生。雨季来临时，选择 50% 异菌脲或 20% 嘧霉胺兑水喷雾，5～7 天用药 1 次，进行预防；初发时使用 50% 异菌脲按 1000～1500 倍液稀释喷施，5 天用药 1 次，连续用药 2 次，能有效控制病情。种植密度不宜过高，合理密植；高垄种植，降低湿度；及时清理病株，焚烧；清除杂草，增加通风；雨季在遮阳网上加盖塑料薄膜，降低畦面湿度，并加强排水。

⑤防治锈病：重楼锈病是由真菌中的锈菌感染引起的一类病害，通常在叶片形成局部感染。受害部位可因孢子积集而产生不同颜色的锈斑，或造成落叶、焦梢、生长不良等。通常在雨季发生。发病初期用三唑酮加代森锰锌每 7 天喷洒 1 次，连续 3 次。高垄种植，降低湿度；及时清理病株，焚烧；清除杂草，增加通风；雨季在遮阳网上加盖塑料薄膜，降低畦面湿度，并加强排水。

防治根腐病：发病时根茎从染病部位开始腐烂，早期植株不表现症状，后期随着根部腐烂程度的加剧，吸收水分和养分的功能逐渐减弱，地上部分因养分供不应求，在中午前后光照强、蒸发量大时，植株上部叶片会出现萎蔫，但夜间又能恢复；最后整个根茎腐烂，地上植株萎蔫，逐渐枯死。6～7月田间湿度大，积水，气温高及根茎有创伤，易遭受病原物感染所致。出苗后，用农用链霉素200mg/L加25%多菌灵可湿性粉剂250倍液混合后喷雾防治；发病初期用1%硫酸亚铁液或生石灰施在病穴内进行消毒，或用50%多菌灵可湿性粉剂500倍液或200倍生石灰水浇灌。

⑥防治地下虫害：土蚕等地下害虫除取食重楼根状茎外，还会咬伤顶芽或地上茎基部，导致重楼感染病害。受害植株突然枯萎，通常在茎基部可发现虫伤。

地下害虫多在夜间活动，可于傍晚在畦面上放置毒饵捕杀。花突然枯萎，子房或花葶上可见虫洞，撕开花葶或茎秆可见害虫或虫蛹。多发于5～7月。防治：开花初期在花部喷洒杀虫剂；及时清理虫害株，焚烧；悬挂黏虫板。

⑦其他地上害虫防治：金龟子、蚜虫、白粉虱、鳞翅目昆虫的幼虫也是对重楼危害较大的地上害虫。可喷洒菊酯类杀虫剂；黑光灯诱杀；悬挂黏虫板。

8. 采收与初加工

（1）采收年限　重楼活性成分积累需要一定的生长年限，有性繁殖重楼植株出苗生长3年以后才开始积累有效成分，3年以前地下根茎只是营养积累，只能作种苗栽培，不适合作为药材采收。一般用种子播种的重楼要生长5～8年才适宜作为药材采收。用多年生根茎切块繁殖的种苗，生长速度较快，有效成分积累早，一般在生长3年后可以作为药材采收。重楼地下根茎连续生长8年以后会发生尾端腐烂、质地变疏松、有效成分含量下降的现象。所以重楼种植也不是年限越长越好，建议种植年限在6～8年为宜，有效成分积累多、含量高，产量也达到最高值。

（2）晾晒　挖取的重楼，去净泥土、茎叶、须根，晾晒干燥或50℃温度烘干。为保持栽培持续，可把带顶芽部分切下留作种苗，其余部分作为药材用。重楼干制以个子为主，便于鉴别。干制后打包或装麻袋贮藏。

（3）包装　重楼包装材料采用干燥、清洁、无异味以及不影响品质的材料制成，包装要牢固、密封、防潮，能保护品质，包装材料应易回收、易降解。在包装外标签上注明品名、等级、数量、收获时间、地点、合格证、验收责任人，有条件的基地注明农药残留、重金属含量分析结果和药用成分含量。

（4）储存和运输　包装好的重楼药材要贮存在洁净、干燥、阴凉、通风、无异味的专用仓库中，要防止霉变、鼠害、虫害，注意定期检查。运输工具必须清洁、干燥、无异味、无污染，运输中应防雨、防潮、防污染，严禁与可能污染其品质的货物混装运输。

四、根际微生物及共生菌

重楼的根内细菌有很多，但其种类及数量却还不完全明确，对不同地区、不同种属的重楼进行微生物分析，可以更好地了解重楼细菌的分类，同时能更好地种植和栽培重楼。杨正强等采用固体马铃薯培养基从华重楼地下块茎中分离得到107株内生菌，从中发现一株菌（编号为SS02），形态和生理生化特征表明其属于芽孢杆菌属细菌。Blastn比较发现SS02的16S rDNA上下游序列分别与多株芽孢杆菌的16S rDNA相似，调出分别与16S rDNA上下游序列相似并经过鉴定的菌株的16S rDNA序列，用ClustalW进行多重序列对比，用软件Phylip按Neighbor - Joining法构建系统发育树，结果表明SS02的16S rDNA上下游序列分别与AF391124（Paenibacillus daejeonensis）处于同一分支，用ClustalW比对计算SS02的部分16S rDNA（1183bp）与AF391124的同源性，结果为97.7%，表明SS02与Paenibacillus daejeonensis同种，命名为Paenibacillus daejeonensis SS02。

陈小静等通过牛肉膏蛋白胨培养基和马铃薯培养基对重楼块茎进行培养，取样离心，染色进行形态学观察，将已部分活化的菌株转接到肉汤蛋白胨琼脂培养基中培养，对4株可产生薯蓣皂苷或其类似物等甾体皂苷的内生菌形态学（表2-1）和理化特征进行研究证明，这4株内生菌分别属于芽孢杆菌属Bacillus sp.、动性球菌属Planococcus sp.、德克斯菌属Derxia sp.、肠杆菌属Enterobacter sp.。

表2-1　革兰染色的结果及菌株形态特征

编号	染色结果	菌株形态特征			
1	G⁺	杆状	单个分散	长：3～3.5μm	宽：0.5～0.75μm
2	G⁻	杆状	单个分散	长：0.75～1μm	宽：0.25μm
3	G⁺	球状或近球状	单个分散	d = 0.5～0.75μm	
4	G⁺	球状	单个分散	d = 0.75～1μm	

魏娟等对在云南采集的野生和人工栽培云南重楼根茎中内生细菌进行了分离、纯化与鉴定，分别分离出44和40株内生细菌，经16S rDNA测序，在NCBI中比对，结果野生云南重楼的内生菌分别属于8个属，其中芽孢杆菌属和沙雷菌属是优

势内生菌属，比例占 36.4% 和 20.5%；而人工种植滇重楼内生菌分别属于 6 个属，其中芽孢杆菌属和肠杆菌属是优势菌群，比例占 35% 和 27.5%（表 2-2）。

表 2-2　云南重楼中内生细菌的属别组成

内生细菌来源	属	数量（株）	比例（%）
人工栽培云南重楼	芽孢杆菌属（Bacillus）	14	35
	肠杆菌属（Enterobacter）	11	27.5
	克雷伯菌属（Klebsiella）	6	15
	沙雷菌属（Serratia）	5	12.5
	泛菌属（Pantoea）	3	7.5
	黄单孢菌属（Xanthomonas）	1	2.5
野生云南重楼	芽孢杆菌属（Bacillus）	16	36.4
	沙雷菌属（Serratia）	9	20.5
	克雷伯菌属（Klebsiella）	6	13.6
	肠杆菌属（Enterobacter）	6	13.6
	假单孢菌属（Pseudomonas）	3	6.8
	单胞菌属（Stenotrophomonas）	2	4.5
	泛菌属（Pantoea）	1	2.3
	代尔夫特菌属（Delftia）	1	2.3

赵明等运用薄层层析法检测从华重楼的地下块茎中分离筛选得到的两株内生菌（SS01 和 SS02），形态和生理生化特征初步表明 SS01 和 SS02 分属于肠杆菌属和芽孢杆菌属细菌。构建的 16S rDNA 系统发育树表明，菌株 SS01 和 SS02 分别与 Cedecea davisae DSM 4568、Paenibacillus daejeonensis 处于同一分支，相似性分别为 98.9% 和 97.7%，将它们鉴定为 Cedecea davisae SS01 和 Paenibacillus daejeonensis SS02。

张晓洁从产自四川彭州的华重楼地下块茎中分离得到 16 株菌，进行菌株 16S rDNA 序列分析。经以薯蓣皂苷元为标准对照的薄层层析分析，16S rDNA 序列（约 1500bp）系统发育分析表明，菌株 SNUS-1 与 Pseudomonas tolassii（AF255336）和 Pseudomonas tolassii（D84028）的遗传距离分别为 0 和 0.003，在系统进化树上三者又严格聚为一族，结合形态及生理特征（表 2-3）确定其为托氏假单孢菌。

表 2-3 菌株 SNUS-1 形态和生理生化特征

形态	乳白色，小，中凸，圆，黏	接触酶实验	+
菌体大小	(0.75~1.00) μm × (0.5~1.0) μm	硝酸盐还原实验	+
革兰染色	−	明胶水解实验	+
类脂粒染色	+	淀粉水解实验	−
氧化酶实验	+	葡萄糖氧化	+
过氧化氢酶实验	+	葡萄糖发酵实验	−

宣群等从云南白药集团优质种源繁育基地温室云南重楼植株和林下云南重楼新鲜植株中采样，24 小时内分离培养内生细菌，分离结果如表 2-4 所示。在培养期间，空白组未见微生物长出，共分离到 10 株内生细菌，在体外，采用滤纸片（φ = 5mm）法测定，将指示菌金黄色葡萄球菌（Staphylococcus aureus）、伤寒沙门菌（Solmonella typhi）、普通变形杆菌（Proteus vulgaris）、痢疾杆菌（Shigella dysenteriae）、大肠杆菌（E. coli）和白色念珠菌（Candida albicans）悬液涂布于 Mueller Hinton（MH）/沙保弱平板表面。用滤纸片浸透内生细菌发酵液提取物，待溶剂自然挥发后贴于平板上，置于 37℃ 黑暗培养 17 小时，测量抑菌圈直径，约 60% 内生细菌对指示菌的生长有一定抑制作用。研究还证明来自温室的植株分离的内生细菌多于林下植株，且更适宜生长在 27℃ 的环境中，较一般细菌的 37℃ 生长环境低，这可能与云南重楼生长在海拔 700~3600m、阴冷潮湿的山区有关。

表 2-4 云南重楼内生细菌分离情况（株）

生境	不同部位分离的菌株数					合计
	根状茎	根	茎	萼片	雄蕊	
林下	0	3	0	1	0	4
温室	2	2	1	0	1	6
合计	2	5	1	1	1	10

雍彬等将新鲜重楼地下块茎洗净泥土，常规无菌操作下，用无菌解剖刀将已表面消毒的重楼块茎削去表皮，切成 0.5cm 大小的正方体，置于分离培养基平板内，30℃ 培养 3~8 天，待有菌长出后，平板划线纯化，直至得到单菌落，斜面保存备用。将获得的菌株用 Iun 编号，共从华重楼中分离到 69 株内生细菌，其中 19 株具有抑菌活性，一株编号为 Iun35 的内生细菌抑菌活性最强。经形态特

征、生理生化特性及 16S rDNA 扩增，将菌株的 16S rDNA 序列与 GenBank 核酸数据库进行 Blastn 相似性分析，结果鉴定为枯草芽孢杆菌。将分离得到的 Iun35 菌株发酵培养，培养液上清经硫酸铵分级沉淀、Sephadex G - 75 凝胶柱层析和 DE-AE - 32 纤维素柱层析分离纯化出一种抗菌蛋白 UD35。用该蛋白对多种植物病原菌进行拮抗测定，结果显示，UD35 对玉米纹枯病菌（Rhizoctonia solani Kuha）、小麦赤霉病菌［Gibberelle zeae（Schw.）］等多种菌有强烈抑制作用。测定其相对分子质量约为 55000，氨基酸分析结果表明其由 17 种氨基酸组成。但利用原菌株发酵生产此种蛋白的产率较低，是否能够通过基因工程调控合成该蛋白的基因来增加产量是需要继续研究的问题。

程媛媛等对具有抗菌活性的华重楼内生菌 PCE45 产生的抗菌物质进行了分离纯化和性质分析，将 PCE45 发酵液经硫酸铵盐析、丙酮沉淀及 SephadexG75 柱、DE52 纤维素柱、SephadexG25 凝胶柱纯化分离得到抗菌肽 PCP - 1，抗菌谱分析证明这种抗菌肽对真菌类的玉米弯孢病菌 Curvularia lunata（Walk）Boed 和细菌类的大肠埃希菌等有较强的抑菌效果，可造成稻瘟病菌 Pyricularia oryzae Cav 菌丝畸形、抑制其孢子萌发。实验还证明该抗菌肽热稳定性好，对蛋白酶 K 和胰蛋白酶的耐受性也较好，是一种由 7 种氨基酸组成的低分子量环状小肽。说明部分重楼内生菌对某些致病菌具有一定的抗菌活性，可能使宿主重楼植物具有或提高抗病原菌的特性，增强植物的药用价值。而且内生菌所产生的抗菌活性物质还能帮助重楼抵御病原物质侵袭，使根茎能够在地下长期健康地生存。这些抗菌活性物质的成功分离也为开发生化药物提供了更多选择。

杨玲玲等于 2014 年 6 月从红河哈尼族彝族自治州个旧市、弥勒县、临沧市耿马傣族化族自治县、楚雄彝族自治州楚雄市、大理白族自治州巍山县、迪庆藏族自治州香格里拉县 6 个地区采取健康云南重楼植物根茎样品，采用 7 种分离培养基，分别是 HV 培养基、海藻糖 - 脯氨酸培养基、丙酸钠 - 天冬酰胺 - 氯化钠培养基、纤维素 - 脯氨酸培养基、木聚糖 - 天门冬酰胺培养基、甘油 - 天门冬酰胺/精氨酸培养基、1/10 倍营养肉汤培养基进行菌株培养。培养后的菌株进行分离、纯化与保藏，进行菌株 16S rRNA 基因的 PCR 扩增。采用荧光实时定量 PCR 检测样本中 16S rRNA 及 ITS 基因的绝对含量。DNA 样品选择 16S rRNA 基因 V3 - V4 高变区进行 PCR 扩增，通过 Illumina MiSeq 测序系统完成高通量测序，结果显示，所获得的 289 菌株分布于 3 个门、5 个纲、14 个目、25 个科、42 个属。通过纯培养方法，结果发现三大主要细菌类群为放线菌门、厚壁菌门和变形杆菌门，6 个样点中，个旧样点得到的类群最丰富，其次是楚雄、巍山、耿马，中甸和弥勒得到的类群种类最少。

Yang Y 等于 2014 年 8 月在中国昆明采集了 3 株 4 年、6 年和 8 年份的重楼，分别命名为 C1、C2 和 C3，并于密封塑料袋中保存。植物材料的分类鉴定由云南农业大学何忠军教授进行。从重楼样品中提取宏基因组 DNA 进行 PCR 扩增，并使用华大基因的 Illumina 双端测序方案进行测序，产生数百万个数值。对 RNA - seq 测序仪产生的 16S rDNA 序列进行细菌多样性分析，使用自定义 Perl 脚本生成了一个 Venn 图来标识核心 OTU 的数量，使用 HiSeq 2000 平台上的独立培养方法研究了不同年份（4、6、8 年）重楼内生细菌的群落结构和多样性，利用通用 16S rDNA 及其引物从提取的 DNA 样品中扩增 16S rDNA，16S rDNA 扩增子焦磷酸测序显示，4 年生根茎的丰富度最高，8 年生的样本操作分类学单元数低于其他样本；从不同年龄的根茎群落中选择一个 OTUs 亚群，对其进行分级群类，在所有样本中共鉴定出 3033 个 OTU。观察到的 OTUs 分布在不同根茎年龄的总丰度如图 2 - 39 所示，计算各处理间的重叠 OTU 簇（C1、C2、C3）。与 C3 相比，C1 和 C2 在不同发育程度下 OTU 重叠最大。在 OTU 水平上，三个不同发育程度共有 544 个 OTU，表明重楼发育过程中微生物多样性差异显著。在重楼标本中共观察到 28 个门，以蓝藻门和变形杆菌门为优势菌种。在属水平上，4 年生根茎中以假单胞菌、黄杆菌和斯芬古比菌最为丰富，8 年生根茎中以甾体杆菌最为丰富。

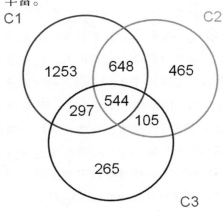

A. 内部易位间隔序列

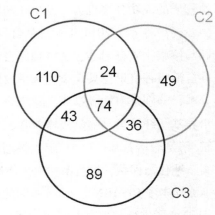

B. 三种毛状样品的序列分析

图 2 - 39 不同根茎年龄的总丰度

王茜对采集自云南省嵩明县、鹤庆县、保山市野生云南重楼的根、块茎、叶分离内生真菌，采用 PDA 培养基对云南重楼内生真菌进行分离与纯化，并采用 ITS 序列分析和形态学方法进行分类鉴别，结果分离到子囊菌门、接合菌门和担子菌门归属于 41 个属的 133 株内生真菌。不同样地之间、植物不同部位之间的内生真菌组成相似性系数低。根部分离得到 hozetella 属等 3 个属仅在根部分离得到；块茎分离得到内生真菌 385 株，分别属于 26 个属，其中犁头霉属、Aporospora 属、赤霉菌属、腐质霉属、锤舌菌属、被孢霉属、菌丝体属、克氏杨梅属、茎点霉属、丝核菌属、刺座霉属、炭角菌属等 12 个属仅在块茎分离得到；叶部分离得到内生真菌 231 株，分别属于 19 个属，其中链格孢属、尾孢属、毛壳菌属、支孢属、棒囊壳属、小囊菌属、光黑壳属、粪壳菌属等 8 个属仅在叶部分离得到。分离到的内生真菌中以镰刀菌属和刺盘孢属为优势种群，分别占总菌株数的 11.62% 和 8.95%。实验结果说明重楼植物中内生菌品种繁多，品种的差异性可能与重楼不同来源、不同产地以及植株不同部位的结构等因素有关。

宣群等研究了云南重楼内生真菌对万古霉素的生物转化作用，将从云南重楼中分离的 2 株内生真菌菌株 G01 和 G03 于添加万古霉素的液体培养基中培养 6 天后，采用 HPLC 分析。发现这两株菌株能够将万古霉素转化成新化合物，通过分子生物学鉴定，从真菌 G01 中扩增 26S rDNA D1/D2 区序列，从真菌 G03 中扩增 ITS 区序列，并分别回收测序。PCR 扩增 G01 菌株的 26S D1/D2 区目的片段和 G03 菌株的 ITS 区目的片段，然后回收目的片段进行 DNA 测序，确定为产黄青霉和镰刀菌，说明内生真菌或其代谢酶能催化导致万古霉素等化合物发生生物转化，产生的新化合物为万古霉素等抗生素衍生物的筛选与发现提供了新途径。

李忠孝等结合形态学特征和 ITS – rDNA 序列分析鉴定，对从云南重楼中分离出的内生真菌菌株进行鉴定，用 PDA 培养基进行插片培养，对菌株进行形态特征观察，将其分类鉴定到属。结果表明从云南重楼中分离出的内生真菌菌株 YN-CA1219（图 2 – 40）为串珠镰孢，再研究 YNCA1219 对孕酮的生物转化作用，结果分离出 2 个转化产物，利用核磁共振、质谱及红外等技术进行结构鉴定，确定其结构为 11α – 羟基孕酮（Ⅰ）和 11α,15β – 二羟基孕酮（Ⅱ）。说明重楼植物内生菌不仅自身有多种生理活性，还能将某些有生物活性的成分进行结构转化，而且转化路径具有一定的专一性，这可能作为一种新手段用以开发新的化学药物。

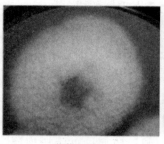 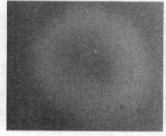 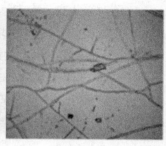

菌落正面　　　　　　　　　　菌落背面　　　　　　　　　　显微形态

图 2-40　YNCA1219 的菌落形态和显微形态

周立刚等采集新鲜的云南重楼根状茎，采用内生真菌的分离和纯化技术获得一株内生真菌，编号为 Ppf9，经微生物分离鉴定为毕赤酵母（Pichia sp.）。内生毕赤酵母 Ppf9 的形态特征：PDA 培养基上 25℃培养，菌落致密，不规则突起，生长缓慢，背部有皱折，单细胞，有假菌丝，细胞卵圆形、椭圆形，无色，大小为（2.2~4.8）μm×（2~4.4）μm。将 Ppf9 菌株的 ITS 序列提交到 GenBank 核酸序列库中注册，获得序列号 EF495244，同时将 Ppf9 菌株的 ITS 序列与 GenBank 中其他真菌的 ITS 序列进行比对，找出相似性最高、亲缘关系最近的真菌，Ppf9 菌株的 ITS 序列与季氏毕赤酵母 DQ663478 的 ITS 序列相似度为 99%，聚在一个分支上的可信度为 100%。

Yang Y 等利用 ITS 方法研究了不同年份（4、6、8 年）重楼内生真菌的群落结构和多样性，ITS1 扩增子焦磷酸测序鉴定了最丰富的真菌类的发育变化。从不同年龄的根茎群落中选择一个 OTUs 亚群，对其进行分级群类，3 个不同发育阶段有 74 个相同的 OTUs（17.4%）与 425 个不同的 OTUs（82.6%），说明重楼在发育过程中真菌多样性存在显著差异（表 2-5）。4 年生的重楼根块茎真菌丰富度和多样性最高，大多数根块茎中真菌隶属于子囊菌类，3 种不同年份重楼的根块茎分布大致相同，但在 8 年生的根块茎中，子囊菌最多、最大。在物种鉴定水平上，4 年生重楼有 251 种，6 年生重楼有 183 种，8 年生重楼有 242 种。核心真菌种类以油桃科和石竹科为主。在核心真菌群落的物种水平上，3 个样品中均有较高的镰刀菌和镰刀菌丰度，但 4 年生的根茎中镰刀菌丰度在 10%，8 年生的根茎中镰刀菌丰度 >2%。

表2-5　从重楼样品中提取的内部转录间隔（ITS）测序数据摘要

样品	number of reads	number of OTUs[a]	Good coverage[a]	Richnessestimator[a]		Diverityindex[a]	
				Chao	ACE	Shannons	Simpson
C1	70，419	251	0.99	286.83	288.12	3.11	0.78
C2	82，192	183	0.99	210.85	217.52	3.14	0.78
C3	61，767	242	0.99	249.89	257.61	4.45	0.92

注：OTUs = 植物分类学单位；ACE = 基于丰度的覆盖估计量。以97%的序列相似性截止值计算。

　　Liu Tao 等收集了在云南农业大学种子资源园（昆明）种植了4年、6年和8年重楼的健康根茎，从播种到成长，每一年龄层将进行三次取样；进行菌落培养，当菌落发育成熟时，它们被转移到充满PDA的新培养皿中；将真菌分离培养得到纯培养物，培养14天后进行形态学检查。采用了依赖培养和独立的（宏基因组学）方法来分析不同年龄（4年、6年、8年生）植物根状茎内生真菌的群落，共从270个节段（每个年龄级90个）中分离出代表18个真菌类群的147个菌株（表2-6）。从形态学和遗传学特征来看，以氧孢镰刀菌（46.55%）为优势内生菌，其次为钩端螺旋体（8.66%）和木霉（6.81%）。8年生根状茎对内生真菌的定植率在33.33%，4年生根状茎定植率在21.21%，6年生根状茎定植率在15.15%。某些真菌只在特定的年龄出现，例如，只在年份高的植物中发现了交替孢粉菌、圆筒状孢粉菌、毛管菌、副孢子菌、拟孢子菌、青霉菌、木霉菌和古斯塔塔树干菌。从不同年龄样本中提取的（元基因组学）群落DNA分析表明，在类群水平上，大多数真菌与子囊菌纲成员的序列相似性最高，其次是散囊菌纲和酵母纲。真菌的多样性和丰富性也随着时间而变化。

表2-6　从重楼的根状茎中分离到的内生真菌

序号	真菌	相对频率（%）		
		4年	6年	8年
1	*Alternaria* sp.			4.55
2	*Cylindrocarpon* sp.			9.09
3	*Chaetomium globosum*		3.70	
4	*Chaetomium* sp.			6.82
5	*Fusarium oxysporum*	48.00	66.67	25.00
6	*Fusarium redolens*		9.26	
7	*Fusarium* sp.	8.00		

续表

序号	真菌	相对频率（%）		
		4 年	6 年	8 年
8	*Leptodontidium sp.*	26.00		
9	*Plectosphaerella cucumerina*	4.00	3.70	4.55
10	*Paraphaeosphaeria sporulosa*			13.64
11	*Pyrenochaeta sp.*			4.55
12	*Penicillium chrysogenum*		16.67	
13	*Penicillium swiecickii*			6.82
14	*Trichoderma viride*			20.45
15	*Trichoderma ovalisporum*	4.00		2.27
16	*Trichoderma gamsii*	6.00		
17	*Truncatella angustata*			2.27
18	*Trichocladium opacum*	4.00		

杨玲玲等利用 Ilumina 测序平台的 MiSeq 高通量测序技术，对采自云南省耿马、楚雄、弥勒和中甸地区的云南重楼根际土壤环境的细菌群落结构、群落多样性及群落功能进行了研究和分析。结果发现根际土壤样品的细菌群落组成明显较根茎内生细菌群落组成丰富，群落结构及预测的群落功能方面，两者具有显著差异。在根际土壤环境的样品中，检测到 14 个门、68 个目以及未知类群的序列，其中占主要优势的一级类群包括变形菌门、放线菌门、拟杆菌门、酸杆菌门和芽单胞菌门。

Jia Feiyu 等从火山沉积物和重楼根际分离到属于链孢菌属的两种新型放线菌，分别命名为 NEAU – JM1[T] 和 NEAU – CL2[T]，所用菌株 NEAU – JM1[T] 和 NEAU – CL2[T] 分别从吉林龙湾火山口湖公园采集的火山沉积物和黑龙江重楼根际土壤中分离得到。采用标准稀释平板法分离菌株，在腐殖酸 – 维生素琼脂培养基上生长。在不同温度下（4、10、15、20、28、30、35、37、40 和 45℃）培养 14 天后，在 ISP3 培养基上进行生长测定。利用 ISP3 琼脂培养 28 天，用尼康 ECLIPSE E200 显微镜和扫描电镜进行了 4 周的形态学观察，发现它们具有链孢菌属成员的典型特征（图 2 – 41）。两株菌均能产生发育良好的底物菌丝体，但缺乏气生菌丝体。利用 CLUSTALX 1.83 软件获得菌株 NEAU – JM1[T]（1510bp）和 NEAU – CL2[T]（1509bp）的全长 16S rRNA 基因序列，并与 GenBank/EMBL/DDBJ 数据库获得的多个序列进行比对。DNA – DNA 亲缘测试菌株在 NEAU – JM1[T]、NEAU – CL2[T]及近亲的系统关系植株如 *C. coxensis* DSM 44901[T]、*C. aurea* NEAU – SH16[T]、*C. citrea* DSM 44097[T]、*C. methionotrophica* JCM 7543[T]和 *C. chokoriensis* JCM 12950[T]之间进行。16S rRNA 基因序列分析表明 NEAU – JM1[T]与高铁营养链状孢子菌 *Catellatospora methionotrophica* JCM 7543[T]（99.4% 序列相似性）、可可树儿茶素 *Catellatospora coxensis* DSM 44901[T]（99.4%）、*Catellatospora citrea* DSM 44097[T]（99.3%）和链状孢子菌 *Catellatospora chokoriensis* JCM 12950[T]（99.2%），菌株 NEAU – CL2[T]与 *C. citrea* DSM 44097[T]（99.4%）、*C. methionotrophica* JCM 7543[T]（99.3%）、*C. chokoriensis* JCM 12950[T]（99.3%）和 *C. coxensis* DSM 44901[T]（99.2%）关系密切。然而，菌株 NEAU – JM1[T]与菌株 NEAU – CL2[T]的 DNA 杂交值为 62.2%，两株菌株及其亲缘关系较近的 DNA 杂交值也低于 70%。根据表型特征、系统发育数据和 DNA – DNA 杂交结果，可以将两株菌株及其亲缘关系较近的菌株进行区分。

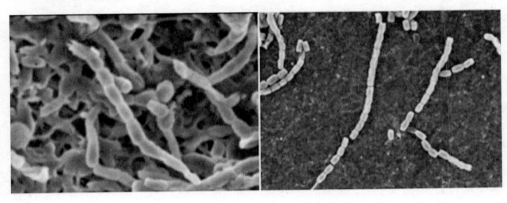

a. 菌株 NEAU – JM1[T]   b. 菌株 NEAU – CL2[T]

图 2 – 41　重楼菌株扫描电镜图

菌株 NEAU – JM1[T] 和 NEAU – CL2[T] 在燕麦琼脂上生长（28℃）4 周，
扫描电镜显示基质菌丝上存在孢子链

Fang Xiaomei 等从重楼表面消毒根中分离得到菌株 CPCC 204357[T]。重楼采自云南西双版纳，从重楼表面消毒根中分离到 CPCC 204354 和 CPCC 204355 菌株。测定菌株对 pH、NaCl 的耐受性，以及用 Biolog GEN Ⅲ 和 API ZYM 试剂盒对碳源利用试验和定性酶试验进行了测定，测定时间为 7～14 天。结果表明菌株 CPCC 204357[T]、CPCC 204354 和 CPCC 204355 在 1 号纱布合成培养基 Czapek Dox 琼脂、

ISP 2 和 ISP 4 培养基上生长良好。培养基呈白色至黄白色，蜡状，呈复叠状生长，不产生可溶性色素。将营养菌丝进行分枝，在气生菌丝上产生方头分生孢子链（图 2－42）。菌株 CPCC 204357^T、CPCC 204354、CPCC 204355 与糖酵母菌属成员具有以下形态和生理特征：产生孢子链，需氧，革兰染色阳性，过氧化氢酶阳性。CPCC 204357^T、CPCC 204354 和 CPCC 204355 菌株与近缘种哈宾纳斯和东莨菪属的菌株之间存在着不同的生理生化特性，可以利用其不同的生理生化特性进行区分。

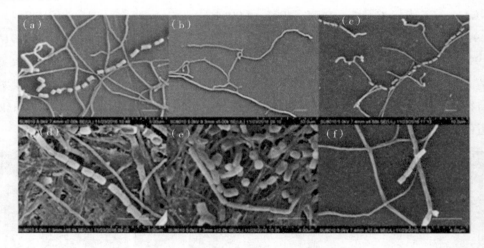

（a）~（c）. 空中孢子；（d）~（f）. 索端分生孢子

图 2－42　CPCC204357 扫描电镜图

对 16S rRNA 基因进行 PCR 扩增、测序，用以测定 DNA 的亲缘关系，结果表明菌株 CPCC 204357^{T}与 CPCC 204354（99.8%）和 CPCC 204355（99.7%）具有高 16S rRNA 基因序列相似性；菌株 CPCC 204357^{T}与 CPCC 204354（100%）/CPCC 204355（97.5%）的 DNA 杂交值较高，形态学和化学分类学数据支持了菌株 CPCC 204357^T、CPCC 204354 和 CPCC 204355 与糖酵素属的亲缘关系。最终测得其基因型表明 CPCC 204357^{T}菌株是糖酵素属的一个新物种，拟以 CPCC 204357^T（＝DSM 102295^T＝KCTC 39745^T）为型株，命名为 paridis Glycomyces sp. 11。

周浓等采集不同产地人工种植云南重楼及其根际土壤，探明不同产地云南重楼根际区土壤微生物群落的多样性及其差异性。云南重楼根茎及土壤采自云南省7 个地区和贵州省 2 个地区，样品来源如表 2－7 所示，样品均为野生变家种类型。

表2-7 样品来源

No.	采集地点	经/纬度	栽培时间/年
S1	云南省大理州农业科学推广研究院（DLNKY2）	100°30.712′/25°58.945′	2
S2	云南省大理州农业科学推广研究院（DLNKY1）	100°30.712′/25°58.945′	1
S3	云南省弥渡县弥城镇新庄村黄矿厂（MDMC）	100°05.350′/25°33.561′	1
S4	云南省弥渡县红岩镇三毛中药材种植农民专业合作社（MDHY）	100°04.214′/25°42.612′	1
S5	云南省大理市花甸坝药材场（DLHDB3）	100°00.921′/25°52.793′	3
S6	云南省大理市花甸坝药材场（DLHDB2）	100°00.951′/25°52.869′	2
S7	云南省大理市花甸坝药材场（DLHDB1）	100°00.640′/25°52.595′	1
S8	贵州省安顺市西秀区幺铺镇（ASYP）	105°85.099′/26°16.512′	1
S9	贵州省安顺市西秀区关口村（ASXC）	105°93.952′/26°01.342′	1

采用稀释平板计数法测定了云南重楼根际土壤细菌的数量（图2-43），结果显示，云南省弥渡县红岩镇三毛中药材种植农民专业合作社（MDHY，S4）栽培云南重楼样本的数量明显高于其他样本的相同指标，贵州省安顺市西秀区幺铺镇大堡村（ASYP，S8）栽培云南重楼样本中细菌的数量较少，其余根际土壤中可培养细菌的数量没有较大差异。比较同一产地不同栽培年限云南重楼根际土壤可培养细菌数量，表明随着栽培年限的增加，细菌数量呈现递减趋势。

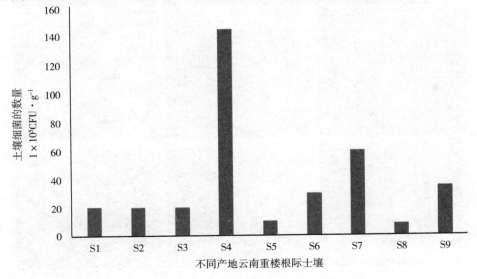

图2-43 不同产地云南重楼根际土壤细菌的分布

　　云南重楼植物根际土壤微生物资源丰富，细菌为根际土中的优势菌群，不同产地根际土壤中存在丰富的微生物资源，但其根际微生物种类组成、数量和分布具有较大的差异性，具有较强的时空性特点。良好的温度等环境条件，为增加土壤微生物的代谢和生物量提供有利条件；而不同产地根际土壤微生物数量上具有显著性差异，主要与土壤理化性质、耕作方式、生态环境等原因有关。对同一产地不同栽培年限根际土壤微生物研究，首次表明随着栽培年限的增加，土壤细菌、解无机磷细菌、解有机磷细菌、放线菌数量呈现递减趋势，解钾细菌数量变化随连作年限增加呈现递增趋势。

　　陈倩倩等将采自于福建省南平市光泽县华重楼根系土进行系列 10 倍梯度稀释后，培养菌落，然后提取总的 RNA 并进行 PCR 扩增。根据对分离得到的芽孢杆菌 16S rRNA 基因序列鉴定的结果表明，从华重楼根际共分离到 17 个形态差异的芽孢杆菌菌株；根据菌落形态特征，包括菌落颜色、表面干湿度、是否光滑、是否有光泽、边缘是否整齐等，对 17 株分离芽孢杆菌进行分析，可分为 10 大类（图 2 - 44）。

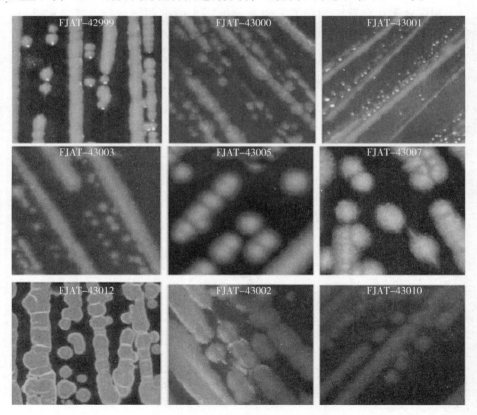

图 2 - 44　芽孢杆菌的菌落形态

16S rRNA 序列分析表明，17 个菌株鉴定为 9 个种，归属于 4 个属：芽孢杆菌属（Bacillus）、赖氨酸芽孢杆菌属（Lysinibacillus）、类芽孢杆菌属（Paenibacillus）和绿芽孢杆菌属（Viridibacillus），其中芽孢杆菌属的种类和数量最多。在华重楼根际土中分离得到 4 个属 9 个种的芽孢杆菌，其中的优势种群为解木糖赖氨酸芽孢杆菌和特基拉芽孢杆菌；经抑菌试验分析，FJAT－43012 的发酵液对尖孢镰刀菌 FJAT－30512 具有明显的抑菌活性，培养 2 天后的抑菌圈直径为 1.8cm，说明 FJAT－43012 发酵培养所产生的抑菌物质对尖孢镰刀菌具有很好的生物防治作用。研究表明华重楼根际芽孢杆菌种群多样性较为丰富。

张静等实地调查与采集重庆市内十个地区重楼属药用植物根际土壤，样品来源如表 2－8 所示。分别在重楼驯化栽培区采用 S 形线路采样法和随机多点混合的原则，选取长势一致的重楼 10 株，轻轻抖动根系并去掉根系上黏附的较大颗粒土壤，收集根系及黏附其上的土壤即为根际土，将混合均匀的根际土壤放入无菌塑料袋中，放入户外保鲜箱后立即带回实验室。一份放入 4℃冰箱保存，用于分析根际土壤微生物的数量；另一份自然风干，去杂，过 1mm 土壤筛后用于测定根际土壤酶的活性。采用稀释平板计数法测定根际土壤中微生物数量。细菌采用牛肉膏蛋白胨培养基、真菌采用马丁培养基、放线菌采用改良高氏 I 号培养基、解有机磷细菌采用有机磷细菌培养基、解无机磷细菌采用无机磷细菌培养基，分别进行各微生物类群的分离与计数，并计算每克干土中的微生物数量，对重楼根际土壤微生物数量、土壤酶活性及其相关性进行研究。结果表明不同产地重楼根际土壤微生物各生理类群数量差异显著（表 2－9），土壤微生物区系中细菌为优势类群；不同产地重楼根际土壤微生物的组成及其数量存在显著差异，不同类群微生物数量的组成比例因不同品种、生境而异。

表 2 - 8　重楼根际土壤样品来源

编号	种名	采集地点	经纬度	栽培方式	海拔/m	采集日期
S1	云南重楼	重庆市开县满月乡马营村	108°31.177′E, 31°35.627′N	林下栽培	1895	2013 - 07 - 08
S2	毛重楼	重庆市开县满月乡马营村	31.425′E, 31°35.788′N	林下栽培	1862	2013 - 07 - 08
S3	狭叶重楼	重庆市城口县咸宜乡	108°42.611′E, 31°42.417′N	林下栽培	2360	2013 - 07 - 09
S4	云南重楼	重庆市城口县咸宜乡	108°42.645′E, 31°42.395′N	林下栽培	2379	2013 - 07 - 09
S5	卵叶重楼	重庆市石柱县马武镇	108°16.693′E, 29°44.517′N	大田栽培	1235	2013 - 07 - 11
S6	狭叶重楼	重庆市石柱县马武镇	108°16.751′E, 29°44.517′N	大田栽培	1211	2013 - 07 - 11
S7	滇重楼正	重庆市石柱县马武镇	108°16.758′E, 29°44.531′N	大田栽培	1217	2013 - 07 - 11
S8	长药隔重楼正	重庆市渝北区兴隆镇	106°68.612′E, 29°94.788′N	大田栽培	526	2013 - 06 - 07
S9	五指莲重楼	重庆市渝北区兴隆镇	106°69.501′E, 29°93.027′N	大田栽培	526	2013 - 06 - 07
S10	滇重楼	重庆市万州区铁峰乡	108°22.113′E, 30°54.621′N	大田栽培	1200	2013 - 10 - 28

表 2 - 9　不同产地重楼根际土壤微生物数量

编号	细菌/ ($\times10^6$CFU/g)	真菌/ ($\times10^3$CFU/g)	放线菌/ ($\times10^3$CFU/g)	解无机磷细菌/ ($\times10^5$CFU/g)	解有机磷细菌/ ($\times10^5$CFU/g)	细菌/真菌	细菌/放线菌	真菌/放线菌	微生物总数量/ ($\times10^6$CFU/g)
S1	4.67±0.66[d]	11.33±1.35[de]	91.00±6.12[b]	14.67±1.41[d]	4.33±0.13[d]	411.81[b]	51.29[c]	0.13[b]	7.57±0.29[ef]
S2	10.20±0.20[c]	87.00±0.53[a]	61.00±9.13[c]	28.67±1.66[b]	52.67±9.56[b]	117.24[b]	167.21[c]	1.43[b]	14.17±0.37[d]
S3	4.33±0.58[d]	15.33±0.99[d]	13.67±1.18[d]	19.00±1.53[c]	25.33±9.93[d]	282.59[b]	316.97[c]	1.12[b]	8.80±0.45[e]
S4	1.70±0.11[d]	6.33±2.41[f]	11.67±1.31[d]	5.67±3.29[d]	7.67±0.20[d]	268.44[b]	145.67[c]	0.54[b]	3.95±0.58[f]
S5	110.67±0.46[a]	88.67±0.24[a]	8.67±1.76[d]	8.33±1.83[d]	127.67±5.88[a]	1248.12[b]	12764.36[a]	10.23[a]	124.36±0.36[a]
S6	62.33±0.61[b]	7.67±2.72[ef]	37.00±5.41[cd]	13.33±1.46[d]	55.33±6.84[b]	8130.04[a]	1684.68[bc]	0.21[b]	69.24±0.17[b]
S7	12.27±0.74[c]	35.67±1.13[b]	4.67±0.33[d]	58.33±6.02[a]	48.67±6.28[b]	343.93[b]	2626.77[b]	7.64[a]	23.01±0.54[c]
S8	10.43±0.71[c]	25.33±0.60[c]	360.00±11.11[a]	19.67±7.77[c]	24.67±12.39[c]	411.83[b]	28.98[c]	0.07[b]	15.25±2.04[d]
S9	1.20±0.17[d]	15.67±0.37[d]	35.67±4.28[d]	5.33±0.29[cd]	1.67±0.35[d]	76.59[b]	33.64[c]	0.44[b]	1.95±0.44[f]
S10	1.17±0.21[d]	10.67±1.53[d]	6.33±1.41[d]	4.67±1.53[c]	5.10±1.20[d]	109.40[b]	184.36[c]	1.69[b]	2.16±0.98[f]

注：同列数据不同小写字母表示 $P<0.05$。

Shannon 指数是对微生物群落中物种类型数目多寡、组成与分布量的综合度量指标。结果显示不同产地、品种重楼 Shannon 指数与根际土壤微生物总数量的变化趋势不一致，即重楼根际土壤微生物数量总数高的产地，其 Shannon 指数不一定高，而根际土壤中微生物总数量很高，但 Shannon 指数不一定也高，即土壤微生物数量的变化趋势与土壤微生物多样性指数的变化趋势不一致（图 2 - 45）。不同产地重楼根际土壤磷酸酶、蔗糖酶和蛋白酶活性各异。相关分析显示，根际土壤酶活性与土壤微生物数量之间存在相关关系。

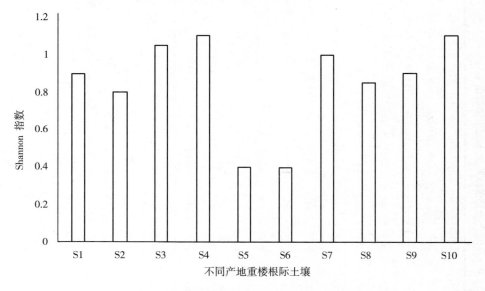

图 2 - 45 不同产地重楼根际土壤 Shannon 指数比较

郭思妤等在黑龙江省等地区采集了重楼样品，植株样品来源如表 2 - 10 所示。

表 2 - 10 植株的基本信息

编号	采集日期	采集地点（经纬度）	样品特点
1	2014.6.5	黑龙江省哈尔滨市香炉山（45°45′N，127°29′E）	重楼：正常植株，根微黄
2	2014.7.10	黑龙江省尚志市帽儿山（42°16′N，126°13′E）	重楼：健康植株，根系发达
3	2015.6.10	哈尔滨市阿城区吊水壶景区（45°32′N，126°58′E）	重楼：健康植株，根系较小

注：植株保留完整根系从土壤中挖出，周围土壤伴随植株一同装袋，带回实验室与相应植株一同编号。

对预处理后的植株样品进行植物七步表面消毒后进行研磨并涂布于筛选培养

基上，另吸取适量植物组织研磨液保存于30%甘油溶液中，于﹣20℃冰箱保存备用。以每7天为一阶段观察培养基上长出的放线菌，并及时挑取出现的放线菌转接到燕麦琼脂培养基等纯化培养基上培养，然后继续培养至第8阶段，这期间不断对新长出的放线菌进行转移和记录。挑取出来的菌株经2~3次纯化培养之后形成单独菌落，及时对其进行记录保存。在药用植物重楼植株根部和根际土壤中分离得到125株放线菌，这些菌株经过生物活性以及分类鉴定的研究，根据实验结果发现：①通过形态特征、培养特性并结合16S rRNA序列分析，判断它们分别归于链霉菌属、小单孢菌属、小链孢菌属和红球菌属。其中链霉菌属为优势菌属，其次为小单孢菌属。②通过抑菌活性实验，发现根际放线菌CL﹣3具有较好抗真菌活性，进一步的种子萌发实验证明菌株CL﹣3具有优秀的促进植物生长能力，发现低浓度的孢子悬液具有较好的促进种子萌发和幼苗生长的能力。通过盆栽实验进一步说明菌株CL﹣3是一株植物促生菌。③通过多相分类学鉴定，确定菌株NEAU﹣CL2为小链孢菌属的一株新种放线菌，命名为Catellatospora paridis。

第二节　生药学研究

近些年来，随着科学技术的进步和现代仪器的发展，研究人员对中药重楼的研究与应用工作进行了深入展开，对重楼的生药学进行了大量的调查和实验研究，在前人的研究基础上又取得了大量突破性进展，现将这些研究成果总结如下。

一、基源考证与形态鉴别

重楼以蚤休之名始载于《神农本草经》，唐《新修本草》谓："今谓重楼者是也，一名重台，南人名草甘遂，一茎六七叶，似王孙、鬼臼、蓖麻辈，叶有二三层，根如肥大菖蒲，细肌脆白。"该条文描述了重楼的形态特征，"金线"是指重楼的花瓣呈线状；二三层是指重楼有叶一轮、萼片一轮、顶生一花的形态。苏恭还指出其"根磨醋，敷痈肿蛇毒，甚有效"。重楼在历代本草中有许多别名，《日华子本草》称螫休，载："重台根冷无毒，治胎风，搐手足，能吐泄瘰疬。根如三尺蜈蚣，又如肥紫菖蒲，又名蚤休，螫休也。"此文描述了重楼的根茎肥大，而且有较多须根。宋《本草图经》称紫河车，云："今河中、河阳、华、凤、文州及江淮间亦有之。""蚤休，即紫河车也，俗称重楼金线……苗叶似王孙、鬼臼等，作二三层，六月开黄紫花，蕊赤黄色，上有金丝垂下；秋结红子；根似肥姜，皮赤肉白。四月、五月采根，晒干用。"此条进一步描述了重楼的花和种子的形态。明《本草蒙筌》称七叶一枝花，《本草纲目》云："一层七叶。茎头夏月开花，一花七瓣……虫蛇之毒，得此治之即休，故有蚤休、螫休诸名。"《植物名实图考》中记载："通呼为草河草，亦曰七叶一枝花。"核对《证类本草》中的"滁州蚤休"、《本草纲目》中的"蚤休"（又名紫河草）及《植物名实图考》中的"蚤休"附图，均可鉴别即是重楼无疑。《名医别录》云："有毒，生山阳川谷及宛朐。""宛朐"即鲁西南中心城市菏泽，说明当时重楼在黄河下游地区也是有分布的。《滇南本草》载："重楼，一名紫河车，一名独脚莲。味辛、苦，性微寒。"首次出现了"重楼"药名。《本草纲目》载："重楼金线处处有之，生于深山阴湿之地。一茎独上，茎当叶心。叶绿色似芍药，凡二三层，每一层七叶。茎头夏月开花，一花七瓣，有金丝蕊，长三四寸。王屋山产者至五七层。根如鬼臼、苍术状，外紫中白，有梗、糯二种。外丹家采制三黄、砂、汞。入药洗切焙用。俗谚云：七叶一枝花，深山是我家。痈疽如遇者，一似手拈拿。是也。"李时珍对重楼的形态、炮制进行了描述，那首歌谣更是在民间广为流传。

古代重楼来源于重楼属中根状茎肥厚的类群。宋《本草图经》对其形态有了详尽的描述："蚤休……六月开黄紫花，蕊赤黄色，上有金丝垂下；秋结红子；根似肥姜，皮赤肉白。"此后，历代本草对重楼形态的记载与此大体一致，结合文字描述及其附图，可见重楼基原植物与百合科重楼属 Paris 植物的形态特征一致：①具肥厚的根状茎，"似肥姜"；②数枚叶片排成一轮，单花顶生，数枚萼片呈一轮，"作二三层"；③花瓣丝状，黄色，"金丝垂下"。根据李恒的分类系统，重楼属因其胎座类型不同而被划分为 2 个亚属，其中，侧膜亚属的根状茎均粗壮，中轴亚属的根状茎粗壮或细长，细长者只有北重楼组植物，直径一般不超过 3 mm，不符合"似肥姜"的特征。因此，古代重楼来自百合科重楼属，但不包括北重楼组植物。

重楼属的拉丁名 Paris L. 首先出现在 *Species Plantarum* 中。1753 年，瑞典植物学家 Linneaus 以分布于欧洲的 *Paris puadrifolia* L. 为模式种建立了重楼属 Paris L.。自成立属以来，属的系统位置一直存在着较多的争议。曾被归属于 5 个不同的科中（百合科 Liliaceae、重楼科 Pardaceae、菝葜科 Smiliaceae、延龄草科 Trilliaceae、藜芦科 Melanthiaceae），置于 7 个不同的目下（重楼目 Par-

idales、薯蓣目 Dioscorales、百合目 Liliales、百部目 Stemonales、天门冬目 Rox-
burghiales、菝葜目 Smilicales、延龄草目 Trillales)。在 1978 版《中国植物志》
第 15 卷中，重楼属隶属于百合科 Liliaceae 重楼族 Parideae；在李恒《重楼属植
物》一书中，他支持重楼属隶属于延龄草科 Trilliaceae 重楼族 Parideae；而在
Flora of China 中，梁松筠支持重楼属隶属于百合科 Liliaceae 重楼族 Parideae。
纪运恒在对重楼属系统演化与生物地理学研究中报道，重楼属隶属于藜芦科
Melanthiaceae 重楼族 Parideae。可见，关于重楼属植物的系统地位问题仍然存
在较大的分歧。

　　《中国药典》收载的重楼正品的药材外观形态表述为本品呈结节状扁圆柱
形，略弯曲，长 5~12cm，直径 1.0~4.5cm。表面黄棕色或灰棕色，外皮脱
落处呈白色；密具层状凸起的粗环纹，一面结节明显，结节上具椭圆形凹陷茎
痕，另一面有疏生的须根或疣状须根痕。顶端具鳞叶及茎的残基。质坚实，断
面平坦，白色至浅棕色，粉性或角质。无臭，味微苦、麻。通过观察植物器官
形态，测量各部位尺寸，找出不同重楼之间的差异。重楼属植物种内、种间变异
大，存在主要的鉴别特征。根茎呈类圆柱形，多较平直，少数弯曲，长 4.5~
12cm，直径 1.2~6cm。云南重楼表面呈黄棕色，少数灰褐色，较平滑，环节较
稀疏，突起不明显，节间长 0.5~5mm；茎痕半圆形或扁圆形，直径 0.5~
1.3cm，呈不规则排列。七叶一枝花根茎呈类圆柱形，有的略扁，长 3~10cm，
直径 1.3~3cm，顶端中部较膨大，末端渐细。表面淡黄棕色至黄棕色，具斜
向环纹，环节突起不明显，节间长 1.5~5mm，顶端较中部稀疏，末端较密，
并有不规则纵向皱纹，上侧有半圆形或椭圆的茎痕，直径 0.6~1.1cm，略交
错排列，其两边多少缢缩成结节状，凹陷内可见圆点状维管束残基；下侧有稀
疏的须根痕及少数残留淡黄色的根；膨大顶端具凹陷的茎残基或芽痕，周围包
绕淡黄色的残余叶鞘，有的环节可见鳞叶。云南重楼和七叶一枝花主要鉴别特
征见表 2-11。

表 2-11　云南重楼和七叶一枝花原植物形态比较

名称	胎座类型	果	种子	叶	花瓣
云南重楼	侧膜胎座	开裂	外种皮红色，肉质多汁	无毛	长于萼片，较宽，上部扩大为狭匙形
七叶一枝花	侧膜胎座	开裂	外种皮红色，肉质多汁	无毛	短于萼片，常反折，狭线形

二、性状鉴别与显微鉴别

通过观察药材的表面特征（包括颜色、环节节间长度、茎痕等）、质地及断面（粉质或胶质）特征等将重楼加以区别。云南重楼和七叶一枝花在药材性状上较为相似，但也存在不同。云南重楼质坚硬，不易折断，断面粉质，或角质样，无臭，味微苦、微辛。七叶一枝花质较坚实，易折断，断面平坦，粉质，少部分角质化，常可见晶束亮点，气微，味苦。主要鉴别特征见表 2-12。

表 2-12 云南重楼和七叶一枝花药材性状比较

种名	表面颜色	形状	环纹	断面	气味
云南重楼	黄棕色或棕褐色	结节状扁圆柱形，略弯曲	密具层状突起的粗环纹	平坦，白色至淡棕色，粉性或胶质	气微，味微苦、麻
七叶一枝花	黄棕色或棕褐色	结节状圆锥形，常弯曲	具斜向环节	平坦，白色至浅棕色，粉性或胶质	气微，味微苦、麻

云南重楼和七叶一枝花的显微组织构造很相似，都由表皮、皮层、黏液细胞、草酸钙针晶与维管束构成。云南重楼皮层和中柱的黏液细胞少数，针晶长 $94 \sim 201 \mu m$，宽 $40 \sim 142 \mu m$，中柱内维管束 $20 \sim 35$ 个。七叶一枝花表皮细胞类方形，淡黄棕色，壁微木栓化，外壁增厚；近茎痕处最外为多列后生皮层，后生皮层细胞形状不规则；较粗根茎表皮常破碎或脱落，皮层散有叶迹维管束和根迹维管束；黏液细胞众多，针晶长 $56 \sim 306 \mu m$，宽 $31 \sim 94 \mu m$。中柱内维管束 $25 \sim 30$ 个，周木型，外侧排列较密，向内渐少，中柱亦有较多黏液细胞分布。本品薄壁细胞含淀粉粒。主要组织特征见表 2-13。

表 2-13 云南重楼和七叶一枝花根茎横切面特征比较

名称	表皮细胞	皮层与中柱比	维管束类型	内皮层细胞	黏液细胞
云南重楼	1 列，不规则	1.5∶1	周木型	不明显	多
七叶一枝花	1 列，不规则	1∶1	周木型	不明显	多

云南重楼和七叶一枝花的粉末特征很相似，都含有淀粉粒、草酸钙针晶与导管。云南重楼粉末特征为类白色：①淀粉粒单粒长圆形、类三角形、类圆形、卵圆形、肾形或不规则形，少数边缘有突起，直径 $3 \sim 15 \mu m$；复粒较多，$2 \sim 4$ 分粒组成；②黏液细胞直径 $99 \sim 130 \mu m$，长 $153 \sim 403 \mu m$；针晶束长 $135 \sim 190 \mu m$，

针晶直径约至 6μm；③薄壁细胞壁具细小圆纹孔及孔沟，或呈连珠状增厚。此外，可见黄棕色表皮细胞，网纹、梯纹、螺纹导管，鳞叶表皮细胞。七叶一枝花粉末特征为类白色：①淀粉粒单粒圆形、长圆形、菱形、茧形或不规则形，边缘常有类圆形突起或尖突，直径 5 ~ 16μm，脐点少数可见，裂缝状、点状或三叉状；复粒较少，2 ~ 3 分粒组成；②黏液细胞较多，直径 54 ~ 140μm，长 106 ~ 369μm，内含草酸钙针晶束；针晶束长 86 ~ 333μm，针晶直径 2 ~ 5μm；③薄壁细胞壁具细小纹孔，有的壁呈连珠状增厚。此外，有黄棕色或亮黄色表皮细胞，螺纹及网纹导管。主要鉴别特征见表 2 - 14。

表 2 - 14　云南重楼和七叶一枝花根茎粉末特征比较

名称	淀粉粒	导管	草酸钙针晶
云南重楼	多单粒，脐点明显	梯纹或网纹	针晶细
七叶一枝花	多单粒，粒径稍小	多见网纹	针晶较粗

三、薄层鉴别与理化鉴别

取云南重楼和七叶一枝花粉末各 0.5g 于圆底烧瓶中，分别加乙醇 10mL，加热回流 30 分钟，滤过，滤液作为供试品溶液。取重楼皂苷Ⅰ、Ⅱ、Ⅵ、Ⅶ对照品适量，精密称定，加甲醇制成每 1mL 各含 0.8mg 的单溶液及混合溶液作为对照品溶液。分别取供试品溶液与对照品溶液各 5μL，分别点于同一硅胶 G 薄层板上，以三氯甲烷 - 甲醇 - 水（15∶5∶1，v/v/v）为展开剂，展开，取出，晾干，喷以 10% 的硫酸乙醇溶液，在 105℃加热至斑点显色清晰，拍照后比较云南重楼和七叶一枝花所含成分的差异。参照《中国药典》（2020 年版）一部，对云南重楼和七叶一枝花进行薄层鉴别试验，结果显示其所含化学成分含量略有差异。其结果见表 2 - 15，薄层特征见图 2 - 46。

表 2 - 15　云南重楼和七叶一枝花薄层色谱比较

名称	重楼皂苷Ⅰ	重楼皂苷Ⅱ	重楼皂苷Ⅵ	重楼皂苷Ⅶ
云南重楼	有	有	无	有
七叶一枝花	无	有	有	有

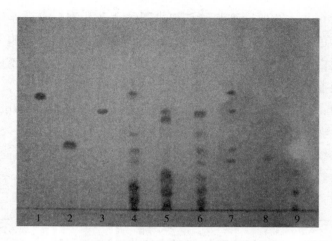

图 2 – 46 云南重楼和七叶一枝花薄层鉴别图

物理鉴定方法：本品粉末白色。淀粉粒甚多，类圆形、长椭圆形或肾形，直径 $3 \sim 18\mu m$。草酸钙针晶成束或散在，长 $80 \sim 250\mu m$。梯纹及网纹导管直径 $10 \sim 25\mu m$。取本品细粉 0.5g，加水 3mL，浸渍 10 分钟后，剧烈振摇，发生持久性泡沫。取本品粗粉 2g，加乙醚 20mL，置水浴上回流 10 分钟，滤过。滤液分为两份，挥干，一份加醋酐 1mL 使溶解，加硫酸 2 滴，显黄色，渐变红色、紫色、青色、污绿色；另一份加冰醋酸 1mL 使溶解，加乙酰氯 5 滴与氯化锌少量，稍加热，显淡红色或紫红色。

四、品质鉴别

重楼的药理活性多样，近年来国内外学者着眼于其生理活性和独特的药用价值，运用现代药理学方法，为中药重楼的一些临床应用提供了理论依据，同时也发现了它的一些新作用。重楼的化学成分复杂，目前研究已经证实重楼的主要活性成分为甾体皂苷，占总化合物的 80% 以上，其中薯蓣皂苷元、偏诺皂苷元为主要苷元。《中国药典》（2020 年版）一部已将重楼皂苷 I（$C_{44}H_{70}O_{16}$）、重楼皂苷 II（$C_{51}H_{82}O_{20}$）、重楼皂苷 VI（$C_{39}H_{62}O_{13}$）和重楼皂苷 VII（$C_{51}H_{82}O_{21}$）的总含量作为重楼含量测定的指标性成分，实验表明重楼皂苷多数具有独特的药理活性，但随着研究的深入，发现甾体皂苷的苷元不同、所连的糖基不同，其药理活性也存在较大差异。

重楼药用价值高，但自身繁殖能力差，一直以来药用重楼来源于自然生长，药材多为野生采集，人工种植由于种种原因限制，尚未形成规模，而近年来市场对重楼的需求量大幅增长，导致野生中药资源急剧减少，其生存环境也在不断恶化，造成种质退化，繁殖受限，合格药材逐年减少，至今人工种植尚不能满足市场需求而替代野生，市场供不应求，价格年年攀升。这也导致了药材的产量和质量不能得到保证，受到自然环境和人工采集的限制，且重楼种属较多，药材商及采摘人员缺乏有效的鉴别技术，导致市场上的重楼药材品种混杂，经常多种属重楼混合使用或者误用，致使药材质量得不到保证，极大地影响了重楼产业的发展。要想让中药走出国门，走上国际大舞台，其质量与品质必须要得到保证。

现代药理研究表明，重楼属植物中含有甾醇、甾醇苷、黄酮苷、C21孕甾烷型苷、甾体皂苷类成分，还含有18种氨基酸和34种微量元素。此外，重楼属植物中还含有蜕皮激素、胡萝卜苷等多种化合物。《中国药典》（2020年版）中对于重楼的质量控制主要包括常规检查（水分≤12.0%，总灰分≤6.0%，酸不溶性灰分≤3.0%）和皂苷含量测定，按干燥品计算4种皂苷（重楼皂苷Ⅰ、Ⅱ、Ⅵ、Ⅶ）总量不得少于0.60%。对于重楼中所含的甾体皂苷、多糖、黄酮、无机元素、有机元素等成分，研究学者们可根据不同的指标成分和所具备的实验条件选择相应的测定方法。下面将对目前重楼皂苷和无机元素的研究进展作归纳总结。

目前用于重楼皂苷含量测定的方法主要包括高效液相色谱法（HPLC、TLCS、HPLC - UV、HPLC - ELSD、UPLC、HPLC - MS）、气相色谱法（GC）、薄层色谱法（TLC）、紫外 - 可见分光光度法（UV）、红外光谱法（IR）、酶联免疫吸附法（ELISA）。

HPLC指纹图谱法是一种综合的可量化鉴定手段，它是建立在中药化学成分系统研究的基础上，主要用于评价中药材以及中药制剂半成品质量的真实性、优良性和稳定性。气相色谱法（GC）是以气体为流动相，主要用于分析挥发性成分。重楼皂苷上连有糖基团，极性大沸点高，即使是皂苷元部分，分子量和极性也很大，因此给GC分析带来了困难。液相色谱 - 质谱联用技术（LC - MS）：色谱法具有很强的分离效能，但定性能力差，而质谱能够给出与结构相关的丰富信息，确定被测组分的分子结构，定性能力强，可实现对复杂样本的分析；将二者联用，使两类仪器在性能上得到补充，从而提高分析方法的灵敏度、准确度及对复杂体系中多组分的分辨能力。薄层色谱法（TLC）具有操作方便、设备简单、成本低廉、支持多个样品同时分析的优点，常用于药材的鉴别、杂质检查或含量测定。对甾体皂苷的分析通常使用极性较大的展开剂，主要以 10%（*V/V*）硫酸乙醇溶液或香草醛浓硫酸为显色剂，于 105℃加热至斑点清晰，置紫外光灯（365nm）下检视并成像。紫外 – 可见分光光度法（UV）：由于重楼皂苷紫外吸收很弱，通常要加入显色剂生成有色化合物，测量有色物质溶液颜色深浅来确定待测组分的含量。红外光谱法（IR）是根据化合物官能团的红外光谱特征进行定性、定量及结构分析的方法。高效液相色谱法（HLPC）具有分析速度快、分离效能高、自动化程度高、灵敏度高等特点，已成为中药质量控制的主要方法。目前用于重楼皂苷分析的检测器主要有紫外检测器（UV）和蒸发光散射检测器（ELSD），HPLC – UV 检测重楼皂苷，波长通常设置在末端吸收位置（200 ~ 210nm），流动相为乙腈和水，梯度洗脱或等度洗脱；蒸发光散射检测器（ELSD）是利用流动相与被检测物质之间蒸气压的相对差异，不挥发性的组分粒子可以使从激光光源中发出的光受到散射，散射光信号被硅光二极管记录并通过信号输出，可弥补紫外检测器对检测物质必须具有吸收紫外光的生色团的要求。酶联免疫吸附法（ELISA）是基于抗原抗体特异性反应的原理，将可溶性的抗原或抗体吸附到固相载体上，进行免疫反应的定性和定量方法；此方法灵敏度高，方便快速且不需要掌握过多的仪器技能。

重楼中的甾体皂苷类化合物结构上不具有共轭多烯或 π 键体系，紫外吸收很弱，大多结构相似且极性较大，有的区别仅在于 C3 位上糖链的不同，给分离纯化、结构鉴定和分析检测工作带来一定的难度。对总皂苷进行含量测定比对单一成分进行测定具有更大的意义。《中国药典》（2020 年版）规定以具有薯蓣皂苷元母核的重楼皂苷 I 和重楼皂苷 II 作为指标性成分进行重楼的质量控制，而 2010 年和 2015 年版《中国药典》均增加了以偏诺皂苷元母核的重楼皂苷 VI 和重楼皂苷 VII 作为指标性成分，并以 4 个皂苷的总量来控制重楼的质量，这也说明了测定总皂苷的含量更有益于重楼的质量控制。通过查阅国内外文献，对重楼皂苷的分析方法进行总结发现，TLC 法和紫外分光光度法成本低廉、简单方便，但是干扰因素多，检测灵敏度较低，而 GC、IR 法多局限于挥发性成分及定性研究。HPLC 色谱法分离效率高，分析速度快，灵敏度较高。色谱联用技术结合 HPLC 和 MS 二者的优点，对于多组分复杂体系的中药材和中成药分析更有优势，但是仪器设备昂贵，不易于普及。这些都是基于化合物的光学性质和结构信息建立的分析方法，需要有标准品的对照，因此受到标准品种类和数量的限制不能够准确测定重楼中总皂苷的含量。近年来，随着检测技术的发展，免疫学检测技术也开始应用于中药材活性或毒性成分的分析研究中，如 ELISA、胶体金免疫层析等。今后随着分析技术的快速发展，简便、灵敏、快速、可高通量检测样本的方法将会得到开发，这对于重楼属植物资源的利用、药品生产和临床应用中的质量监控具有重大意义。

近年来，虽然对重楼中各种成分的含量测定方法均有报道，但却未见对其各种成分综合测定的文献和资料。目前，已证实甾体皂苷类成分是重楼主要有效成分，并建立了相关指标成分的含量测定方法。尽管有些指标成分的含量测定方法已趋近于成熟，但仍缺乏系统性。由于重楼所含成分较多，若仅用一种或两种成分进行质量评价，或许并不能够将重楼药材及制剂的质量完全反映出来，所以对其构建多种指标成分的含量测定方法尚需进一步完善。基于目前研究，由于中药质量控制的特殊性，对中药多成分、多类别指标成分的含量测定，其指标成分并不一定是中药的有效成分，所以对含量测定中指标成分的选择尚需进一步商榷与修订。《中国药典》（2020 年版）对重楼的含量测定采用梯度洗脱，以重楼皂苷Ⅰ、Ⅱ、Ⅵ、Ⅶ为指标成分，不仅对照品价格昂贵，而且费时费力。随着科学研究的不断发展，新近出现了对多指标成分中药的含量测定使用一测多评的方法，即采用一种内参物同时测定多种组分，既可节约成本，又可增加其灵敏度和准确度，更快速地实现多指标成分的含量测定。所以，多指标成分一测多评的方法在今后的含量测定中有待于进一步深层挖掘，推动中医药事业的发展。以重楼皂苷Ⅰ为对照，采用一测多评法同时测定重楼中重楼皂苷Ⅰ、Ⅱ、Ⅶ及重楼皂苷 H、薯蓣皂苷 5 种甾体皂苷的含量。综上所述，在中医药理论指导下，进一步深入开展重楼及其制剂相关活性成分的研究，明确其指标成分最佳含量测定方法，对于提高重楼及其制剂的质量，确保临床用药安全、有效具有重大意义。

重楼中无机元素种类和含量对重楼的药理作用和临床疗效有不同程度的影响。重楼中无机元素含量测定常用的方法有等离子体原子发射光谱法（ICP－AES）、火焰原子吸收分光光度法（FAAS）、微波消解－火焰原子吸收法等。ICP－AES 法具有灵敏度高、动态范围宽、相对干扰小、检出限低、可同时测定多种元素的特点。FAAS 法具有灵敏度高、精密度好、应用范围广、干扰少、试样用量少、快速简便、易于自动化等特点。重楼中无机元素分布与来源、产地、培育条件等有关。土壤中无机元素的种类和含量对重楼的生长发育有不同的影响，药理作用研究证实重楼中无机元素如 Ca、K、Fe、Mg 等在疾病治疗方面具有一定作用。一直以来，苷类、黄酮类、多糖类等有机成分是天然药用植物的研究重点。有研究证明无机元素在中药材发挥药效的过程中也具有重要的作用，一些无机元素如 Ca、Cu、Zn 等必需金属元素不仅能影响药物治疗作用，有的甚至能影响许多生物大分子并表现出特殊的生理功能，而某些重金属元素如砷、汞、铅等含量超标则对人体有很大的危害。目前，对重楼有机成分研究报道较多，但对无机元素的研究报道较少，为了深入研究重楼临床疗效与无机元素的关系，对重楼无机元素相关性研究做以总结，为重楼后续研究提供参考。重楼中无机元素含量与药理作用和临床疗效密切相关，大多数无机元素对机体的生理功能有益，但部分重金属则会对人体造成伤害，因此需要检测无机元素含量，确保重楼药材在安全的前提下发挥治疗作用。袁晓等利用离子光谱仪对重楼根茎中的微量元素含量进行检测分析，结果显示其根茎中 Ca、Mg、K、Fe 含量较高，Zn 和 P 含量较低，接着用湿法硝酸 – 双氧水对重楼样品进行消解，然后用电感耦合等离子体原子发射光谱法（ICP – AES）测定重楼样品中无机元素含量，发现其中 K、Mg 含量比较丰富，Fe、Mn 含量较少。用硝酸 – 高氯酸作为消解剂，测得重楼中无机元素含量为 K > Ca > Mg > Fe > Zn > Mn > Cr > Cu。对几种测定结果进行比较发现重楼中 Ca、K、Mg、Fe 等元素含量较高，Zn、Mn、Cu 等元素含量较低，与其他百合科药材如麦冬、知母等无机元素含量分布不同。

而重楼中无机元素含量的分布与种源有关，不同种重楼对无机元素的富集能力有一定差异。产地也是重楼中无机元素含量分布的影响因素之一，不同产地同一来源重楼无机元素含量存在差异。中药材的质量与产地密切相关，道地药材的质量明显优于其他产地，土壤是其中重要的影响因素之一，除了土壤氢离子浓度指数（pH）、微生物菌群、水分等，无机元素含量也是一个不可忽视的方面。研究证明重楼中无机元素含量对重楼的临床疗效有影响，需要对重楼进行无机元素含量测定，为重楼品质鉴定提供全面、科学的依据。因此，无机元素含量有待作为重楼质量的评定指标之一。从另一方面来说，也可以为人工栽培重楼药材的采收时间、合理施肥提供参考，提高重楼药效及药用价值。目前，对于重楼无机元素的研究主要为含量分析研究，缺少无机元素与其他成分相互作用方面的研究，尤其在重楼无机元素的药理和临床研究方面缺少支持，需要进一步深入研究。随着对重楼中无机元素研究的加强，可以期待在未来重楼可发挥更加安全有效的药理作用，更好地应用于疾病临床治疗。

五、本草基因组学研究

由于重楼属不同种植物的根茎形态、组织结构极近似，且化学成分的研究也不够深入等问题，仅以性状、显微鉴定等传统鉴定方法和《中国药典》理化方法来鉴定重楼正伪品难度较大。DNA 条形码技术是常用来鉴别重楼的一种技术，DNA 条形码（DNA barcoding）是选用标准短的 DNA 片段对物种进行快速、准确的自动化鉴定和识别，由 Paul Hebert 首先提出将条形码技术引进生物的鉴定中。过立农等人通过 DNA 条形码技术对不同物种的重楼进行鉴别，发现多数市场流通的重楼属样品非《中国药典》收载物种。程小丽等人利用 NCBI 核酸数据库中的 ITS 序列鉴定尼泊尔产重楼药材，经 DNA 鉴别，发现其为《中国药典》收载的云南重楼，可作为进口药材使用。

本草基因组学（herbgenomics）是利用组学技术研究中药基原物种的遗传信息及其调控网络，阐明中药防治人类疾病分子机制，从基因组水平研究中药对人体作用的前沿科学。涉及中草药结构基因组、中草药转录组、中草药功能基因组、中草药蛋白质组、中药代谢组、中草药表观基因组、中草药宏基因组、药用模式生物、基因组辅助分子育种、DNA 鉴定、中药合成生物学、中药基因组学、中草药生物信息学及数据库等理论与实验技术。

李晓娟等为探究华重楼的叶绿体基因组特征，对采自中国科学院昆明植物研究所温室栽培生长旺盛的重楼的新鲜叶片进行研究，利用叶绿体系统发育基因组学方法，对华重楼与其他百合目植物的叶绿体全基因组进行了比较。结果表明，华重楼的叶绿体全基因组长 158307bp，由 4 个区组成，包括 2 个反向重复区（IRA 和 IRB，27473bp）、1 个小单拷贝区（SSC，18175bp）和 1 个大单拷贝区（LSC，85187bp）。其叶绿体基因组有 115 个基因，包括 81 个编码蛋白质基因、30 个转运 RNA 基因和 4 个核糖体 RNA 基因。11 种百合目植物的叶绿体全基因组的基因组成和基因顺序相似。华重楼的 cemA 基因是假基因，其起始密码子后有多聚核苷酸 poly（A）及 CA 双核苷酸重复序列，编码序列中出现多个终止密码子，且与北重楼的 cemA 编码序列中的终止密码子位置不同。因此，华重楼叶绿体基因组比较保守；cemA 结构及假基因化现象可能具有重要的进化与系统发育信息，其编码序列中的终止密码子可以区分华重楼和北重楼。

Song Yun 等以云南文山地区重楼为研究对象，对其幼叶进行形态学鉴定。全基因测序结果表明，基因组长度为 157675bp，包括一个 SSC（18319bp）和一个 LSC（84108bp），它们之间由一对 IRS（27624bp）分隔。基因组包含 115 个基因，其中蛋白编码基因 81 个，核糖体 RNA 基因 4 个，tRNA 基因 30 个。在这些基因中，有 13 个包含 1 个内含子，2 个包含 2 个内含子。叶绿体 DNA 总 G + C

含量为 37.4%，而 LSC、SSC 和 IR 区域的对应值分别为 35.71%、31.43% 和 41.87%。最大似然系统发育树分析表明，百合属、重楼贝母属和贝母属均具有较强的单系优势，云南重楼贝母与延龄草关系密切。

Yang Zhenyan 等分别从湖北省竹溪县（代号：JYH08132）、重庆市南川区（代号：JYH13079）和云南省泸西县（代号：JYH13056）的野外采集到了重楼（PPC）、黄芪（YT）和黄精（PK）的样品，标本保存于昆明植物研究所植物标本室并经 Ji Yunheng 鉴定。通过对 PPC、YT、PK 进行转录组分析、鉴定，属于 OSC 基因家族的独立基因序列、细胞色素 P450 和 UDP - 糖基转移酶（UGTs），利用 Biology Workbench 在线工具将长度大于 1000bp 的单基因簇序列翻译成蛋白序列。将三种植物的独立基因序列比对到 NCBI nr、Swiss - Pro、GO、COG、KEGG 数据库进行注释，成功注释 PPC、YT、PK 的独立基因分别为 33449（58.13%）、67143（47.81%）、67228（44.30%）。在 PPC、YT、PK 三个转录组中，分别鉴定出 194、169、131；17、14、26；80、122、113 个独立基因与萜类生物合成、倍半萜和三萜生物合成以及甾体生物合成途径相对应。这些基因被认为参与了胆固醇的生物合成，而胆固醇是甾体皂苷的主要前体。系统发育分析表明，羊毛甾醇合成酶可能只存在于双子叶植物中，细胞色素 P450 序列与 UGT73 家族同源的 udp - 糖基转移酶 CYP90B1 和 CYP734A1 簇密切相关。因此，独立基因催化 β - 葡萄糖苷酶可能成为候选基因后期修改的甾体皂苷骨架。

Liao Dengqun 等为揭示重楼种子在温层化过程中休眠释放的分子机制，利用 RNA - seq 技术对云南种子休眠和萌发阶段进行分析。根据《中国药典》，云南重楼和红豆杉是中国重楼最重要的两个种类，这两个品种具有相同的种子休眠现象特征，即形态休眠和生理休眠。在本研究中，观察到重楼种子在 20℃分层约 6 周后被挤出，认为这是种子萌发的开始。分别收集了这两个时间点的分层发芽种子和成熟休眠种子，研究它们在温暖分层过程中的基因表达变化。5 个组织的 RNA 测序产生 234331 个独立基因，其中 10137 个（4.33%）在分析组织中有差异表达。在 6619 个独立基因中，与脱落酸、赤霉素、生长素、油菜素类固醇、细胞分裂素、乙烯、茉莉酸和水杨酸相关的 95 个代谢信号基因和 62 个信号基因在休眠、发芽和发芽的成熟种子中表达不同。另外，243 个差异表达基因被标注为种子休眠/发芽相关基因，其中 109 个基因受激素调控或参与激素信号转导。310 个转录因子独立基因，包括 71 个已知种子休眠/发芽相关基因的同源基因，在温暖分层过程中被观察到差异表达。这些结果证实了多种激素和转录因子在暖层化过程中影响重楼种子休眠释放和萌发。研究确定了应用克隆的候选基因（如ABI5），并对重楼种子形态生理休眠释放的影响进行了功能鉴定。

杨金龙等通过采用转录组 small RNA 高通量测序的方法，对云南地区重要药材云南重楼种子休眠机制进行了探索。在这项研究中，构建了三个 cDNA 文库，两个种子和种皮的 small RNA 文库，并分别进行了测序。对所有 miRNA 包括已知miRNA 和新 miRNA 进行差异分析、聚类分析、靶基因预测以及对靶基因的 GO 功能注释和 KEGG 通路注释。对云南重楼的种子和其相应的种皮进行 mRNA 深度测序，得到了 146671 个平均长度为 923bp 的序列（其中 90419 个序列是种子的，135008 个序列是种皮的）。对云南重楼进行 small RNA 高通量测序，这些 small RNA 的长度分布在 18～30nt，但 21～24nt 的数据是最丰富的。研究发现：①在云南重楼种子和种皮中鉴定出 263 个保守 miRNA、768 个新的 miRNA；②通过对保守及新发现的 miRNA 靶基因进行预测和功能注解，发现这些 miRNA 以直接或间接的调控方式参与了云南重楼休眠种子的细胞代谢及遗传信息处理过程，为促进育种和该药材培养提供了依据。

Liu Feng 等采用三氯乙酸（TCA）－丙酮法从重楼根状茎中提取蛋白，结果表明，PPY 和 PFF 中分别有 34 个和 87 个蛋白相对于 PPC 分别下调和上调；同时，24 个蛋白的丰度在 PPY/PPC 和 PFF/PPC 之间存在差异，即 PPY/PPC 上调11 个，PFF/PPC 下调 13 个，PFF/PPC 上调 13 个；此外，在 PPY/PPC 中仅出现34 个不同表达的蛋白，而在 PFF/PPC 中仅检测到 46 个不同表达的蛋白。为了更全面地阐述这些不同表达的蛋白，还使用 Blast2GO Basic 4.1.9 通过多层面生物信息学方法分析了 SWATH－MS 数据中鉴定的蛋白质。通过基因本体论分析，将不同表达的蛋白分为三大类：生物过程、细胞成分和分子功能，发现大多数与生物过程相关的已解除关联术语集中在代谢过程、细胞过程和单细胞过程的类别中；分子功能下的三个最重要的术语与催化活性、结合和结构分子活性有关；在细胞成分方面，最重要的术语是细胞、细胞部分和细胞器。

Liu Feng 等分别用液氮研磨每个品种（PPC、PPY、PFF）的 10 份根茎组织，并对样品进行分析，采用全扫描模式下的电子碰撞电离以每秒 10 个光谱的速度进行测量，此外，采用 PASW Statistics 17 得到三种植物的代表性总离子色谱图。对这些色谱图的分析发现了 498 个峰特征，主要包括糖、有机酸和氨基酸。在监督统计 PLS－DA 得到的投影值中，变量重要性可以用来量化 PLS－DA 模型中各变量的贡献，即 VIP 值越大，物种之间的变量差异越大。根据 PLS－DA 模型中

VIP 值大于 1.0 和 t 检验中 $P<0.05$ 的标准，使用 NIST 库和参考标准选择并鉴定了 33 种不同的代谢物，包括 14 种氨基酸、9 种糖、7 种有机酸和 3 种脂质。除 PPC 中未检出 5 - 氧脯氨酸外，其余化合物均在三种植物中检出。以 VIP 值 >1.5 和 $P<0.05$ 为标准，在不同重楼种中鉴定出果糖、苹果酸、蔗糖、麦芽糖、丙酮酸等 20 种代谢物，其中，PPC 中丙酮酸、丝氨酸、麦芽糖的相对含量最高。除这些代谢产物对 PPC 有较大贡献外，包括亮氨酸、苏氨酸和 3 - 氰基丙氨酸在内的 13 种其他代谢产物均符合上述标准（VIP >1.0，$P<0.05$）。因此，这些代谢物在比较这三种植物的差异时可能很重要。根据 PLS - DA 分析，麦芽糖、甘露糖、天冬酰胺、甘氨酸和焦谷氨酸是分离这三个物种的合适的生物标志物。此外，PPC 与 PPY 之间差异最大的代谢物为 5 - 氧脯氨酸、吡喃葡萄糖、丙酮酸；区分 PPC 与 PFF 的代谢物前三名分别为 3 - 氰丙氨酸、丙酮酸、天冬酰胺；同样，麦芽糖、脯氨酸、天冬酰胺和 N,N - 二甲基甘氨酸可以作为生物标志物来区分 PPY 和 PFF。

六、正品与伪品的鉴别

随着药材市场的开放，市场出现了一些药商以假乱真现象，极大影响了重楼的临床药效。为了不让这种现象再发生，现将正品重楼及几种常见伪品重楼从植物形态、药材形状、显微特征等方面进行鉴别，以供参考。

1. 拳参 *Polygonmn bistorta* L.

（1）植物形态 药用植物重楼和拳参均有蚤休、草河车之称，在临床应用中往往将两者混为一体，而两者不但来源上不同，在功效应用上也不尽相同，故应区别对待。拳参为蓼科植物拳参 *Polygonum bistorta* L. 的干燥根茎，主产于东北、华北及山东、江苏、湖北等地。处方有拳参、紫参、虾参、草河车、红蚤休之名，在江、浙等少数地区混作重楼用。在山东一些地区，处方开草河车者，有的付重楼，有的付拳参，还有红、白蚤休之名；红者为拳参，白者为重楼。因此必须依照《中国药典》规定，实行一物一名的原则，《中国药典》未收载者有必要在药名下加脚注，以免混淆。

拳参为多年生草本，高 50～80cm。拳参干燥根茎呈圆柱形，弯曲似大虾，根茎肥厚，表面呈黑褐色或紫黑色，长 6～15cm，直径 1～2.5cm，两端圆钝或稍细。稍粗糙，有较密集的环节及根痕，一面隆起，另一面较平坦或略具凹槽状，质坚而硬，不易折断，断面棕红色，有黄白的维管束细点，排列成断续环状，气微，味苦涩。茎不分枝，无毛。基生叶有长柄；叶矩圆状披针形或狭卵形，长

10～18cm，宽2～5cm，顶端急尖或狭长，基部圆钝或截形，沿叶柄下沿成狭翅，边缘外卷；茎生叶互生，向上柄渐短至抱茎；托叶鞘筒状，膜质。总状花序穗状，顶生，花淡红色或白色；花被红褐色5，深裂，裂片椭圆形；雄蕊8，与花被近等长；花柱3。瘦果椭圆形，有3棱，红褐色。花期6～9月，果期9～11月。拳参的形态图如图2－47所示。

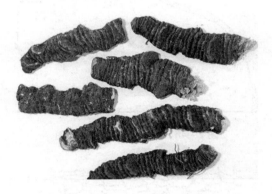

图2－47　拳参的根茎形态图

（2）药材性状　拳参呈扁圆柱形，常卷曲，长6～13cm，直径1～2.5cm。表面紫褐色，粗糙，一面隆起，一面稍平坦或略具凹槽，全体具密而粗的环纹及根痕。质硬，断面近肾形，浅棕红色至棕红色；具环状排列的黄白色小点（维管束）。气微，味苦、涩。而重楼呈结节状扁圆柱形，略弯曲，长6～10cm，直径1～4cm。外表黄褐色或灰棕色，有环节上面有圆形或半圆形凹陷的茎痕，下面散有须根或须根痕；顶端具鳞叶或芽痕。质坚实，断面白色至黄白色，有粉性。气微，味微苦、辛。

（3）显微特征

①横切面：拳参：a. 木栓层为数列切向延长的木栓细胞，深棕褐色，常含有棕色物；b. 皮层约占横切面的1/4；c. 维管束外韧形，老的根茎韧皮部外侧有小的韧皮纤维束，木质部有导管和木纤维；d. 髓甚大，薄壁细胞中含大量草酸钙簇晶，并含有淀粉粒，如图2－48、图2－49所示。重楼：a. 表皮细胞类方形，1裂，黄棕色；b. 皮层宽广，有少数根迹维管束散在；c. 维管束为周木形，散列成环状；d. 薄壁组织中含大量淀粉粒，黏液细胞含草酸钙针晶束。

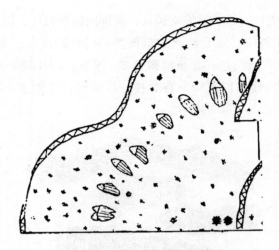

图 2 - 48　拳参生药横切面简图

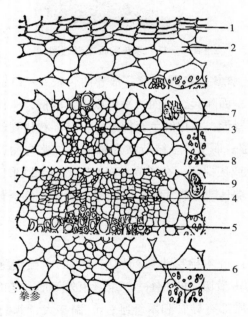

1. 木栓层；2. 皮层；3. 韧皮部；4. 形成层；5. 木质部（导管）；

6. 髓；7. 草酸钙簇晶；8. 淀粉粒；9. 棕色块

图 2 - 49　拳参生药（根茎）横切面组织图

②粉末：拳参为淡棕红色：a. 草酸钙簇晶较多，单个散在或存在于薄壁细胞中，直径 15 ~ 68（~75）μm；b. 主要为具缘纹孔导管，并有网纹、梯纹及螺

纹导管，直径 12～72μm，具缘纹孔椭圆形或圆形，有的排列极为紧密呈六角形；c. 木纤维无色或淡黄色，多成束，呈梭形，直径 12～18μm，壁厚 3～5μm，纹孔细小而密，孔沟明显；d. 木栓细胞黄棕色或淡红棕色，表面观呈类长方形或不规则形，有的呈连珠状，并有细密皱纹；e. 淀粉粒多为单粒，类圆形、椭圆形或类三角形，直径 3～22μm，长至 25μm，脐点明显，短缝状、点状或人字状，层纹不明显；复粒由 2～4 分粒组成；有的薄壁细胞充满黄色、黄棕色或红棕色物，如图 2－50 所示。而重楼为白色：a. 淀粉粒众多，类圆形、长椭圆形或肾形，直径 3～18μm；b. 草酸钙针晶成束或散在，长 80～250μm；c. 导管主为梯纹及网纹，直径 10～25μm。

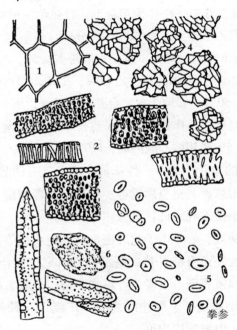

1. 木栓细胞；2. 导管；3. 木纤维；4. 草酸钙簇晶；5. 淀粉粒；6. 棕色块

图 2－50　拳参生药（根茎）粉末图

（4）理化特征

①化学定性：拳参：a. 取粉末约 0.5g，加水 4mL，微热，过滤，取滤液 1mL，加三氯化铁试液一滴，即发生蓝黑色沉淀，稍一振摇，滤液即呈茶蓝色（检查鞣质）。b. 取薄切片，加乙醇两滴与 1% 三氯化铁的乙醇溶液一滴，显蓝黑色。重楼：a. 取粗粉 2g，加水 20mL，浸渍 24 小时，滤过，取带塞试管 2 支，各

加滤液 1mL，1 支加 5% 氢氧化钠溶液 2mL，另 1 支加 5% 盐酸溶液 2mL，密塞，振摇 1 分钟，产生大量蜂窝状泡沫，加碱关闭加酸管的泡沫高 2 倍以上（甾体皂苷反应）。b. 取细粉 0.5g，加 50% 乙醇 20mL，回流或煮沸 10 分钟，滤过；滤液蒸干，溶于 5mL 生理盐水中滤过；取滤液 1mL，加 2% 红细胞悬浮液 1mL，混匀，5 分钟即发生明显的溶血作用。c. 取粗粉 2g，加乙醚 20mL 置水溶液上回流提取 10 分钟，滤过；滤液分为 2 份，挥干。1 份加醋酐 1mL 使溶解，加硫酸 2 滴，显黄色，后边红色、紫色、青色、污绿色；另 1 份加冰醋酸 1mL 使溶解，加乙酰氯 5 滴与氧化锌少量，稍加热，显淡红色或紫红色。

②薄层层析：拳参：取粉末 2g，加乙醇 15mL，冷浸 24 小时，过滤，滤液浓缩至干，加适量乙醇溶液，点于硅胶 G 薄层板上，以氯仿 – 甲醇（19：1）展开，展距 15cm，喷 5% 磷铜酸乙酸溶液；110℃烘 10 分钟，样品在 R_f 0.48、0.76、0.69、0.36、0.22、0.05 处呈 6 个蓝色斑点。重楼：取粉末 0.5g，加 80% 乙醇 30mL 回流提取 2 小时，滤过，取滤液 27mL，蒸去乙醇后，用 2mol/L 盐酸回流水解 2 小时，水解液用石油醚（30~60℃）提取 3 次，合并石油醚液，用水洗 1 次，将石油醚液蒸干，用氯仿溶成 1mL 溶液，作为样品液，点样于硅胶 G 薄层板上，以氯仿 – 甲醇（95：5）展开，喷 5% 磷钼酸乙酸溶液，110℃烤 10 分钟，显蓝色斑点。

（5）功效与应用的差异　拳参：性味苦、凉，具有清热除湿和解毒的功效，常单用于湿热泻痢、泻脓血、里急后重等；也用于热毒痈疡、口舌生疮之证；还能利湿，用于水肿、小便不利之证。重楼：性微寒，味辛、苦，入肝经，具有清热解毒、消肿止痛的功效。临床用于痈肿疮毒及毒蛇咬伤等证。可单用煎服，或研末用醋调敷患处。此外还有清肝热、解毒和息风定惊的作用，用于肝热生风、惊痫以及热病神昏、抽搐等证。重楼为外科之要药，是著名的云南白药和宫血宁的主要成分，具有化瘀止血、消肿止痛之效，广泛用于跌打损伤、骨折、胃出血、妇女崩漏等疾病，内服外用均可。

以上两药虽为同名异物，极易混淆，但《中国药典》中药用植物拳参的药材名为拳参；药用植物重楼的药材名为蚤休。希望中医药人员在处方用药及药材的收购、管理和配方时加以区别。

2. 珠芽蓼 *Polygonum viviparam* L.

（1）植物形态　为蓼科植物珠芽蓼 *Polygonum viviparum* L. 的干燥根茎。分布于吉林、陕西、四川等地。根茎呈团块状或不规则的扁圆柱形，有时弯曲如虾状，长 3~4cm，直径 0.7~1.5cm。表面棕黑色，密具环节，质硬不易折断，断面近平坦，灰褐色或浅棕色，有 15～20 个维管束点排列成环状。功能与拳参类似。珠芽蓼的形态图如图 2－51 所示。

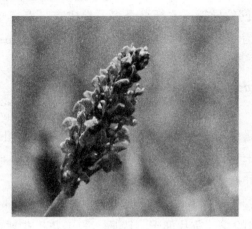

图 2－51　珠芽蓼的植物形态图

（2）显微特征　直径 0.5cm，木栓细胞 6～8 列；维管束 20 余个环列；木质部发达，导管直径达 39μm，木纤维多成束；髓约占横切面的 1/2。薄壁细胞中主含草酸钙簇晶，直径达 60μm，此外，尚含淀粉粒，而棕色块较少。如图 2－52 所示。

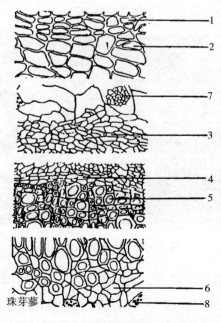

珠芽蓼

图 2－52　珠芽蓼生药横切面简图

（3）粉末特征 浅棕红色。草酸钙簇晶众多，棱角大多短钝，有的较宽大，有的边缘棱角不清晰，直径 24～64μm；导管稀少，主为螺纹导管，直径 16～28μm，还有环纹与网纹导管；木纤维众多，常成束，直径 6～20μm，外被角质层螺纹；淀粉粒主为单粒，椭圆形、类圆形，直径 4～10μm，脐点明显，裂隙状、点状、分叉状，稀复粒，由 2 分粒组成。

3. 万年青 *Rohdea japoiea* Roth

（1）植物形态 又名白河车，为百合科植物万年青 *Rohdea japonica* Roth 的干燥根茎。万年青属多年生常绿草本，无地上茎。根状茎粗短，粗 1.5～2.5cm，黄白色，有节，节上生多数细长须根，根上有白色绒毛。叶基生，叶片 3～10 枚，披针形、倒披针形或圆形，长 10～30m，宽 2.5～7cm，厚纸质，纵脉明显突出；鞘叶披针形，长 5～12cm。花葶短于叶，长 2.5～4cm。穗状花序，长 3～4cm，具几十朵密集的花；苞片卵形，膜质，短于花；花被合生，球状钟形，长 4～5mm，宽 6mm，裂片 6，厚肉质，淡黄色或褐色，雄蕊 6，花药卵形，子房球形，花柱不明显，柱头 3 裂。浆果，熟时红色。花期 5～6 月，果期 9～11 月。万年青生于海拔 750～1700m 的林下、山谷阴湿草地。喜温暖潮湿的气候，喜半阴环境，忌强光。喜疏松肥活砂质土壤和腐殖质土壤。繁殖方式有两种，包括种子和分株繁殖。万年青的形态图如图 2－53 所示。

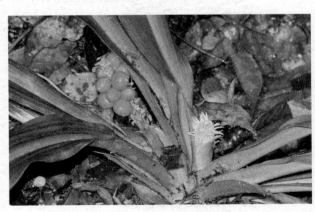

图 2－53 万年青植物全图

（2）药材性状 根茎圆柱形，表面灰黄色，皱缩，具密集的波状环节，并散有圆点状根痕，有时留有长短不等的须根，顶端有时可见地上茎痕和叶痕。质带韧性，折断面不平坦，黄白色（晒干品）或浅棕色至棕红色（烘干品），略带海绵性，有黄色维管束小点散布。气微，味苦、辛。

（3）显微特征　万年青根茎横切木栓细胞数列。皮层较广，有的细胞含草酸钙针晶束，内皮层明显。中柱维管束周木型和外韧型，散列，靠内皮层处的维管束较密，几乎排列成环。

（4）粉末特征　粉末草绿色，气孔圆形或椭圆形，副卫细胞4个，长梭形，多破碎。草酸钙针晶成束，多碎断。淀粉粒多成群分布，单粒，圆球形和长圆形，脐点点状、人字状、裂缝状，层纹清楚。纤维长条状。

4. 五指莲

本品为百合科植物五指莲的干燥根茎，呈扁圆柱形，略弯曲，少数具分枝，直径 0.5 ~ 1.2cm，长 2.9 ~ 5.8cm。表面黄棕色，常皱缩，具较密集的环节，节明显突出，节间长 0.1 ~ 0.3cm；茎痕较少，呈半圆形，直径 0.4 ~ 0.7cm。质脆，易折断，断面类黄白色，常呈角质样。五指莲的形态图如图 2 – 54 所示。

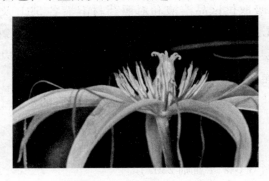

图 2 – 54　五指莲的形态图

七、质量标准

重楼的药用标准在《中国药典》最早的收载是 1977 年版，其后历版《中国药典》均有收载，地方标准也有收载，主要有《浙江省中药材标准》《广西壮族自治区瑶药材质量标准》《广西壮药质量标准》《四川省藏药材标准》等，现介绍如下。

1.《中国药典》（2020 年版）

《中国药典》（2020 年版）收载的重楼为百合科植物云南重楼 *Paris polyphyla* Smith var. *yunnanensis*（Franch.）Hand. – Mazz. 或七叶一枝花 *Paris polyphylla*

Smith var. *chinensis*（Franch.）Hara 的干燥根茎。秋季采挖，除去须根，洗净，晒干。

【性状】本品呈结节状扁圆柱形，略弯曲，长 5～12cm，直径 1.0～4.5cm。表面黄棕色或灰棕色，外皮脱落处呈白色；密具层状突起的粗环纹，一面结节明显，结节上具椭圆形凹陷茎痕，另一而有疏生的须根或疣状须根痕。顶端具鳞叶和茎的残基。质坚实，断面平坦，白色至浅棕色，粉性或角质。气微，味微苦、麻。

【鉴别】（1）本品粉末白色。淀粉粒甚多，类圆形、长椭圆形或肾形，直径 3～18μm。草酸钙针晶成束或散在，长 80～250μm。梯纹导管及网纹导管直径 10～25μm。

（2）取本品粉末 0.5g，加乙醇 10mL，加热回流 30 分钟，滤过，滤液作为供试品溶液。另取重楼对照药材 0.5g，同法制成对照药材溶液。照薄层色谱法（通则 052）试验，吸取供试品溶液和对照药材溶液各 5μL 及［含量测定］项下对照品溶液 10μL，分别点于同一硅胶 G 薄层板上，以三氯甲烷－甲醇－水（15：5：1）的下层溶液为展开剂，展开，取出，晾干，喷以 10% 硫酸乙醇溶液，在 105℃加热至斑点显色清晰，分别置日光和紫外光灯（365nm）下检视。供试品色谱中，在与对照药材色谱和对照品色谱相应的位置上，显相同颜色的斑点或荧光斑点。

【检查】水分　不得过 12.0%（通则 0832 第二法）。

总灰分　不得过 6.0%（通则 2302）。

酸不溶性灰分　不得过 3.0%（通则 2302）。

【含量测定】照高效液相色谱法（通则 0512）测定。

色谱条件与系统适用性试验　以十八烷基硅烷键合硅胶为填充剂；以乙腈为流动相 A，以水为流动相 B，按下表中的规定进行梯度洗脱；检测波长为 203nm。理论板数按重楼皂苷 I 峰计算应不低于 4000。

时间（分钟）	流动相 A（%）	流动相 B（%）
0～40	30→60	70→40
40～50	60→30	40→70

对照品溶液的制备　取重楼皂苷 I 对照品、重楼皂苷 II 对照品、重楼皂苷 VI 对照品及重楼皂节 VII 对照品适量，精密称定，加甲醇制成每 1mL 各含 0.4mg 的

混合溶液，即得。

供试品溶液的制备　取本品粉末（过三号筛）约 0.5g，精密称定，置具塞锥形瓶中，精密加入乙醇 25mL，称定重量，加热回流 30 分钟，放冷，再称定重量，用乙醇补足减失的重量，摇匀，滤过，取续滤液，即得。

测定法　分别精密吸取对照品溶液与供试品溶液各 10μL，注入液相色谱仪，测定，即得。

本品按干燥品计算，含重楼皂苷 I（$C_{44}H_{70}O_{16}$），重楼皂苷 II（$C_{51}H_{82}O_{20}$），重楼皂苷 VI（$C_{39}H_{62}O_{13}$）和重楼皂苷 VII（$C_{51}H_{82}O_{21}$）的总量不得少于 0.60%。

饮　片

【炮制】　除去杂质，洗净，润透，切薄片，晒干。

【性味与归经】　苦，微寒；有小毒。归肝经。

【功能与主治】　清热解毒，消肿止痛，凉肝定惊。用于疔疮痈肿，咽喉肿痛，蛇虫咬伤，跌仆伤痛，惊风抽搐。

【用法与用量】　3~9g。外用适量，研末调敷。

【贮藏】　置阴凉干燥处，防蛀。

2. 《四川省藏药材标准》（2014 年版）

《四川省藏药材标准》（2014 年版）中收录的藏药重楼有黑籽重楼 PARIDIS THIBETICAE RHIZOMA 和球药隔重楼 PARIDIS FARGESII RHIZOMA。

球药隔重楼为百合科植物球药隔重楼（*Paris fargesii* Franch.）的干燥根茎。秋季采挖，除去泥土及须根，洗净，晒干。

【性状】　本品呈结节状扁圆柱形，略弯曲，长 7~13cm，直径 0.8~4cm。表面黄棕色或灰棕色，外皮脱落处呈白色；密具层状突起的粗环纹，一面结节明显，结节上具椭圆形凹陷茎痕，另一面有疏生的须根或疣状须根痕。顶端具鳞叶和茎的残基。质坚实，断面平坦，白色至浅棕色粉末或角质。气微，味微苦、麻。

【鉴别】　（1）本品粉末淡棕色至灰褐色。淀粉粒甚多，类圆形、长椭圆形或肾形，直径 1.5~12.5μm。草酸钙针晶成束或散在。导管多为梯纹导管及螺纹导管、环纹导管。

（2）取本品粉末 0.5g，加乙醇 10mL，加热回流 30 分钟，滤过，滤液作为供试品溶液。照薄层色谱法（《中国药典》一部附录VI D）试验，吸取上层供试品溶液5μL及［含量测定］项下对照品溶液10μL，分别点于同一硅胶 G 薄层板上，以三氯甲烷－甲醇－水（6∶3∶1）的下层溶液为展开剂，展开，取出，晾干，喷以 10% 硫酸乙醇溶液，在 105℃ 加热至斑点显色清晰，置紫外光灯（365mm）下检视。供试品色谱中，在与对照品色谱相应的位置上，显相同颜色的荧光斑点。

【检查】水分　不得过 15.0%（《中国药典》一部附录ⅨH 第一法）。

总灰分　不得过 8.0%（《中国药典》一部附录ⅨK）。

酸不溶性灰分　不得过 4.0%（《中国药典》一部附录ⅨK）。

【浸出物】照醇溶性浸出物测定法（《中国药典》一部附录 XA）项下的热浸法测定，用乙醇作溶剂，不得少于 20.0%。

【含量测定】照高效液相色谱法（《中国药典》一部附录ⅥD）测定。

色谱条件与系统适用性试验　以十八烷基硅烷键合硅胶为填充剂；以乙腈为流动相 A，以水为流动相 B，按下表中的规定进行梯度洗脱；检测波长为 210nm。理论板数按重楼皂苷 H 峰、重楼皂苷Ⅵ峰和重楼皂苷Ⅶ峰计算均应不低于 4000。

时间（min）	流动相 A（%）	流动相 B（%）
0~5	30→45	70→55
5~10	45→45	55→55
10~20	45→50	55→50
20~30	50→60	50→40
30~35	60→100	40→0
35~40	100→30	0→70

对照品溶液的制备　取重楼皂苷Ⅱ对照品、重楼皂苷Ⅵ对照品及重楼皂苷Ⅶ对照品适量，精密称定，加甲醇制成每 1mL 各含 0.4mg 的混合溶液，即得。

供试品溶液的制备　取本品粉末（过三号筛）约 0.5g，精密称定，置具塞锥形瓶中，精密加入乙醇 25mL，称定重量，加热回流 30 分钟，放冷，再称定重量，用乙醇补足减失的重量，摇匀，滤过，取续滤液，即得。

测定法　分别精密吸取对照品溶液与供试品溶液各 10μL，注入液相色谱仪，测定，即得。

本品按干燥品计算，含重楼皂苷 H（$C_{44}H_{70}O_{17}$）、重楼皂苷Ⅵ（$C_{39}H_{62}O_{13}$）

及重楼皂苷Ⅶ（$C_{51}H_{82}O_{21}$）的总量不得少于 2.0% 。

【性味与归经】 苦，微寒；有小毒。归肝经。

【功能与主治】 清热解毒，消肿止痛，凉肝定惊。用于治疗疮痈肿、咽喉肿痛、蛇虫咬伤、跌仆伤痛及惊风抽搐。

【用法与用量】 3～9g。外用适量，研末调敷。

【贮藏】 置阴凉干燥处，防蛀。

黑籽重楼为百合科植物黑籽重楼（*Paris thibetica* Franch.）的干燥根茎。秋季采挖，除去杂质、须根，晒干。

【性状】 本品呈结节状扁圆柱形，略弯曲，长 4～12cm，直径 0.5～1.5cm。表面黄褐色，内面白色。节较疏，一面结节明显，结节上具椭圆形凹陷茎痕；另一面有疏生的须根或疣状须根痕。顶端具鳞叶和茎的残基。质坚实，断面平坦，白色至浅棕色，粉性或角质。气微，味微苦、麻。

【鉴别】 （1）本品粉末淡棕色至黄褐色。淀粉粒甚多，圆形、类圆形、长椭圆形、肾形，直径 2.3～15μm。草酸钙针晶多成束，少量散在。导管多为螺纹导管、环纹导管。

（2）取本品粉末 0.5g，加乙醇 10mL，加热回流 30 分钟，滤过，滤液作为供试品溶液。照薄层色谱法（《中国药典》一部附录ⅥⅠD）试验，吸取供试品溶液及［含量测定］项下对照品溶液各 10μL，分别点于同一硅胶 G 薄层板上，以三氯甲烷－甲醇－水（6∶3∶1）的下层溶液为展开剂，展开，取出，晾干，喷以 10% 硫酸乙醇溶液，在 105℃加热至斑点显色清晰，置紫外光灯（365mm）下检视。供试品色谱中，在与对照品色谱相应的位置上，显相同颜色的荧光斑点。

【检查】 水分 不得过 15.0%（《中国药典》一部附录ⅨH 第一法）。

总灰分 不得过 5.0%（《中国药典》一部附录ⅨK）。

酸不溶性灰分 不得过 2.0%（《中国药典》一部附录ⅨK）。

【浸出物】 照醇溶性浸出物测定法（《中国药典》一部附录ⅩA）项下的热浸法测定，用乙醇作溶剂，不得少于 15.0%。

【含量测定】 照高效液相色谱法（《中国药典》一部附录ID）测定。

色谱条件与系统适用性试验 以十八烷基硅烷键合硅胶为填充剂；以乙腈为流动相 A，以水为流动相 B，按下表中的规定进行梯度洗脱；检测波长为 210nm。理论板数按重楼皂苷 H 峰、重楼皂苷Ⅵ峰和重楼皂苷Ⅶ峰计算均应不低于 4000。

时间（min）	流动相 A（%）	流动相 B（%）
0~5	30→45	70→55
5~10	45→45	55→55
10~20	45→50	55→50
20~30	50→60	50→40
30~35	60→100	40→0
35~40	100→30	0→70

对照品溶液的制备　取重楼皂苷 H 对照品、重楼皂苷 Ⅵ 对照品及重楼皂苷Ⅶ对照品适量，精密称定，加甲醇制成每 1mL 各含 0.4mg 的混合溶液，即得。

供试品溶液的制备　取本品粉末（过三号筛）约 0.5g，精密称定，置具塞锥形瓶中，精密加入乙醇 25mL，称定重量，加热回流 30 分钟，放冷，再称定重量，用乙醇补足减失的重量，摇匀，滤过，取续滤液，即得。

测定法　分别精密吸取对照品溶液与供试品溶液各 10μL，注入液相色谱仪，测定，即得。

本品按干燥品计算，含重楼皂苷 H（$C_{44}H_{70}O_{17}$）、重楼皂苷 Ⅵ（$C_{39}H_{62}O_{13}$）及重楼皂苷Ⅶ（$C_{51}H_{82}O_{21}$）的总量不得少于 0.15%。

【性味与归经】苦，微寒；有小毒。归肝经。

【功能与主治】清热解毒，消肿止痛，凉肝定惊。用于治疗疮痈肿、咽喉肿痛、蛇虫咬伤、跌仆伤痛及惊风抽搐。

【用法与用量】3~9g。外用适量，研末调敷。

【贮藏】置阴凉干燥处，防蛀。

3.《浙江省中药材标准》（2017 年版第一册）

《浙江省中药材标准》（2017 年版第一册）收载的浙重楼（Zhechonglou）RHIZOMA PARIDIS 是百合科植物狭叶重楼 *Paris polyphylla* Smith var. *stenophylla* Franch. 的干燥根茎。秋季采挖，除去须根，洗净，干燥。

【性状】本品呈结节状扁圆柱形，略弯曲，长 1.3~8cm，直径 1.1~2cm。表面淡棕黄色，略有皱纹，具层状凸起的环纹；一面结节明显，结节上具扁圆形略凹陷的茎痕，另一面有疏生的须根残存或具须根痕；顶端具鳞叶及茎的残基。质硬，易折断，断面类白色，粉性。气微，味微苦、麻。

【鉴别】（1）本品横切面：表皮细胞 1 列，长方形，棕色。皮层宽广，散列有根迹维管束。中柱维管束较大，周木型，排列成环状。薄壁组织中有黏液细胞，含有草酸钙针晶束，长 $100 \sim 250\mu m$，薄壁细胞中富含淀粉粒。粉末类白色，淀粉粒甚多，多为单粒，椭圆形、卵圆形或不规则圆形，长 $3 \sim 23\mu m$，脐点明显，呈裂缝状或点状。草酸钙针晶成束或散在，长 $120 \sim 250\mu m$。网纹导管，直径 $20 \sim 50\mu m$。

（2）取本品粉末 0.5g，加水 10mL，剧烈振摇，发生持久性泡沫。

（3）取本品粗粉 2g，加乙醚 20mL，置水浴上加热回流 10 分钟，滤过，滤液分为两份，挥干，一份加醋酐 1mL 使溶解，加硫酸 2 滴，显黄色，渐变红色、紫色、青色、污绿色；另一份加冰醋酸 1mL 使溶解，加乙酰氯 5 滴与氯化锌少量，稍加热，显淡红色或紫红色。

【炮制】除去杂质，洗净，润透，切薄片，晒干，或取净重楼，研成细粉。

【性味与归经】苦，微寒；有小毒。归肝经。

【功能与主治】清热解毒，消肿止痛，凉肝定惊。用于疔疮痈肿，咽喉肿痛，蛇虫咬伤，跌仆伤痛，惊风抽搐。

【用法与用量】3 ~ 9g，外用适量。

【贮藏】置阴凉干燥处，防蛀。

4. 《广西壮族自治区瑶药材质量标准》（第一卷）

《广西壮族自治区瑶药材质量标准》（第一卷）中收录的瑶药重楼为七仔莲（舍这林）Sieczeivlinh，是百合科植物云南重楼 Paris polyphylla Smith var. yunnanensis（Franch.）Hand. – Mazz. 或华重楼（七叶一枝花）Paris polyphylla Smith var. chinensis（Franch.）Hara 的干燥根茎。

【性味与归经】瑶医：苦，微寒。有小毒。属风打相兼药。

【功能与主治】瑶医：清热解毒，散瘀止痛，化痰止咳，平喘镇痉。用于篮虷（肝炎），哈紧（气管炎），哈路怒哈（肺痨咳嗽），哈鲁（哮喘），泵虷（肺炎），虎累（癌肿），疟椎闷（乳腺炎、乳腺增生），努脑痨（瘰疬、淋巴结核），懂牙杯（流行性腮腺炎、痄腮），改窟闷（痔疮），港脱（脱肛），更喉闷（咽喉肿痛），囊暗（蛇虫咬伤），蚧名肿毒（无名肿毒、痈疮肿毒）。

【用法与用量】瑶医：3 ~ 9g；研末 1 ~ 2g，开水冲服。外用适量。

【贮藏】置通风干燥处，防蛀。

5. 《广西壮族自治区壮药质量标准》（第二卷）

《广西壮族自治区壮药质量标准》（第二卷）中收录的壮药重楼为稞重楼 Gocungzlouz，是百合科植物云南重楼 *Paris polyphylla* Smith var. *yunnanensis*（Franch.）Hand. - Mazz. 或七叶一枝花 *Paris polyphylla* Smith var. *chinensis*（Franch.）Hara 的干燥根茎。

【性味与归经】 壮医：苦，微寒；有小毒。

【功能与主治】 壮医：清热毒，除湿毒，通龙路，止痛。用于呗农（痈疮），货烟妈（咽痛），北嘻（乳痈），航靠谋（腮腺炎），图爹病（肝硬化腹水），能蚌（黄疸），额哈（毒蛇咬伤），林得叮相（跌打损伤），狠风（高热抽搐）。

【用法与用量】 3～9g。外用适量，研末调敷。

【贮藏】 置阴凉干燥处，防蛀。

>>> **参考文献**

［1］胡方林．新修本草［M］．太原：山西科学技术出版社，2013.

［2］苏颖．本草图经研究［M］．北京：人民卫生出版社，2011.

［3］明·兰茂．滇南本草［M］．昆明：云南科技出版社，2000.

［4］明·李时珍．本草纲目［M］．北京：中国中医药出版社，1998.

［5］李恒．重楼属植物［M］．北京：科学出版社，1998.

［6］蒋露，康利平，刘大会，等．历代本草重楼基原考［J］．中国中药杂志，2017，42（18）：3469－3473.

［7］肖女，盖丽，罗斌，等．重楼药理作用研究进展［J］．世界最新医学信息文摘，2016，16（67）：50－51.

［8］熊伟，陈思如，修光辉，等．中药重楼的抗炎作用机制研究进展［J］．云南中医中药杂志，2018，39（1）：92－94.

［9］王跃虎，牛红梅，张兆云．重楼属植物的药用价值及其化学物质基础［J］．中国中药杂志，2015，40（5）：833.

［10］高宾，孙利生，赵佳丽．重楼的鉴别与加工［J］．首都医药，2013，20（17）：43.

［11］刘旭，陈玉菡，吴中应，等．重楼市场需求与价格分析［J］．中国现代中药，2007，9（6）：45.

［12］李恒，苏豹，张兆云，等．中国重楼资源现状评价及其种植业的发展对策［J］．西部林业科学，2015，44（3）：1－7.

[13] 翁周. 多叶重楼种内的形态变异及其 ITS 序列分析 [D]. 成都: 四川大学, 2007.

[14] 刘军. 重楼属的基因多样性与基因芯片鉴别研究 [D]. 长沙: 中南大学, 2012.

[15] 程虎印, 程江雪, 王艳, 等. 陕产宽叶重楼的生药学研究 [J]. 中国现代中药, 2019, 21 (02): 188-193.

[16] 赵兴蕊, 刘常逊, 杨发建, 等. 宽叶重楼的生药学研究 [J]. 中国民族民间医药, 2018, 27 (23): 56-58.

[17] 周玲. 神农架三个多叶重楼变种的形态结构及光合生理研究 [D]. 荆州: 长江大学, 2018.

[18] 尹显梅, 张开元, 饶文霞, 等. 华重楼及其常见混伪品的多重聚合酶链式反应快速鉴定体系的建立和应用 [J]. 科学技术与工程, 2017, 17 (30): 179-185.

[19] 辛本华. 重楼属植物遗传多样性研究与品质评价分析 [D]. 雅安: 四川农业大学, 2012.

[20] 赵志勇. 长药隔重楼化学成分的研究 [D]. 天津: 天津大学, 2010.

[21] 王羽, 高文远, 袁理春, 等. 滇重楼的化学成分研究 [J]. 中草药, 2007, 38 (1): 17-20.

[22] 赵万顺, 高文远, 黄贤校, 等. 重楼属药用植物的数量分类学研究 [J]. 中国中药杂志, 2010, 35 (12): 1518-1520.

[23] 费勇, 陈昌祥, 李恒. 重楼属植物的化学数量分类学研究 [J]. 云南植物研究, 1988, 10 (2): 249-252.

[24] 王强, 徐国钧, 李恒, 等. 中药重楼的显微鉴定研究 [J]. 中国药科大学学报, 1989, 20 (6): 330-334.

[25] 管璐晗. 中药重楼的化学成分及其活性研究 [D]. 重庆: 重庆大学, 2007.

[26] 刘芳, 付元凤, 张婷. 重楼皂苷分析方法研究进展 [J]. 时珍国医国药, 2018, 29 (1): 179-181.

[27] 马超一. 血府逐瘀胶囊的活性物质基础和重楼皂苷的定量分析 [D]. 天津: 天津大学, 2010.

[28] 朱建成, 尚毅, 刘咏梅, 等. 重楼植物中无机元素研究进展 [J]. 天津中

医药, 2018, 35 (2): 153 – 156.

[29] 吴珊, 马宗祥, 侯凯, 等. 不同来源地重楼药材中 9 种无机元素含量测定 [J]. 安徽农业科学, 2010, 38 (8): 4080 – 4083.

[30] 李焘, 屈新运, 张序贵, 等. 微波消解 – 火焰原子吸收光谱法测定 2 种不同来源重楼药材中的金属元素含量 [J]. 光谱实验室, 2011, 28 (1): 113 – 117.

[31] 宋九华, 唐琼, 成英, 等. 栽培与野生重楼药材中重楼皂苷与无机元素含量的比较分析 [J]. 乐山师范学院学报, 2014, 29 (12): 54 – 62.

[32] 易中周, 刘卫, 陈瑞, 等. 基体改进剂对重楼中砷汞含量测定的影响 [J]. 安徽农业科学, 2010, 38 (9): 4532 – 4533.

[33] 屈在情, 韦薇, 朱光辉. ICP – AES 测定腾冲重楼中的微量元素 [J]. 微量元素与健康研究, 2012, 29 (1): 25 – 26.

[34] 成莉, 甄艳, 陈敏, 等. 扩大重楼药用资源研究进展 [J]. 中国中药杂志, 2015, 40 (16): 3121 – 3124.

[35] 何含杰, 章怀云, 陈丽莉, 等. 重楼皂苷的药理作用和临床应用研究进展 [J]. 中药材, 2014, 37 (3): 527 – 530.

[36] 杨德全, 杨勤, 周浓. 多基源重楼的质量等同性研究 [J]. 中国实验方剂学杂志, 2014, 20 (3): 91 – 94.

[37] 付绍智, 李楠, 刘振, 等. HPLC 法测定不同产地重楼属植物中 7 种甾体皂苷成分 [J]. 中草药, 2012, 43 (12): 2435 – 2437.

[38] 卢伟, 牟雄军, 杨光义, 等. 中药重楼药理活性研究进展 [J]. 中国药师, 2017, 20 (5): 896 – 899.

[39] 洪燕, 韩燕全, 刘向国, 等. 重楼的质量控制及药理研究进展 [J]. 山西中医学院学报, 2013, 14 (6): 66 – 69.

[40] 廉洁, 张喜春, 谷建田. 转录组学及其在蔬菜学上应用研究进展 [J]. 中国农学通报, 2015, 8: 118 – 122.

[41] 杨光义, 胡培, 叶方, 等. 重楼资源分布与可持续利用研究进展 [J]. 中国药师, 2016, 19 (1): 159 – 162.

[42] 罗敏, 李娟, 章文伟, 等. 重楼种苗繁育研究进展 [J]. 中国中医药信息杂志, 2016, 23 (01): 120 – 124.

[43] 太光聪. 滇重楼的特征特性及栽培技术 [J]. 现代农业科技, 2012, (4):

171－172.

[44] 袁理春，陈翠，杨丽云，等．滇重楼根状茎繁殖诱导初报［J］．中药材，2004，27（7）：477.

[45] 崔宝禄，唐德华，王兴贵．重楼无性繁殖研究进展［J］．河北林果研究，2009，24（4）：399－401.

[46] 陈翠，袁理春，杨丽云，等．云南重楼根状茎切段苗繁育技术研究［J］．西南农业学报，2007，20（4）：706－710.

[47] 李绍平，杨丽英，杨斌，等．滇重楼高效繁育和高产栽培研究［J］．西南农业学报，2008，21（4）：956－959.

[48] 杨丽云，陈翠，吕丽芬，等．云南重楼的组织培养与植株再生［J］．植物生理学通讯，2008，44（5）：947－948.

[49] 李文兴．浅谈林下滇重楼种植管理技术［J］．云南农业，2018（05）：67－68.

[50] 杨斌，李绍平，王馨，等．滇重楼的栽培与合理利用［J］．中国野生植物资源，2008，27（6）：70－73.

[51] 张丽霞，祁建军，李海涛，等．西双版纳野生重楼资源的分布概况［J］．中国中药杂志，2010，35（13）：1684.

[52] 李焘．滇重楼与七叶一枝花化学成分及生物活性的研究［D］．西安：陕西师范大学，2011.

[53] Wei JC，Gao WY，Yan XD，et al. Chemical Constituents of Plants from the Genus Paris［J］．Chem Biodivers，2014，11（9）：1277－1283.

[54] 陈美红，梁梦园，闻晓东，等．重楼地上部分化学成分和药理作用研究进展［J］．中国野生植物资源，2018，37（1）：44－50.

[55] 杨永红，戴丽君，严君，等．滇重楼种子中氨基酸和元素的分析测定［J］．中兽医医药杂志，2009，28（2）：39－41.

[56] 杨远贵，张霁，张金渝，等．重楼属植物化学成分及药理活性研究进展［J］．中草药，2016，47（18）：3301－3323.

[57] 牟海军，赵丹，石寒冰，等．重楼皂苷Ⅰ抑制肺腺癌 A549 细胞侵袭转移作用机制研究［J］．中国免疫学杂志，2018，34（9）：1309－1314.

[58] 郝杰．重楼皂苷Ⅶ对耐顺铂人肺腺癌 A549/DDP 细胞增殖抑制作用的研究［D］．长春：吉林大学，2012.

［59］邓波. 重楼总皂苷对人肝癌 HepG2 细胞增殖及放射敏感性影响的研究 ［D］. 武汉：湖北中医药大学，2018.

［60］张霄霖，陈霭，曾智，等. 重楼对大鼠哮喘模型 IgE 水平及嗜酸性粒细胞的影响 ［J］. 疑难病杂志，2008，7（9）：528 - 533.

［61］沈放，杨黎江，彭永芳，等. 重楼皂苷类化合物体外抗生育功效研究 ［J］. 中国现代应用药学，2010，27（11）：961 - 964.

［62］蔡达，王峰，张媛媛. 黄芩重楼汤治疗儿童肺炎支原体肺炎 56 例临床观察 ［J］. 新中医，2014，46（2）：134 - 136.

［63］晁伟平，牛亚奇，李友林. 重楼克感滴丸对流感病毒 FM - 1 感染小鼠的保护作用 ［J］. 中华中医药杂志，2012，27（9）：2451 - 2453.

［64］王奇飒，孙东杰，何黎，等. 重楼总皂苷及不同皂苷成分对痤疮相关病原菌抑菌效果的评价 ［J］. 中国皮肤性病学杂志，2016，30（9）：899 - 901.

［65］付亚莉，赵振虎，善亚君，等. 重楼甾体总皂苷对血小板聚集的直接诱导作用及初步机制研究 ［J］. 军事医学科学院院刊，2007，31（5）：416 - 422.

［66］Man S，Qiu P，Li J，et al. Global metabolic profiling for the study of Rhizoma Paridis saponins - induced hepatotoxicity in rats ［J］. Environ Toxicol，2017，32（1）：99 - 108.

［67］黄彦峰，何显教，晋玲，等. 重楼水提液对小鼠胃肠运动功能的影响 ［J］. 医药导报，2014，33（4）：442 - 445.

［68］Ryu S，Omoy A，SamuniA，et a1. Oxidative stress in cohen diabetic rat model by high - Sucrose，low - copperdiet：inducing pancreatic damage and diabetes ［J］. Metabolism，2008，57（9）：1253 - 1261.

［69］刘婧. 重楼总皂苷及皂苷单体联合抗肿瘤机制研究 ［D］. 天津：天津科技大学，2017.

［70］张莹莹. 中药重楼针对人型支原体引起女性下生殖道感染治疗的临床研究 ［D］. 长春：长春中医药大学，2010.

［71］叶方，胡培，杨光义，等. 湖北武当山地区重楼资源调查 ［J］. 中药材，2015，38（8）：1615 - 1617.

［72］Yang G，Chen H. Resources and utilization of Taoist Medicinal Plants distributed in Wudang Mountain ［J］. Journal of Chinese harmaceutical Sciences，2014，12（6）：412 - 420.

[73] 许曼丽. 根基研究方法的特点及其进展 [J]. 土壤, 1993, 6 (3): 307–310.

[74] 肖艳红, 李菁, 刘祝祥, 等. 药用植物根际微生物研究进展 [J]. 中草药, 2012, 10: 497–504.

[75] 杨正强, 张耀兮, 陈小静, 等. 华重楼内生菌 SS02 的分离与抗菌活性的初步研究 [J]. 微生物学通报, 2006, 33 (2): 54–57.

[76] 陈小静, 冯定胜, 赵明, 等. 四种华重楼内生细菌的初步研究 [J]. 四川大学学报, 2005, 42 (4): 827–830.

[77] 孙桂丽, 陈有为, 张琦, 等. 一株有抗菌活性的云南重楼植物内生真菌的鉴定 [J]. 云南大学学报 (自然科学版), 2006, 28 (S1): 347–351.

[78] 赵江林, 徐利剑, 黄永富, 等. TLC–生物自显影–MTT 法检测滇重楼内生真菌中抗菌活性成分 [J]. 天然产物研究与开发, 2008, 20: 28–32.

[79] 孙静贤, 高玉红, 杨海英, 等. 滇重楼内生真菌抗菌活性的筛选和菌株鉴定 [J]. 广东农业科学, 2013, 9: 74–76.

[80] 宣群, 潘红梅. 滇重楼内生真菌转化万古霉素的研究 [J]. 昆明医科大学学报, 2014, 35 (11): 10–12.

[81] 李忠孝, 杜刚, 张振宇, 等. 一株滇重楼内生真菌的分类鉴定及转化孕酮的研究 [J]. 湖北农业科学, 2015, 54 (8): 1857–1860.

[82] Yang Y, Yang SC, Zhao J, et al. Microbial diversity in Paris polyphylla var. yunnanensis rhizomes of varying ages [J]. Genetics and molecular research: GMR, 2015, 14 (4): 17612–17621.

[83] 周浓, 戚文华, 肖国生, 等. 滇重楼根际微生物分布与甾体皂苷含量的相关性 [J]. 中国中药杂志, 2015, 40 (6): 1055–1060.

[84] 陈倩倩, 刘波, 刘国红, 等. 华重楼根际土芽孢杆菌多样性研究 [J]. 热带农业科学, 2015, 35 (12): 103–107.

[85] 张静, 肖国生, 周浓, 等. 三峡库区栽培重楼属药用植物根际土壤微生物数量和酶活性的变化 [J]. 中国中医药信息杂志, 2016, 23 (10): 95–99.

[86] 郭思妤. 重楼根部放线菌的分离、活性研究及 Catellatosporaparidis 新种的鉴定 [D]. 哈尔滨: 东北农业大学, 2016.

第三章　重楼的化学成分研究

我国学者对重楼属的化学成分研究，是从 1962 年初次从重楼中分离出甾体皂苷成分开始的。此后，国内外学者研究报道了甾体皂苷、黄酮类、蜕皮激素、萜类、氨基酸、多糖、微量元素等各类化合物，其中最主要的化学成分为甾体皂苷。各学者对重楼所含化学成分的鉴定多集中在《中国药典》收载的品种云南重楼上，对其他重楼化学成分的研究鉴定较少。

第一节　皂苷类成分

一、甾体皂苷类成分

甾体皂苷是一类由螺甾烷类化合物与糖结合而成的苷，是重楼植物最主要的化学成分，约占 80%。按螺甾烷结构中 C – 25 的构型和 F 环的环合状态，可分为螺甾烷醇型（spirostanols）、异螺甾烷醇型（isospirostanols）、呋甾烷醇型（furostanols）和变形螺甾烷醇型（pseudo – spirostanols），4 种类型的甾体皂苷在云南重楼和七叶一枝花植物中均存在。

1. 异螺甾烷醇型

异螺甾烷醇型甾体皂苷苷元母核 C_{25} 位上的甲基位于 F 环平面上的横键，为 α 定向，绝对构型为 R 型，异螺甾烷醇型甾体皂苷是重楼植物主要的活性物质基础。目前各学者从云南重楼和七叶一枝花中共分离并鉴定出 74 个异螺甾烷醇型甾体皂苷（1 ~ 74），苷元多为薯蓣皂苷元（diosgenin）和偏诺皂苷元（pennogenin），结构式见图 3 – 1。糖基有葡萄糖（Glc）、鼠李糖（Rha）、木糖（Xyl）、半乳糖（Gal）、呋喃阿拉伯糖（Araf）、芹糖（Apif）等。糖基大多与苷元 C_3 – OH 成苷，少数与 C_1 – OH、C_{21} – OH、C_{23} – OH、C_{26} – OH、C_{27} – OH 成苷。重楼中所含异螺甾烷醇型甾体皂苷成分见表 3 – 1。

表 3 - 1　异螺甾烷醇型甾体皂苷类成分

编号	化合物名称	部位	
		云南重楼	七叶一枝花
1	重楼皂苷 I（polyphyllin I）（Pa）	根茎、地上部分	根茎、地上部分
2	重楼皂苷 II（polyphyllin II）（Pb）	根茎、地上部分	根茎、地上部分
3	薯蓣皂苷（重楼皂苷 III）（dioscin）	根茎、地上部分	地上部分
4	薯蓣次苷 A（prosapogenin A of dioscin）	根茎、地上部分	根茎、地上部分
5	diosgenin - 3 - O - Rha（1→2）[Araf（1→3）] - Glc	–	根茎
6	重楼皂苷 C（polyphyllin C）	根茎	–
7	薯蓣次苷 B（prosapogenin B of dioscin）	根茎、茎和叶	–
8	重楼皂苷 A（polyphyllin A）	根茎、茎和叶	–
9	纤细薯蓣皂苷（gracillin）	根茎、地上部分	根茎、地上部分
10	reclinatoside	根茎	–
11	loureiroside	根茎	–
12	diosgenin - 3 - O - Rha（1→4） - Rha（1→4） - Glc	茎和叶	–
13	reclinatoside	根茎	–
14	loureroside	根茎	–
15	diosgenin - 3 - O - Araf（1→4） - Glc	根茎	–
16	diosgenin - 3 - O - Rha（1→3）[Araf（1→4）] - Glc	根茎	–
17	diosgenin - 3 - O - Rha（1→4）[Araf（1→3）] - Glc	根茎	–
18	polyphyllin E	根茎	–
19	polyphyllin F	根茎	–
20	diosgenin - 3 - O - Glc（1→3） - Rha（1→4）[Rha（1→3）] - Glc	根茎	
21	（3β,25R） - spirost - 5 - en - 3 - ol - 3 - O - Apif（1→3）[Rha（1→2）] - Glc	根茎	
22	pennogenin - 3 - O - Rha（1→2）[Rha（1→4）] - Glc	根茎、地上部分	–
23	重楼皂苷 VI（polyphyllin VI）（Tb）	根茎	根茎、地上部分
24	重楼皂苷 VII（polyphyllin VII）（Tg）	根茎、种子、地上部分	根茎、地上部分
25	pennogenin - 3 - O - Araf（1→4） - Glc	根茎	根茎
26	pennogenin - 3 - O - Glc（1→3）[Rha（1→2）] - Glc	根茎	根茎
27	pennogenin - 3 - O - Rha（1→4） - Rha -（1→4） - Glc	根茎	根茎
28	重楼皂苷 H（polyphyllin H）	根茎、地上部分	根茎

编号	化合物名称	部位	
		云南重楼	七叶一枝花
29	pennogenin – 3 – O – Glc	根茎	–
30	pennogenin – 3 – O – Rha (1→4) – Glc	根茎	–
31	pennogenin – 3 – O – Rha (1→4) – Rha (1→3) [Rha (1→2)] – Glc	根茎	–
32	chonglouoside SL – 5	茎和叶	–
33	(3β,25R) – 3 – ol – spirost – 5 – en – 7 – one – 3 – O – Rha – (1→2) – Glc	根茎	–
34	(3β,25R) – 3 – ol – spirost – 5 – en – 7 – one – 3 – O – Araf – (1→4) [Rha (1→2)] – Glc	根茎	–
35	(25R) – spirost – 5 – ene – 3β, 12α – diol – 3 – O – Rha (1→4) – Rha (1→4) [Rha (1→2)] – Glc	根茎	–
36	滇重楼皂苷 E (parisyunnanoside E)	根茎	
37	滇重楼皂苷 D (parisyunnanoside D)	根茎	根茎
38	滇重楼皂苷 C (parisyunnanoside C)	根茎	
39	chonglouoside SL – 1	茎和叶	–
40	sansevierin A	茎和叶	–
41	disoseptemloside D	茎和叶	–
42	disoseptemloside E	茎和叶	–
43	(3β,7β,25R) – spirost – 5 – ene – 3,7 – diol – 3 – O – Glc (1→3) [Rha (1→2)] – Glc	根茎	–
44	(3β,7α,25R) – spirost – 5 – ene – 3,7 – diol – 3 – O – Araf (1→4) – Glc	根茎	–
45	3β, 23, 27 – triol – diosgenin – 3 – O – Glc (1→6) – Glc	根茎	–
46	chonglouoside SL – 17	茎和叶	–
47	chonglouoside SL – 18	茎和叶	–
48	南重楼皂苷 A (parisvientnaside A)	根茎	–
49	chonglouoside SL – 2	茎和叶	–
50	chonglouoside SL – 3	茎和叶	–
51	chonglouoside SL – 4	茎和叶	–
52	chonglouoside SL – 6	茎和叶	–

编号	化合物名称	部位	
		云南重楼	七叶一枝花
53	(3β,5α,6β,25R) – spirost – 3,5,6 – triol – 3 – O – Rha（1→2） – Glc	根茎	—
54	(3β,5α,6β,25R) – spirost – 3,5,6 – triol – 3 – O – Apif（1→3）［Rha（1→2）］ – Glc	根茎	—
55	24 – O – Gal – (23S,24S) – spirost – 5,25 (27) – diene – 1β,3β,23,24 – pentol – 1 – O – Xyl (1→6) – Glc (1→3)［Rha（1→2）］ – Glc	根茎	—
56	21 – O – Gal – 24 – O – Gal – (23S,24S) – spirost – 5,25 (27) – diene – 1β,3β,21,23α,24 – pentol – 1 – O – Rha（1→2）［Xyl（1→3）］ – Glc	根茎	—
57	parisyunnanoside G	根茎	—
58	parisyunnanoside H	根茎	—
59	parisyunnanoside I	根茎	—
60	padelaosides B	根茎	—
61	parisyunnanoside J	根茎	—
62	polyphylloside Ⅲ	根茎、地上部分	—
63	borassoside B	茎和叶	—
64	polyphylloside Ⅳ	根茎、地上部分	—
65	23β,27 – diol – pennogenin – 3 – O – Rha (1→2) – Glc	根茎	—
66	(3β,17α,25R) – spirost – 5 – ene – 3,17 – diol – 3 – O – Apif（1→3）［Rha（1→2）］ – Glc	根茎	—
67	(3β,17α,25R) – spirost – 5 – ene – 3,17 – diol 3 – O – Glc（1→5） – Araf（1→4）［Rha（1→2）］ – Glc	根茎	—
68	(3β,17α,25R) – spirost – 5 – ene – 3,17 – diol 3 – O – Xyl（1→5） – Araf（1→4） – Glc	根茎	—
69	parispseudoside C	根茎	—
70	chonglouoside SL – 16	茎和叶	—
71	pariposide A	根	—

编号	化合物名称	部位	
		云南重楼	七叶一枝花
72	pariposide B	根	–
73	pariposide C	根	–
74	pariposide D	根	–

注：Glc：β – D – glucopyranosyl，Rha：α – L – rhamnopyranosyl，Araf：α – L – arabinofuranosyl，Apif：β – D – apiofuranosyl，Xyl：β – D – xylopyranosyl。

重楼主要皂苷成分的结构式见图 3 – 2。

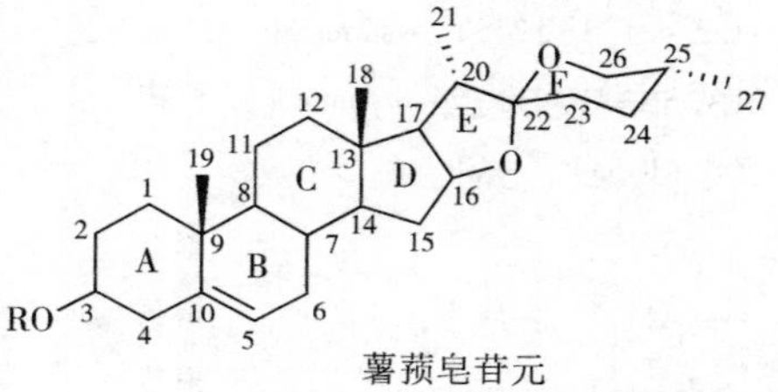

薯蓣皂苷元

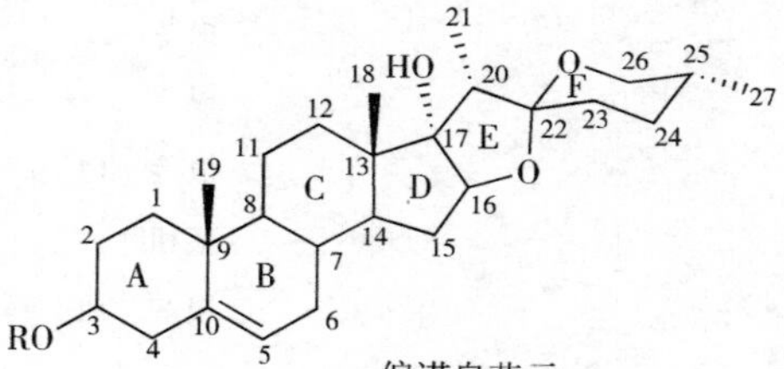

偏诺皂苷元

图 3 – 1　薯蓣皂苷元和偏诺皂苷元

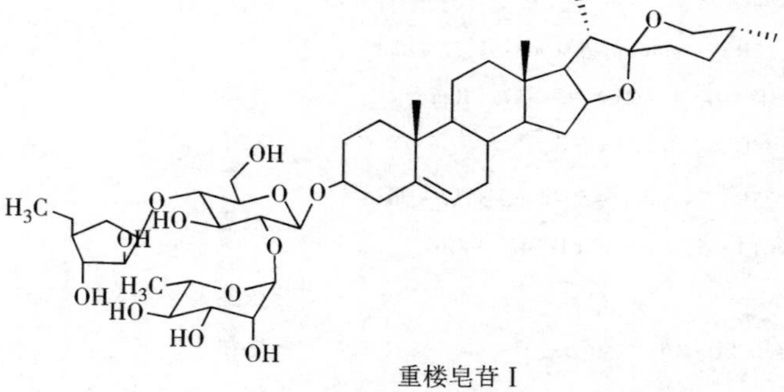

重楼皂苷 I

重楼皂苷 II

重楼皂苷 VI

重楼皂苷 VII

薯蓣皂苷

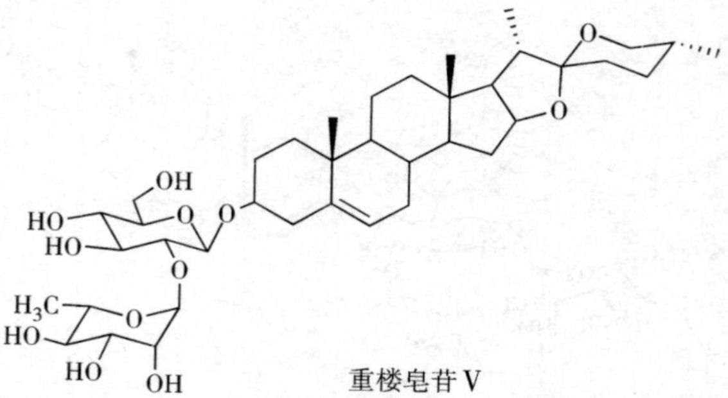

重楼皂苷 V

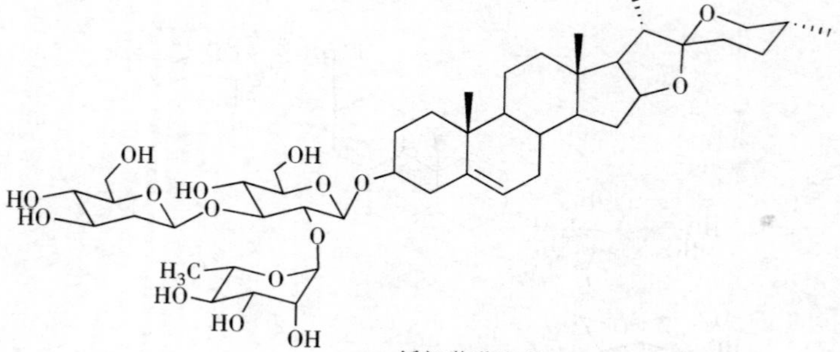

纤细薯蓣皂苷

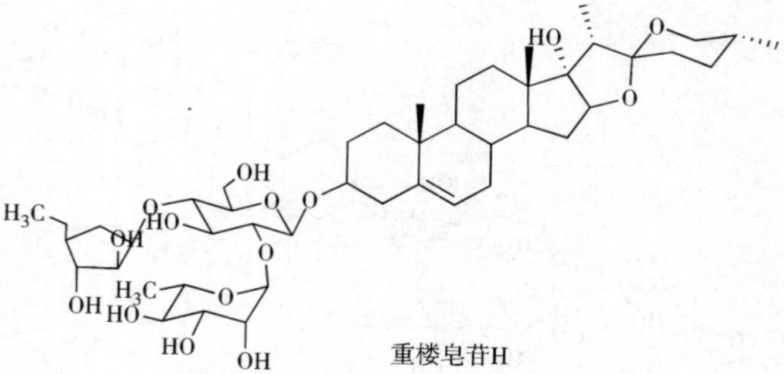

重楼皂苷 H

图 3－2　重楼主要皂苷成分

2. 螺甾烷醇型

螺甾烷醇型甾体皂苷与异螺甾烷醇型甾体皂苷的苷元为 C_{25} 位甲基的两种差向异构体，当 C_{25} 位上的甲基位于 F 环平面上的竖键时，为 β 定向，绝对构型为 S 型，此时为螺甾烷醇型甾体皂苷，其苷元母核螺甾烷醇的结构式见图 3－3。

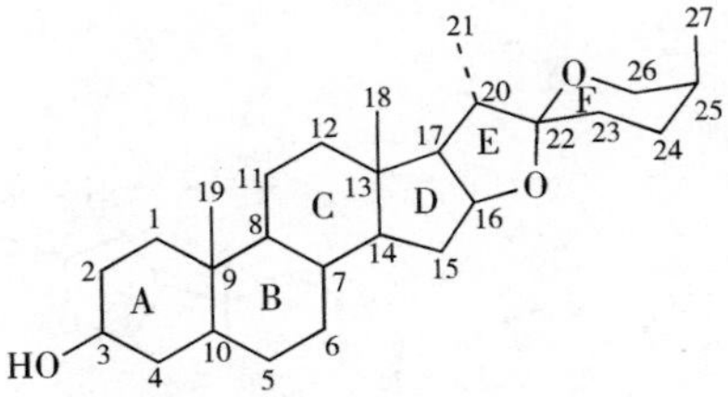

图 3 - 3　螺甾烷醇

学者从云南重楼根茎中共提取分离出 7 个螺甾烷醇型甾体皂苷（75 - 81，表 3 - 2），目前七叶一枝花植物中螺甾烷醇型甾体皂苷成分未有报道。

表 3 - 2　螺甾烷醇型甾体皂苷类成分

编号	化合物名称	部位
		云南重楼
75	(23S,25S) - 3β,23,27 - triol - spirost - 5 - en - 3 - O - Glc（1→6）- Glc	根茎
76	dianchonglouoside A	根茎
77	dianchonglouoside B	根茎
78	parissaponin XI	根茎
79	(3β,25S) - spirost - 5 - ene - 3,27 - diol - 3 - O - Rha（1→4）- Rha（1→4）[Rha（1→2）] - Glc	根茎
80	(3β,17α,25S) - spirost - 5 - ene - 3,17,27 - triol - 3 - O - Araf（1→4）- Glc	根茎
81	disoseptemloside H	茎和叶

注：Glc：β - D - glucopyranosyl，Rha：α - L - rhamnopyranosyl，Araf：α - L - arabinofuranosyl。

3. 呋甾烷醇型

呋甾烷醇型甾体皂苷是由螺甾烷醇型化合物的 F 环开环而衍生的一类甾体皂苷，如原纤细薯蓣皂苷（图 3 - 4）。

云南重楼植物根茎和茎、叶中，共分离出 25 个呋甾烷醇型皂苷（82 ~ 106，表 3 - 3）。苷元除在 C_3 - OH 位成苷外，部分 C_{26} - OH 也与葡萄糖成苷。

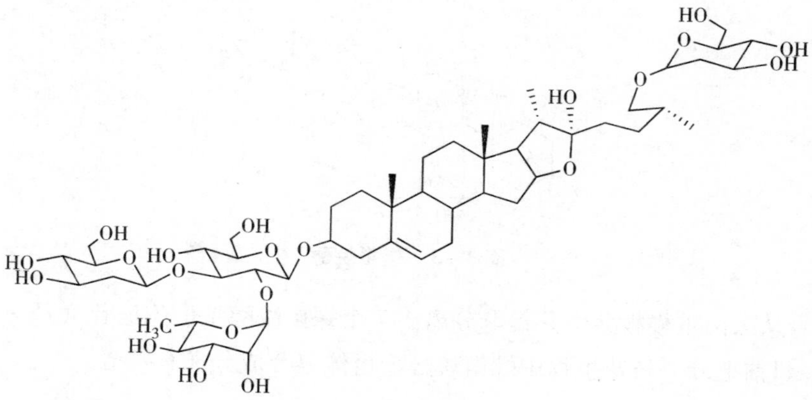

图 3 - 4　原纤细薯蓣皂苷

表 3 - 3　呋甾烷醇型甾体皂苷类成分

编号	化合物名称	部位
		云南重楼
82	滇重楼皂苷 A（parisyunnanoside A）	根茎
83	滇重楼皂苷 F（parisyunnanoside F）	根茎
84	皂苷 Th（saponin Th）	根茎
85	dichotomin	根茎
86	parisaponin I	根茎
87	原纤细薯蓣皂苷（protogracillin）	根茎
88	伪原薯蓣皂苷（pseudoproto - Pb）	根茎
89	滇重楼皂苷 B（parisyunnanoside B）	根茎
90	26 - O - Glc（25R）- 5 - ene - furost - 3β,17α,22α,26 - tetrol - 3 - O - Araf（1→4）［Rha（1→2）］- Glc	根茎
91	26 - O - Glc -（25R）- 5,20（22）- diene - furost - 3β,26 - diol - 3 - O - Araf（1→4）［Rha（1→2）］- Glc	根茎
92	chonglouoside SL - 19	茎和叶
93	chonglouoside SL - 20	茎和叶
94	trigofoenoside A	根茎
95	26 - O - Glc - 25（R）- 22 - methoxy - furost - 5 - en - 3β,17α,26 - triol - 3 - O - Rha（1→2）［Ara（1→4）］- Glc	根茎

续表

编号	化合物名称	部位 云南重楼
96	26 – O – Glc – 25 （R） – 22 – methoxy – furost – 5 – en – 3β,17α,26 – triol – 3 – O – Rha（1→2）［Glc（1→3）］– Glc	根茎
97	methyl – Th	根茎
98	26 – O – Glc – 25 （R） – 22 – methoxy – furost – 5 – en – 3β,26 – diol – 3 – O – Rha（1→3）［Ara（1→4）］– Glc	根茎
99	polyphyllin H	根茎
100	methylprotodioscin	根茎、茎和叶
101	methylprotogracillin	根茎
102	methyldichotomin	根茎
103	26 – O – Glc – 25 （R） – furost – 5 – en – 3β,22α,26 – triol – 3 – O – Rha（1→2）［Araf（1→3）］– Glc	根茎
104	26 – O – Glc – 25 （R） – furost – 5 – en – 3β,22α,26 – triol – 3 – O – Rha（1→3）［Araf（1→4）］– Glc	根茎
105	protodioscin	根茎、茎和叶
106	26 – O – Glc – 3β,20α,26 – triol – （25R） – 5,22 – diene – furost – 3 – O – Rha（1→2）–［Rha（1→4）］– Glc	茎和叶

注：Glc：β – D – glucopyranosyl，Rha：α – L – rhamnopyranosyl，Araf：α – L – arabinofuranosyl。

4. 变形螺甾烷醇型

变形螺甾烷醇型化合物的 F 环为五元四氢呋喃环，从云南重楼植物地上部分或茎叶中共分离出 14 个变形螺甾烷醇型皂苷（107～120，表 3 – 4），其苷元母核均为纽替皂苷元（nuatigenin）或异纽替皂苷元（isonuatigenin），纽替皂苷元和异纽替皂苷元结构式分别见图 3 – 5、图 3 – 6。

表 3 – 4　变形螺甾烷醇型甾体皂苷类成分

编号	化合物名称	部位 云南重楼
107	26 – O – Glc – nuatigenin – 3 – O – Rha（1→2）［Rha（1→4）］– Glc	地上部分
108	nuatigenin – 3 – O – Rha（1→2）– Glc	茎和叶
109	26 – O – Glc – nuatigenin – 3 – O – Rha（1→2）– Glc	茎和叶

编号	化合物名称	部位
		云南重楼
110	26 – O – Glc – nuatigenin – 3 – O – Rha（1→4）– Glc	茎和叶
111	abutiloside L	茎和叶
112	chonglouoside SL – 9	茎和叶
113	chonglouoside SL – 10	茎和叶
114	chonglouoside SL – 11	茎和叶
115	chonglouoside SL – 12	茎和叶
116	chonglouoside SL – 13	茎和叶
117	chonglouoside SL – 14	茎和叶
118	chonglouoside SL – 15	茎和叶
119	isonuatigenin – 3 – O – Rha（1→2）– Glc	茎和叶
120	（25S）– isonuatigenin – 3 – O – Rha（1→2）［Rha（1→4）］– Glc	地上部分

注：Glc：β – D – glucopyranosyl，Rha：α – L – rhamnopyranosyl。

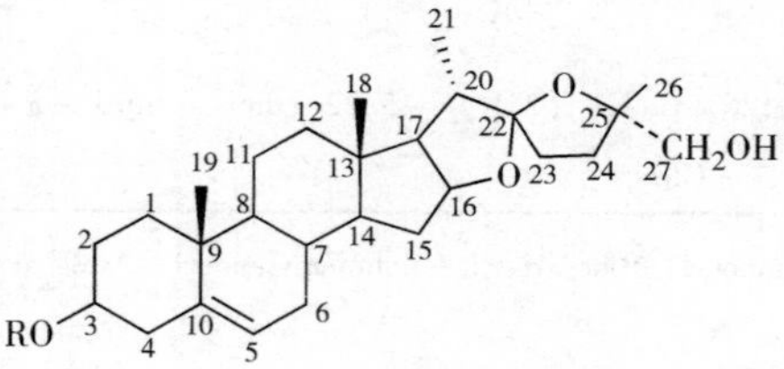

图 3 – 5　纽替皂苷元

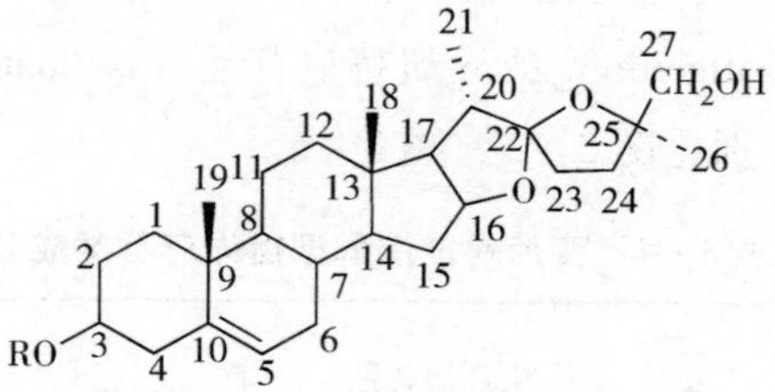

图 3 – 6　异纽替皂苷元

二、其他皂苷成分

三萜皂苷是一类基本母核由 30 个碳原子所组成的萜类皂苷元与糖组成的化合物，糖基大多数与皂苷元的 C_3 – OH 相连。云南重楼根茎中共分离出三萜皂苷成分共 20 个（121～140，表 3 – 5），均为齐墩果烷型（oleanane）三萜皂苷，七叶一枝花未见相关报道。

表 3 – 5　三萜皂苷类成分

编号	化合物名称	部位
		云南重楼
121	paritriside A	根茎
122	paritriside B	根茎
123	paritriside C	根茎
124	paritriside D	根茎
125	paritriside E	根茎
126	paritriside F	根茎
127	3β – ol – oleane – 12 – en – 28 – oic acid – 3 – O – Glc（1→2）– Ara	根茎
128	3β – ol – oleane – 12 – en – 28 – oic acid – 3 – O – Glc（1→2）– Xyl	根茎
129	3β – ol – oleane – 12 – en – 28 – oic acid – 3 – O – Ara	根茎
130	3β – ol – oleane – 12 – en – 28 – oic acid – 3 – O – Xyl	根茎
131	3β – ol – oleane – 12 – en – 28 – oic acid – 3 – O – β – D – glucuronide	根茎
132	3β – ol – oleane – 12 – en – 28 – oic acid – 3 – O – Rha（1→2）– Glc	根茎
133	3β – ol – oleane – 12 – en – 28 – oic acid – 3 – O – Glc（1→2）– Glc	根茎
134	3β,23 – diol – oleane – 12 – en – 28 – oic acid – 3 – O – Xyl（1→2）– Ara	根茎
135	3β,23 – diol – oleane – 12 – en – 28 – oic acid – 3 – O – Glc（1→4）– Ara	根茎
136	3 – O – Glc（1→2）– Ara – oleanolic acid – 28 – O – Rha（1→4）– Glc（1→6）– Glc	根茎
137	3 – O – Glc（1→3）– Ara – oleanolic acid – 28 – O – Rha（1→4）– Glc（1 6）– Glc	根茎
138	glycoside St – J	根茎
139	methylester of glycoside St – J	根茎
140	cussonoside B	根茎

注：Glc：β – D – glucopyranosy，Rha：α – L – rhamnopyranosyl，Ara：α – L – arabinopyranoside，Xyl：β – D – xylopyranoside。

除甾体皂苷和三萜皂苷成分外，云南重楼与七叶一枝花中还含有 11 个 C_{21} 皂苷。其中，10 个来自云南重楼，包括从根茎中分离的 3β,21 – diol – pregna – 5 – ene – 20S –（22,16）– lactone – 1 – O – Xyl（1→3）［Rha（1→2）］– Glc

（141）；从地上部分分离的 pregna – 5,16 – dinen – 3β – ol – 20 – one3β – O – Rha（1→2）［Rha（1→4）］– Glc（142）和 pregna – 5,16 – dinen – 3β – ol – 20 – one,3β – O – ,α – Rha（1→2）［Rha（1→4）］– Glc（143）；从茎和叶中分离的 chonglouoside SL – 7（144）、chonglouoside SL – 8（145）、dumoside（146）、hypoglaucin H（147）、21 – methoxyl – pregna – 5,16 – dien – 3β – ol – 20 – one3 – O – Rha（1→2）［Rha（1→4）］– Glc（148）、3β,21 – diol – pregnane – 5 – ene – 20S – （22,16）– lactone – 1 – O – Xyl（1→3）［Rha（1→2）］– Glc（149）、（23Z）– 9,19 – cycloart – 23 – ene – 3α,25 – diol（150）。以及从七叶一枝花根茎中分离的 3β,21 – diol – pregna – 5 – en – 20S – （22,16）– lactone – 1 – O – Rha（1→2）［Xyl（1→3）］– Glc（151）。此外，还从七叶一枝花根中分离1个胆甾烷型皂苷成分 parispolyside E（152）。

三、不同生长年限重楼中皂苷成分分析

王林娜等采用液相色谱–串联质谱法（LC – MS/MS 法）比较了6种重楼属植物（七叶一枝花、云南重楼、毛重楼、球药隔重楼、长药隔重楼、竹溪重楼）根茎中皂苷的含量及不同生长年限（七叶一枝花：5、6、7年；云南重楼5、6、7年；毛重楼4、6、7、8、9、10年；球药隔重楼：4、5、7、9、10、13年；长药隔重楼：3、4、6、7、8年；竹溪重楼：4、6、7、9、14年）的重楼根茎中重楼皂苷Ⅰ（CL1）、重楼皂苷Ⅱ（CL2）、重楼皂苷Ⅲ（CL3）、重楼皂苷Ⅴ（CL5）、重楼皂苷Ⅵ（CL6）、重楼皂苷Ⅶ（CL7）、重楼皂苷 H（CLH）、纤细薯蓣皂苷（XXSYZG）和17 – 羟基纤细薯蓣皂苷（17QJSYZG）9种皂苷的含量。各重楼样品及生长年限信息和测定结果见表3 – 6。

表3 – 6　不同生长年限重楼皂苷含量（%）

种名	生长年限	薯蓣皂苷类					偏诺皂苷类				9种总量
		CL1	CL2	CL3	CL5	XXSYZG	CL6	CL7	CLH	17QJSYZG	
七叶一枝花	5	0.7302	0.0101	5.4108	—	0.0001	—	0.0102	0.0464	0.0004	6.21
	6	0.8978	0.0175	9.8673	—	—	0.0001	0.0185	0.0679	0.0074	10.88
	7	0.8239	0.0342	9.4128	0.0003	0.0002	0.0007	0.0181	0.0652	0.0004	10.36
云南重楼	5	0.2913	0.3936	0.6858	0.0034	0.0006	0.1561	0.1087	0.0035	—	1.64
	6	0.2534	0.4004	0.2205	0.0024	0.0002	0.1367	0.0811	0.0100	—	1.10
	7	0.5832	0.6452	2.4541	0.0053	0.0002	0.1938	0.0814	0.0886	—	4.05

种名	生长年限	薯蓣皂苷类				偏诺皂苷类					9种总量
		CL1	CL2	CL3	CL5	XXSYZG	CL6	CL7	CLH	17QJSYZG	
毛重楼	4	0.0009	0.0002	0.0061	—	0.0001	0.0001	0.0189	0.0094	0.0003	0.04
	6	0.0015	0.0011	0.0043	—	0.0001	0.0001	0.0163	0.0129	0.0007	0.04
	7	0.0081	0.0007	0.0720	—	0.0001	0.0001	0.0039	0.0066	0.0004	0.09
	8	0.0012	0.0003	0.0081	—	0.0001	0.0002	0.0223	0.0143	0.0005	0.05
	9	0.0006	0.0004	0.0041	—	0.0001	0.0002	0.0190	0.0093	0.0002	0.03
	10	0.0003	0.0007	0.0016	—	0.0001	0.0001	0.0113	0.0088	0.0001	0.02
球药隔重楼	4	0.0010	—	0.0085	0.0001	0.0001	0.0109	0.0176	0.0173	0.0005	0.06
	5	0.0187	0.0012	0.0053	0.0160	0.0001	0.0168	0.5563	0.6182	0.0002	1.23
	7	0.0195	0.0024	0.0017	0.0142	0.0001	0.8673	0.5526	0.5627	0.0003	2.02
	9	0.0325	0.0022	0.0073	0.0316	0.0001	0.6495	0.4767	0.5844	0.0010	1.79
	10	0.0014	0.0001	0.0032	0.0004	0.0001	0.7449	0.4223	0.6040	0.0003	1.78
	13	0.0062	0.0001	0.0015	0.0022	0.0001	0.5725	0.5096	0.6145	0.0004	1.71
长药隔重楼	3	0.0185	0.0112	0.0032	—	0.0002	0.0016	0.0350	0.0254	0.0003	0.10
	4	0.0126	0.0023	0.0030	—	0.0001	0.0204	0.2215	0.0686	0.0003	0.33
	6	0.0043	0.0011	0.0013	—	0.0001	0.0120	0.1150	0.0593	0.0002	0.19
	7	0.0011	0.0004	0.0124	—	0.0001	0.0032	0.0512	0.0376	0.0003	0.10
	8	0.0004	0.0004	0.0020	—	0.0002	0.0309	0.0211	0.0002		0.06
竹溪重楼	4	0.0051	0.0011	0.0078	0.0005	0.0038	0.0180	0.2557	0.3671	0.1749	0.83
	6	0.0101	0.0036	0.0144	0.0012	0.0141	0.0664	0.4231	0.5131	0.3217	1.37
	7	0.0046	0.0009	0.0205	0.0006	0.0041	0.0193	0.4106	0.4132	0.2781	1.15
	9	0.0065	0.0010	0.0176	0.0006	0.0120	0.0349	0.4061	0.4253	0.2817	1.19
	14	0.0042	—	0.0237	0.0002	0.0010	0.0045	0.1933	0.3143	0.0737	0.61

注："—"表示未测到。

表 3-6 的结果显示，重楼皂苷 V 在毛重楼和长药隔重楼中未检测到，17-羟基薯蓣皂苷在云南重楼中未检测到，说明不同重楼属植物根茎中所含皂苷的种类可能存在差异。在皂苷含量上也存在很大差别，如重楼皂苷 I 和Ⅲ在七叶一枝花中含量最高，而重楼皂苷 Ⅱ 在云南重楼中含量最高。6 种重楼属植物根茎中 9 种皂苷总量随生长年限变化，云南重楼中皂苷总量呈上升趋势，于 7 年达到最高，七叶一枝花、毛重楼、球药隔重楼、长药隔重楼、竹溪重楼中皂苷总量随着生长年限的增加总体呈先上升后下降的趋势，说明重楼皂苷的累积与生长年限

有关。

张烨等采用高效液相色谱法测定不同生长年限人工栽培的云南重楼中重楼皂苷Ⅰ、Ⅱ、Ⅵ、Ⅶ的含量，研究云南重楼中4种重楼皂苷的含量与其生长年限的关系，发现不同生长年限云南重楼中4种重楼皂苷的含量差异较大，总体上呈现随着生长年限的增加先上升再下降的趋势。3年生云南重楼的总皂苷含量较低，重楼皂苷Ⅵ甚至未测出；4年和5年生样品的皂苷含量明显上升，最高的皂苷含量达3年生样品的10倍以上；5年生样品含量又有一定的下降趋势。这说明云南重楼中重楼皂苷的含量高低随生长年限的增加呈动态变化。

四、不同产地及品种重楼中皂苷成分分析

重楼作为多基原中药，除《中国药典》规定的云南重楼（多分布于云南、四川、贵州等地）和七叶一枝花（多分布于湖北、湖南、西南地区）外，还有诸多混用品或代用品，如分布于四川、贵州、云南、西藏等地的狭叶重楼，分布于云南东北部、四川南部等地的金线重楼，分布于云南东南部、四川、重庆等地的球药隔重楼等。不同产地及品种的重楼，其皂苷成分的含量也存在着差异。

付绍智等采用 HPLC 法测定不同产地的重楼属6种药材中偏诺皂苷 – 3 – O – α – L – Rha（1→2）［α – L – Rha（1→4）］ – β – D – Glc（PGRR）、重楼皂苷 I（CL1）、重楼皂苷 Ⅱ（CL2）、重楼皂苷 Ⅵ（CL6）、重楼皂苷 Ⅶ（CL7）、重楼皂苷 H（CLH）、纤细薯蓣皂苷（XXSYZG）的含量，对不同产地、不同种的重楼属植物（表3–7）进行定量分析。

表3–7 不同产地不同品种重楼属植物信息

编号	种名	拉丁名	产地
1	云南重楼	*Paris polyphylla* var. *yunnanensis*	云南丽江
2	金线重楼	*Paris delavayi* var. *delavayi*	重庆巫溪
3	金线重楼	*Paris delavayi* var. *delavayi*	湖北恩施
4	球药隔重楼	*Paris fargesii* var. *fargesii*	重庆奉节
5	巴山重楼	*Paris bashanensis*	重庆城口
6	小重楼	*Paris polyphylla* var. *minora*	重庆开县
7	长药隔重楼	*Paris polyphylla* var. *pseudothibetica*	湖北来凤
8	长药隔重楼	*Paris polyphylla* var. *pseudothibetica*	贵州安顺

测定的 6 种重楼属植物中甾体皂苷的含量见表 3 - 8。

表 3 - 8　不同产地、不同品种重楼属植物中甾体皂苷含量（mg/g）

样品	PGRR	CL1	CL2	CL6	CL7	CLH	XXSYZG
1	9.376	95.609	29.068	0.000	24.235	3.801	1.527
2	0.000	0.000	0.000	0.000	4.730	0.270	0.000
3	5.215	0.000	0.000	0.000	11.892	1.187	0.000
4	4.661	0.000	1.730	192.670	49.005	8.733	0.000
5	1.048	73.976	3.770		2.973	0.219	4.772
6	12.211	0.000	0.000	0.000	17.450	2.811	0.000
7	7.060	23.919			18.469	3.505	0.000
8	8.145	183.560	30.041	0.000	35.531	1.867	0.026

　　分析以上结果，在这 6 种重楼中均含有重楼皂苷Ⅶ和重楼皂苷 H；除重庆巫溪产地的金线重楼未检测到外，其他几种重楼均含有 PGRR；而重楼皂苷Ⅰ在金线重楼、小重楼、球药隔重楼中未被检测到；重楼皂苷Ⅱ在金线重楼、小重楼及长药隔重楼（湖北来凤）中未检测到；重楼皂苷Ⅵ仅在球药隔重楼（重庆奉节）中检测到；纤细薯蓣皂苷则只在云南重楼、巴山重楼及长药隔重楼（贵州安顺）中检测到。重楼属不同种植物的皂苷量上也存在很大的差异。重庆奉节产地的球药隔重楼中重楼皂苷Ⅵ的量最高，其次为贵州安顺产的长药隔重楼，最低的为重庆城口产的巴山重楼；重楼皂苷 H 分布和重楼皂苷Ⅶ类似，以重庆奉节产地的球药隔重楼最高，重庆城口产巴山重楼的量最低。不同产地的同种重楼属植物皂苷量及种类亦不相同。重庆巫溪产地的金线重楼与湖北恩施产地的金线重楼皂苷种类相同，皂苷种类较少，且量均较低，但湖北恩施产地的重楼皂苷量高于重庆巫溪产地的；湖北来凤及贵州安顺的长药隔重楼在皂苷种类及量上均存在很大差别，贵州安顺产地的长药隔重楼含有较高的重楼皂苷Ⅱ及微量的纤细薯蓣皂苷，并且其含有的重楼皂苷Ⅰ及重楼皂苷Ⅶ明显高于湖北来凤的长药隔重楼。结果表明不同种重楼药材中皂苷量种类差异很大，但药效活性的差异性需要进一步研究。从产地上来说，环境对其影响也很大，如果扩大重楼资源对其进行栽培种植，需要选择合适的地域。

　　此外，杨光义等采集武当山区（十堰市所辖区内五县一市两区）以及神农架林区野生重楼药材样本，采用高效液相色谱法对样本进行重楼皂苷的含量测定，比较武当山区重楼属植物 4 种重楼皂苷含量，结果 25 个样本中只有 9 个符合《中国药典》（2020 年版）含量规定（重楼皂苷 Ⅰ、Ⅱ、Ⅵ、Ⅶ总量不得少于 0.60%），合格率仅 36%。9 个样本中有 7 个是《中国药典》收载的七叶一枝花，另外只有 1 个球药隔重楼样本和 1 个宽叶重楼样本中 4 种重楼皂苷总含量 > 0.60%，说明重楼中重楼皂苷含量与重楼品种有一定的相关性。

李懿等人收集产自云南省境内 13 个州（市、地区）的 69 份云南重楼样品进行分析，采用 HPLC 方法测定其 6 种重楼皂苷 Ⅰ、Ⅱ、Ⅵ、Ⅶ、PA、H。按照样品产地和样本量情况，以地理区域进行归类合并，对偏诺皂苷量（重楼皂苷 Ⅵ、Ⅶ、PA 及 H 之和）、薯蓣皂苷量（重楼皂苷 Ⅰ、Ⅱ之和）以及 6 种皂苷量之和进行比较。结果表明滇东南地区（红河州）、滇西北地区（香格里拉、怒江、丽江）样品的偏诺类皂苷量较高，滇西地区（大理州）样品的薯蓣皂苷量较高；6 种皂苷量之和较高地区为大理州、红河州、滇西北、滇西地区及滇中地区（楚雄州）的部分区域，而滇南地区（西双版纳）重楼样品的 3 个指标较其他地区略低，这可能与这些地区特殊的气候、自然地理条件导致植株生长速度较快有关。各地所产云南重楼中重楼皂苷含量差异很大，同时，各地所产云南重楼的 6 种重楼皂苷之间质量分数波动并无显著性规律，呈现为随机波动，但同一区域（地域）所产重楼，其各类皂苷量有一定的可比性及相似的变化规律，说明其皂苷量与产地、生长环境等因素关系密切。

陈铁柱等采用高效液相色谱法测定 21 个产地七叶一枝花中重楼皂苷 Ⅶ、PGGR［pennogenin – 3 – O – Glc（1→3）（Rha（1→2））– Glc］、重楼皂苷 H、重楼皂苷 Ⅵ、重楼皂苷 Ⅰ、纤细薯蓣皂苷、重楼皂苷 Ⅱ、重楼皂苷 Ⅴ的含量，使用 SPSS 22.0 软件进行主成分分析和聚类分析，对 21 个产地七叶一枝花中的皂苷类成分进行评价。结果 21 个产地七叶一枝花中皂苷种类不完全一致，有 18 个产地偏诺皂苷总含有量占总皂苷比例的 50% 以上，初步认定该药材皂苷类成分以偏诺皂苷为主；主成分分析结果显示，重楼皂苷 Ⅶ、PGGR、重楼皂苷 H、重楼皂苷 Ⅰ、重楼皂苷 Ⅴ是不同产地七叶一枝花的主要皂苷类成分，不同产地七叶一枝花的主成分值存在较大差异。

五、不同部位重楼中皂苷成分分析

重楼以根茎入药，其他部位不作药用，在加工重楼药材的过程中对重楼药用植物造成极大的浪费。王林娜等采用液相色谱 – 串联质谱法（LC – MS/MS 法），分别测定了云南重楼、七叶一枝花、毛重楼、球药隔重楼、长药隔重楼、竹溪重楼6种重楼的主根、须根、茎、叶、花梗、花萼共计35个样品的9种重楼皂苷成分的含量，9种皂苷分别为重楼皂苷Ⅰ（CL1）、重楼皂苷Ⅱ（CL2）、重楼皂苷Ⅲ（CL3）、重楼皂苷Ⅴ（CL5）、重楼皂苷Ⅵ（CL6）、重楼皂苷Ⅶ（CL7）、重楼皂苷H（CLH）、纤细薯蓣皂苷（XXSYZG）和17－羟基纤细薯蓣皂苷（17QJSYZG）。含量测定结果见表3－9。

表3－9　不同部位重楼皂苷含量（%）

品种	部位	CL1、CL2、CL6、CL7 总量	9 种总量
云南重楼	主根	1.4225	4.0522
Paris polyphylla var. *yunnanensis*（Franch.）Hand. – Mazz.	须根	1.6075	3.5766
	茎	0.8089	2.7347
	叶	1.7837	19.8930
	花梗	2.8517	6.1886
	花萼	3.4936	24.1355
七叶一枝花	主根	1.1395	11.6164
Paris polyphylla var. *chinensis*（Franch.）Hara	须根	0.6539	1.5326
	茎	0.0990	0.7755
	叶	0.0566	2.4839
	花梗	0.0163	5.6970
毛重楼	主根	0.0128	0.0919
Paris mairei Lévl.	须根	0.7444	1.9923
	茎	0.0897	0.1925
	叶	0.0979	0.2019
	花梗	0.0642	0.1581
	花萼	0.0917	0.1983
球药隔重楼	主根	1.4418	2.0235
Paris fargesii Franch.	须根	0.7968	2.0801
	茎	0.5047	1.3867
	叶	0.0003	0.0020
	花梗	2.4480	6.3091
	花萼	0.8466	2.0411

续表

品种	部位	CL1、CL2、CL6、CL7 总量	9 种总量
长药隔重楼 *Paris polyphylla* var. *pseudothibetica* H. Li in Bull	主根	0.0559	0.1063
	须根	1.0464	2.6943
	茎	0.0789	0.2837
	叶	0.5794	1.4146
	花梗	0.0498	0.1364
	花萼	0.8750	1.8962
竹溪重楼 *Paris qiliangensis* H. Li et J. Yang	主根	0.4354	1.1519
	须根	0.7136	1.8679
	茎	0.3745	0.9830
	叶	0.6708	1.8798
	花梗	0.4915	1.2136
	花萼	1.0757	2.7968

由表 3 −9 可见，各样品中 9 种皂苷总量最高的是云南重楼的花萼部分，可达 24.14%，是其主根部分的 5.96 倍；主根样品中 9 种皂苷总量最高的是七叶一枝花，达 11.62%；须根样品中 9 种皂苷总量最高的是云南重楼，达 3.58%；叶中 9 种皂苷总量最高的是云南重楼，达 19.89%；花梗中 9 种皂苷总量最高的是球药隔重楼，可达 6.31%；花萼中 9 种皂苷总量最高的是云南重楼，达 24.14%。云南重楼中 9 种皂苷总量最高的是花萼部分，其次为叶；七叶一枝花中 9 种皂苷总量最高的是其主根部分，其次为花梗；毛重楼中 9 种皂苷总量最高的是须根部分，其他部分含量较低；球药隔重楼中 9 种皂苷总量最高的是花梗部分，其次为须根部分；长药隔重楼中 9 种皂苷总量最高的是须根部分，其次为花萼；竹溪重楼中 9 种皂苷总量最高的是花萼，其次为叶。非药用部位的样品中有 15 个样品的 CL1、CL2、CL6、CL7 四种皂苷总量高于 0.6%，最高可达 3.49%。由结果可知，同一品种重楼的不同部位中皂苷成分含量具有一定差异，这可能与植物各器官自身的代谢活动及相关次生代谢产物的转运、储藏存在差异有关；也可能是因为各部位的初生代谢产物含量差异较大，导致皂苷类次生代谢产物百分含量不同。

刘佳等也采用 HPLC 法测定华重楼、七叶一枝花、球药隔重楼和狭叶重楼的地下根茎、地上茎、叶、种子、果皮和外种皮的重楼皂苷 Ⅰ、Ⅱ、Ⅵ、Ⅶ含量。

结果见表 3 – 10。

表 3 – 10　不同部位重楼皂苷含量（$x \pm s$，$n = 3$，mg/g）

品种	部位	重楼皂苷 I	重楼皂苷 II	重楼皂苷 VI	重楼皂苷 VII
七叶一枝花	种子	2.06 ± 0.30	0	0.82 ± 0.02	0
Paris polyphylla	地上茎	3.49 ± 0.02	0	0	0
	外种皮	4.09 ± 0.07	0	0	8.58 ± 0.03
	叶片	1.87 ± 0.05	0	0	0
	果皮	9.84 ± 0.34	0	0	0.81 ± 0.01
	根	16.21 ± 0.26	8.97 ± 0.08	0	0.76 ± 0.06
球药隔重楼	种子	2.28 ± 0.15	1.03 ± 0.07	0	1.98 ± 0.01
Paris fargesii Franch.	地上茎	1.55 ± 0.23	0	0	0
	外种皮	2.44 ± 0.07	0	0	3.87 ± 0.02
	叶片	7.76 ± 0.07	0	0	0
	果皮	5.92 ± 0.30	0	0	1.22 ± 0.01
	根	9.12 ± 0.23	0.40 ± 0.02	0	3.75 ± 0.04
狭叶重楼	种子	1.70 ± 0.14	0	0	0
Paris polyphylla var. stenophylla	地上茎	0.95 ± 0.09	0	0	0
	外种皮	1.89 ± 0.04	0	0	2.05 ± 0.02
	叶片	5.50 ± 0.14	0	0	0
	果皮	2.47 ± 0.31	0	0	1.23 ± 0.07
	根	6.21 ± 0.12	0	0.95 ± 0.03	1.47 ± 0.01
华重楼	种子	1.76 ± 0.06	0	0.22 ± 0.02	1.19 ± 0.03
Paris polyphylla var. chinensis	地上茎	1.53 ± 0.03	0	0	0
	外种皮	2.35 ± 0.04	0	0	5.41 ± 0.03
	叶片	1.69 ± 0.16	0	0	0
	果皮	5.74 ± 0.15	0	0	0.70 ± 0.01
	根	8.17 ± 0.14	0	0.78 ± 0.02	0.83 ± 0.16

　　分析表 3 – 10 可知，4 种重楼的 6 个部位均含有重楼皂苷 I，七叶一枝花地下根茎、地上茎、果皮、外种皮的重楼皂苷 I 质量分数最高，分别为 16.47mg/g、3.51mg/g、10.18mg/g、4.16mg/g；球药隔重楼的叶和种子中重楼皂苷 I 质量分数最高，分别为 7.83mg/g、2.43mg/g。狭叶重楼和华重楼中均未检测到重楼皂苷 II；七叶一枝花只有地下根茎中含有重楼皂苷 II，质量分数为 9.05mg/g；球

药隔重楼的地下根茎和种子含有重楼皂苷Ⅱ，但质量分数很低，分别为 0.42mg/g、1.10mg/g。球药隔重楼中未检测到重楼皂苷Ⅵ；华重楼和狭叶重楼的地下根茎含有重楼皂苷Ⅵ，但质量分数低，分别为 0.80mg/g、0.98mg/g；华重楼和七叶一枝花的种子中含有重楼皂苷Ⅵ，质量分数也很低，分别为 0.24mg/g、0.84mg/g。4 种重楼的地下根茎和外种皮中均含有重楼皂苷Ⅶ，且外种皮的重楼皂苷Ⅶ含量均高于其他组织部位；其中，七叶一枝花外种皮的重楼皂苷Ⅶ质量分数最高，为 8.61mg/g，球药隔重楼地下根茎的重楼皂苷Ⅶ质量分数最高，为 3.79mg/g。不同组织部位 4 种重楼皂苷总含量的比较发现，地下根茎的重楼皂苷总含量高于其他组织部位，其中七叶一枝花地下根茎以及整株材料的重楼皂苷总含量均为最高。

目前中医药市场对重楼的需求量不断增加，重楼又具有胚后熟的特性，生长缓慢，供不应求，使得野生重楼资源日渐枯竭。因此，考察重楼植物其他部位的有效成分，有利于扩大重楼属植物药用范围，充分利用珍贵重楼植物资源。

六、野生与栽培品皂苷成分分析

昝珂等建立了云南重楼野生和栽培品的 HPLC 特征图谱，并测定其重楼皂苷Ⅶ、重楼皂苷 D、重楼皂苷 H、重楼皂苷Ⅵ、重楼皂苷Ⅱ、薯蓣皂苷、纤细薯蓣皂苷、重楼皂苷Ⅰ、重楼皂苷 V 的含量，对云南重楼野生和栽培品进行比较，结果见表 3 – 11。

表 3 – 11 野生品和栽培品中 9 种甾体皂苷质量分数

产地	重楼皂苷Ⅶ	重楼皂苷 D	重楼皂苷 H	重楼皂苷Ⅵ	重楼皂苷Ⅱ	薯蓣皂苷	纤细薯蓣皂苷	重楼皂苷Ⅰ	重楼皂苷 V
野生品									
云南鲁甸县	0.235	0.130	0.254	0.015	0.271	0.084	0.194	0.197	0.022
云南龙陵县	0.055	—	0.066	0.021	0.536	0.124	0.083	0.693	0.024
云南巍山县	0.017	—	0.025	0.018	0.116	—	—	0.131	—
云南施甸县	0.031	—	0.037	—	0.235	0.023	0.027	0.224	—
云南陇川县	0.248	0.165	0.304	0.022	0.226	0.054	0.206	0.156	0.035
云南弥渡县	0.078	0.045	0.075	—	0.178	0.284	—	0.162	0.041
云南剑川县	0.145	0.096	0.165	0.019	0.156	0.031	0.095	0.082	—
云南永平县	0.106	—	0.045	—	1.232	0.041	0.065	0.324	0.021
云南巧家县	0.098	0.056	0.068	—	0.142	0.286	—	0.225	0.032
四川仁寿县	0.068	—	0.018	—	0.751	0.035	0.016	0.245	—

续表

产地	重楼皂苷Ⅶ	重楼皂苷 D	重楼皂苷 H	重楼皂苷Ⅵ	重楼皂苷Ⅱ	薯蓣皂苷	纤细薯蓣皂苷	重楼皂苷 I	重楼皂苷 V
栽培品									
云南弥勒县	0.035	—	0.018	—	0.715	0.092	—	0.841	0.043
云南兰坪县	0.030	—	—	—	0.967	0.128	0.065	0.885	0.026
云南龙陵县	0.042	—	0.020	—	0.085	—		0.091	—
云南马关县	0.021	—	0.023	—	0.182	—	0.037	0.414	—
云南沾益区	0.026	—	0.033	—	0.886	0.095		0.989	—
云南宣威市	0.029	—	0.015	—	0.252	0.121		0.202	—
云南维西县	0.022	—	0.033	—	0.215	—		0.636	—
云南弥渡县	0.024	—	0.036	—	0.434	0.046		1.934	—
四川盐边县	0.042	—	0.041	—	0.912	0.086		0.812	—
四川长宁县	0.023	—	0.031	—	0.268	0.045		0.465	—

注："—"未检出或低于定量限。

　　含量测定结果分析发现野生品和栽培品中 9 种甾体皂苷类成分含量差异较大，野生品和栽培品中组内 9 种成分的含量也相差较大。这 9 种成分中重楼皂苷 D、重楼皂苷Ⅵ、纤细薯蓣皂苷、重楼皂苷 V 在野生品和栽培品中含量均较低；野生品中重楼皂苷Ⅶ、重楼皂苷 H 的平均含量高于栽培品，重楼皂苷 I 的平均含量低于栽培品，4 种偏诺皂苷平均含量总和显著高于栽培品，5 种薯蓣皂苷平均含量总和显著低于栽培品；栽培品中 9 种甾体皂苷平均含量高于野生品。

　　詹晓如等利用分光光度法测定七叶一枝花野生品与移栽品薯蓣皂苷元，对栽培 7 年生的七叶一枝花和野生 8 年生植株进行生物量抽样对比研究，栽培品平均单株鲜重 76.2g，平均单株干重 22.8g，年干品生长量 3.3g，而野生品的平均单株鲜重、平均单株干重、年干品生长量分别为 56.6g、17.1g、2.1g，栽培品年干重生长量比野生品要高出 1.2g，高出率达 57%。对其主要成分薯蓣皂苷元进行对比，结果薯蓣皂苷元在栽培品和野生品中的含量分别为 0.63%、0.60%，无明显差异。

第二节　其他化学成分

一、黄酮类成分

黄酮类成分是重楼植物中的脂溶性成分，具有一定的生物活性。目前，从两种重楼中提取分离的黄酮类化学成分有 19 个（表 3 – 12），其主要结构类型是黄酮醇类，苷元有山柰酚（kaempferol）、槲皮素（quercetin）和异鼠李素（isorhamnetin）等，且大都在 C_3 – OH 位与糖基成苷。

表 3 – 12　黄酮类成分

编号	化合物名称	部位	
		云南重楼	七叶一枝花
1	山柰酚（kaempferol）	–	根茎、地上部分
2	kaempferol – 3 – O – Gal		地上部分
3	紫云英苷（kaempferol – 3 – O – Glc）	–	地上部分
4	kaempferol – 3 – O – Glc（1→2）– Gal		地上部分
5	kaempferol – 3 – O – Glc（1→2）– Glc		地上部分
6	kaempferol – 5 – O – Rha	茎和叶	–
7	kaempferol – 3 – O – Glc – 7 – O – Rha	茎和叶	
8	kaempferol – 3 – O – Glc（1→6）– Glc – 7 – O – Glc	茎和叶	
9	kaempferol – 3 – O – Glc（1→6）– Glc	地上部分	
10	7 – O – Rha – kaempferol – 3 – O – Glc（1→6）– Glc	地上部分	–
11	isorhamnetin – 3 – β – O – Glc	根茎	地上部分
12	isorhamnetin – 3 – β – O – Glc（1→2）– Gal		地上部分
13	isorhamnetin – 3 – β – O – Gal（1→6）– Glc		地上部分
14	isorhamnetin – 3 – O – gentiobioside	根茎	地上部分
15	isorhamnetin – 3 – O – neohesperidoside	根茎	–
16	槲皮素（quercetin）	–	根茎、地上部分
17	三裂鼠尾草素（salvigenin）	须根	–
18	木犀草素（luteolin）	–	地上部分
19	木犀草苷（cynaroside）	–	地上部分

注：Glc：β – D – glucopyranosy，Rha：α – L – rhamnopyranosyl，Gal：β – D – galactopyranosyl。

钟彦等采用紫外 - 可见分光光度法分析云南重楼、七叶一枝花、毛重楼、花叶重楼四种重楼共 7 个样品的干燥根茎中总黄酮含量，7 个样品分别为 1 个七叶一枝花样品（重庆市开县自采）、4 个云南重楼样品（分别为云南省丽江地区自采、云南大理三月街药材市场购买、云南大理金贝药材市场购买、云南省云龙县自采）、1 个毛重楼样品（云南省丽江地区自采）和 1 个花叶重楼样品（云南省丽江地区自采），测得各样品总黄酮含量分别为 0.0394%、0.0366%、0.1029%、0.1121%、0.0970%、0.1146%、0.1063%。由结果可知，不同种重楼药材中总黄酮含量差异较大，即使同为云南重楼，不同产地的样品差异也较大，其中云南大理金贝药材市场购买的云南重楼中总黄酮含量最高，云南省丽江地区自采云南重楼总黄酮含量最低，两者含量相差近 4 倍。该结果表明重楼中总黄酮的含量受产地及品种影响较大。

杨金霞等使用荧光分光光度法测定武当山区不同品种野生转家种重楼地上部分总黄酮含量，对比了武当山区马家河龙王寨的多叶重楼、宽叶重楼、华重楼、长药隔重楼、云南重楼、狭叶重楼 6 种重楼地上部分的总黄酮含量，结果：多叶重楼 1（家种，2.21%）、多叶重楼 2（野生，1.25%）、宽叶重楼 1（野生，1.68%）、宽叶重楼 2（家种，1.12%）、华重楼 1（家种，0.75%）、长药隔重楼（家种，0.73%）、云南重楼 1（家种，0.59%）、多叶重楼 3（家种，2.72%）、狭叶重楼（家种，1.57%）、华重楼 2（家种，1.03%）、宽叶重楼 3（家种，0.92%）、云南重楼 2（家种，0.29%）。由结果可知，武当山区家种多叶重楼地上部分总黄酮含量较高，不同品种重楼地上部分总黄酮含量差异较大，其中多叶重楼、宽叶重楼、狭叶重楼总黄酮含量较高，华重楼、云南重楼含量较低。

二、甾醇类成分

甾醇是一类广泛存在于植物中的天然活性物质。根据目前的研究报道，从重楼植物中一共分离得到 9 个植物甾醇类化合物，分别为 β - 谷甾醇（β - sitosterol，172）、胡萝卜苷（daucosterol，173）、豆甾醇（stigmasterol，174）、stigmasterol - 3 - O - Glc（175）、7α - ol - stigmasterol - 3 - O - Glc（176）、7β - ol - sitosterol - 3 - O - Glc（177）、(3β,22E) - stigmasterol - 5,22 - dien 3 - O - Glc（178）、pariposide E（179）、pariposide F（180）。其中，172、173、174 均从七叶一枝花的根茎中分离出，同时，172、173 在七叶一枝花的地上部分也有分离

出；175 分离自云南重楼的根茎，176、177 分离自云南重楼的茎和叶，178、179、180 分离自云南重楼的根。

三、蜕皮激素类成分

蜕皮激素是一类无脊椎动物的生长激素，也是多种中草药的活性成分。从重楼植物内共分离出四个蜕皮激素类化合物，包括从云南重楼根茎中分离出的 β - 蜕皮激素（β - ecdysterone，181）、α - 蜕皮激素（α - ecdysterone，182）、cal-onysterone（183），根中分离出的 4 - epi - pinnatasterone（184）。同时，在七叶一枝花的地上部分也分离出 181 和 183。

四、脂肪酸类成分

郭婷等采用索氏提取法结合气相色谱 - 质谱联用技术（GC - MS），对七叶一枝花和云南重楼脂溶性成分的含量和组成进行了分析和比较，结果表明，两种重楼的根茎中均主要含有饱和脂肪酸 SFA：硬脂酸（185）和棕榈酸（186），不饱和脂肪酸（UFA）：油酸（187）和亚油酸（188）。

从七叶一枝花中共鉴定了 14 种脂溶性成分，包括 9 种脂肪酸和 5 种非脂肪酸成分，占样品总量的 90.96%。9 种脂肪酸占总脂溶性成分含量的 96.77%，包括 5 种饱和脂肪酸（30.13%），主要以硬脂酸（2.11%）和棕榈酸（26.72%）为主；4 种不饱和脂肪酸（66.64%），以油酸（26.67%）和亚油酸（38.16%）为主。5 种非脂肪酸占总脂溶性成分含量的 3.23%，主要为烷烃类化合物，以十四烷（1.25%）和 3,8 - 二甲基十一烷（0.74%）的含量较高。从云南重楼中鉴定出 15 种脂溶性成分，包括 9 种脂肪酸和 6 种非脂肪酸成分，占样品总量的 96.80%。9 种脂肪酸成分的组成与七叶一枝花基本一致，但相对含量存在差别。脂肪酸类成分占总脂溶性成分含量的 98.36%，包括 5 种饱和脂肪酸（22.81%），主要以硬脂酸（0.98%）和棕榈酸（20.60%）为主；4 种不饱和脂肪酸（75.55%），同样以油酸（45.96%）和亚油酸（28.02%）为主，但含量均高于七叶一枝花。6 种非脂肪酸成分占总含量的 1.64%，含量较前者低，主要也是烷烃类化合物，包括十三烷（0.22%）、十四烷（0.62%）、十五烷（0.18%）和十六烷（0.16%）等。

两种不同来源重楼药材脂溶性成分的组成基本一致，包含棕榈酸、硬脂酸、油酸、亚油酸等共有成分 11 种，但各组分的相对含量存在一定差异。二者的脂

溶性成分主要以脂肪酸为主，其中饱和脂肪酸含量较低，分别占总含量的
30.13%和22.81%；不饱和脂肪酸含量较高，分别为66.64%和75.55%。云南
重楼中不饱和脂肪酸的含量约为饱和脂肪酸含量的3.31倍，而七叶一枝花中不
饱和脂肪酸的含量约为饱和脂肪酸含量的2.21倍，云南重楼药材中不饱和脂肪
酸的含量明显高于七叶一枝花。此外，两种重楼中棕榈酸、油酸和亚油酸的相对
含量存在差异，七叶一枝花中棕榈酸（26.72%）和亚油酸（38.16%）的相对
含量高于云南重楼中棕榈酸（20.60%）和亚油酸（28.02%）的含量，而云南
重楼中油酸的相对含量（45.96%）高于七叶一枝花（26.67%）。就非脂肪酸类
成分而言，十四烷和十六烷为二者的共有成分，其他成分的种类和含量均存在一
定差异。

五、其他成分

重楼植物中除上述成分外，还含有氨基酸、胆甾烷类、苯丙素类、糖类、无
机元素等多种成分。

王强等人测定七叶一枝花、云南重楼、球药隔重楼、黑籽重楼、南重楼和狭
叶重楼中游离氨基酸和水解后总氨基酸，结果表明，各样品中均含有多种氨基
酸，且所含氨基酸种类大体相同；测定的酸水解后18种氨基酸结果显示，大部
分样品含有除色氨酸外的17种氨基酸，仅七叶一枝花含有少量色氨酸，在所测
的氨基酸中苏氨酸、缬氨酸、亮氨酸、异亮氨酸、甲硫（蛋）氨酸、赖氨酸、
苯丙氨酸、色氨酸为人体所必需，其中前7种在各样品中的含量均较高；此外，
各样品的游离氨基酸含量均很低，各样品的氨基酸含量有差异，即使是同一种植
物的根茎，不同产地也有差异。

杨永红等测定云南重楼新鲜种子和陈年干燥种子中氨基酸含量，贮藏两年的
种子中均未检测到胱氨酸和蛋氨酸；新鲜种子与陈年种子相比，除天门冬氨酸含
量低0.02%，精氨酸含量低0.23%外，其余14种氨基酸含量都有不同程度
升高。

此外，云南重楼的须根及七叶一枝花的根茎中均分离出五环三萜成分熊果酸
（ursolic acid，189）；两种重楼中还含有多种无机元素如钙、钾、磷、镁、铝、
铁、钠、锰等。

同时，云南重楼的根茎中还含有苯丙素类成分 parispolyside F（190）和 pari-
spolyside G（191）；芳香族化合物香草醛（vanillin，192）；糖类成分蔗糖（cane

sugar, 193）、七糖［Glc（1→6）－Glc（1→6）－Glc（1→6）－Glc（1→6）－Glc（1→6）－Glc（1→4）－Man, 194］和八糖［Glc（1→6）－Glc（1→6）－Glc（1→6）－Glc（1→6）－Glc（1→6）－Glc（1→6）－Glc（1→4）－Man, 195］；以及1－O－Glc－（2S,3S,4E,8E）－2［（2Ŕ）－2′－hydroxyhexadecanoyl-amino－4（E）,8（E）－octadecadiene－1,3－diol（196）、ethyl－α－D－fructo-furanoside（197）、2－feruloyl－O－α－Glc（1'→2）－3,6－O－feruloyl－Fru（198）和1,5－dihydroxy－7－methoxy－3－methylanthraquinone（199）。七叶一枝花的根茎中还分离出2β,3β,14α,20β,22α,25β－hexaol－cholest－7－en－6－one（200）、2β,3β,14α,20β,24β,25β－hexahydroxy cholest－7－en－6－one（201）、两个胆甾酮以及葡萄糖（202）。

参考文献

［1］黄伟光，周俊. 重楼的甾体皂素配基成分研究［J］. 云南医学杂志，1962，12（1）：64－65.

［2］陈昌祥，张玉童，周俊. 滇产植物皂素成分的研究［J］. 云南植物研究，1983，3（1）：91－97.

［3］徐学民，钟炽昌. 华重楼化学成分的研究Ⅱ·华重楼皂甙C的化学结构［J］. 中草药，1988，19（06）：2－3.

［4］徐学民，钟炽昌. 华重楼化学成分研究分离及其皂苷A、B、D的结构测定［J］. 中草药，1988，19（5）：2－6.

［5］陈昌祥，周俊，张玉童，等. 滇重楼地上部分的甾体皂苷［J］. 云南植物研究，1990，5（3）：323－329.

［6］陈昌祥，连红兵，李运昌，等. 滇重楼种子中的甾体皂苷［J］. 云南植物研究，1990，5（4）：452.

［7］陈昌祥，周俊. 滇重楼地上部分的两个微量皂苷［J］. 云南植物研究，1995，11（2）：215－220.

［8］陈昌祥，张玉童，周俊. 滇重楼地上部分的配糖体［J］. 云南植物研究，1995，11（4）：473－478.

［9］谈文状，陈军，泰瑞清，等. 滇重楼的抗肿瘤活性成分研究［J］. 云南中医中药杂志，2015，36（6）：91－95.

［10］ 王羽，高文远，袁理春，等. 滇重楼的化学成分研究［J］. 中草药，2007，7（1）：17 – 20.

［11］ 王羽，张彦军，高文远，等. 滇重楼的抗肿瘤活性成分研究［J］. 中国中药杂志，2007，7（14）：1425 – 1428.

［12］ 徐暾海，毛晓霞，徐雅娟，等. 云南重楼中的新甾体皂苷［J］. 高等学校化学学报，2007，3（12）：2303 – 2306.

［13］ 赵玉. 滇重楼中甾体皂苷类成分的研究［D］. 北京：中国人民解放军军事医学科学院，2007.

［14］ 毛晓霞. 重楼甾体成分的研究［D］. 延吉：延边大学，2007.

［15］ 文彦诗，耿圆圆，王军民，等. 滇重楼须根中的化学成分［J］. 西部林业科学，2015，44（6）：51 – 54.

［16］ 孙笛，杨尚军，白少岩. 七叶一枝花的化学成分研究［J］. 食品与药品，2016，18（2）：98 – 101.

［17］ 刘海，张婷，陈筱清，等. 云南重楼的甾体皂苷类成分［J］. 中国天然药物，2006，13（4）：264 – 267.

［18］ Zhao Y, Kang LP, Liu YX, et al. Steroidal saponins from the rhizome of Paris polyphylla and their cytotoxic activities［J］. Planta Medica, 2008, 75（4）: 356 – 363.

［19］ Yan LL, Gao WY, Zhang YJ, et al. A new phenylpropanoid glycosides from *Paris polyphylla* var. *yunnanensis*［J］. Fitoterapia, 2008, 79（4）: 306 – 307.

［20］ Xu JQ, Mu YY, Wei N, et al. Steroidal saponins from stems and leaves of Paris *polyphylla* var. *yunnanensis*［J］. Phytochemistry, 2016, 121: 20 – 29.

［21］ Xia W, Lei W, Guo W, et al. New Steroidal Saponins and Sterol Glycosides from *Paris polyphylla* var. *yunnanensis*［J］. Planta Med, 2012, 78（15）: 1667 – 1675.

［22］ Yan WS, Wei N, Xu JQ, et al. Steroidal saponins with cytotoxic activity from the rhizomes of *Paris polyphylla* var. *yunnanensis*［J］. Phytochemistry Letters, 2015, 12: 31 – 34.

［23］ Xu JQ, Chang XC, Wei N, et al. C22 – steroidal lactone glycosides from stems and leaves of *Paris polyphylla* var. *yunnanensis*［J］. Fitoterapia, 2013, 84: 248 – 251.

[24] 张玉波, 吴霞, 李药兰, 等. 云南重楼的化学成分 [J]. 暨南大学学报, 2014, 35 (1): 66 – 72.

[25] Xia W, Lei W, Guo CW, et al. Triterpenoid saponins from rhizomes of *Paris polyphylla* var. *yunnanensis* [J]. Carbohydrate Research, 2013, 12 (5): 368 – 372.

[26] 黄芸, 王强, 叶文才, 等. 华重楼中一个新的类胆甾烷皂苷 [J]. 中国天然药物, 2005 (3): 138 – 140.

[27] 王林娜, 胡培, 杨光义, 等. 不同生长年限的 6 种重楼属植物根茎中 9 种皂苷含量动态累积比较 [J]. 中国药师, 2018, 21 (12): 2123 – 2127.

[28] 张烨, 吕霜霜, 周浓, 等. 不同生长年限滇重楼中 4 种重楼皂苷的含量比较 [J]. 中国药房, 2011, 22 (43): 4081 – 4083.

[29] 付绍智, 李楠, 刘振, 等. HPLC 法测定不同产地重楼属植物中 7 种甾体皂苷成分 [J]. 中草药, 2012, 43 (12): 2435 – 2437.

[30] 杨光义, 胡培, 叶方, 等. 武当山区重楼属植物皂苷类成分含量比较 [J]. 中南药学, 2016, 14 (01): 77 – 81.

[31] 李懿, 何佳, 赵庭周, 等. HPLC 同时测定不同产地滇重楼中的 6 种重楼皂苷 [J]. 中成药, 2012, 34 (1): 113 – 116.

[32] 陈铁柱, 文飞燕, 张涛, 等. 21 个产地七叶一枝花中皂苷类成分的评价 [J]. 中成药, 2017, 39 (11): 2345 – 2350.

[33] 王林娜, 胡培, 杨光义, 等. 6 种重楼属植物不同部位中 9 种皂苷类成分含量比较 [J]. 时珍国医国药, 2018, 29 (11): 2635 – 2638.

[34] 刘佳, 杨亚利, 张鹏, 等. 4 种重楼不同部位 4 种重楼皂苷含量的分析 [J]. 中国实验方剂学杂志, 2016, 22 (16): 44 – 48.

[35] 昝珂, 高宇明, 崔淦, 等. 基于特征图谱及多指标成分含量的云南重楼野生与栽培品比较研究 [J]. 中国中药杂志, 2017, 42 (15): 3011 – 3016.

[36] 詹晓如, 胡小玲, 郑小吉. 七叶一枝花野生品与移栽品品质比较 [J]. 中国现代中药, 2009, 11 (2): 23 – 38.

[37] 尹伟, 宋祖荣, 刘金旗, 等. 七叶一枝花地上部分化学成分研究 [J]. 中药材, 2015, 38 (9): 1875 – 1878.

[38] 赵猛, 李燕敏, 王鹏飞, 等. 华重楼地上部分化学成分研究 [J]. 中国药学杂志, 2018, 53 (16): 1342 – 1346.

［39］ Yu W, Wen YG, TieJZ, et al. A novel phenylpropanoid glycosides and anew derivation of phenolic glycoside from *Paris polyphylla* var. *yunnanensis* ［J］. ChineseChemicalLetters, 2007, 18 (5): 548 – 550.

［40］ 郭婷, 李焘, 张自萍, 等. 七叶一枝花与滇重楼脂溶性成分的 GC – MS 分析 ［J］. 陕西农业科学, 2011, 57 (4): 14 – 16.

［41］ 王强, 徐国钧. 七叶一枝花类中药的氨基酸分析 ［J］. 氨基酸杂志, 1989 (1): 53 – 56.

［42］ 杨永红, 戴丽君, 严君, 等. 滇重楼种子中氨基酸和元素的分析测定 ［J］. 中兽医医药杂志, 2009, 28 (2): 39 – 41.

［43］ 王强, 徐国钧. 七叶一枝花类中药的微量元素分析 ［J］. 微量元素, 1988 (2): 35 – 39.

［44］ Li GZ, Chen GY, Jian QL, et al. Heptasaccharide and octasaccharide isolated from *Paris polyphylla* var. *yunnanensis* and their plant growth – regulatory activity ［J］. Plant Science, 2003, 165 (3): 571 – 575.

第四章　重楼的临床药理作用研究

重楼传统主要用于痈疽、咽喉肿痛、毒蛇咬伤、跌打伤痛、凉风抽搐等症。化学成分研究发现，重楼中主要含有甾体类、黄酮类、多糖类和氨基酸类化学成分以及多种微量元素。药理学研究发现，重楼在抗肿瘤、抑菌消炎、抗病毒、止血、止痛镇静、免疫调节、肝肾保护等方面具有很好的活性。重楼的多种化学成分均表现出不同的药理活性，可用于不同疾病的治疗，但目前其临床药理学研究还并不完全，为了更好地将重楼药材运用到临床疾病治疗中，学者们进行了广泛的研究。现从药效学、药物代谢动力学、毒理学及药物相互作用四个方面对重楼临床药理学研究进行分述。

第一节　药效学研究

药物效应动力学（pharmacodynamics，PD）简称药效学，是研究药物对机体作用及作用机制的科学，为指导临床合理用药、防治疾病提供理论依据。现代药理研究表明，重楼具有很强的抗肿瘤作用，对多种肿瘤有效，此外，还具有抗感染、脏器保护、免疫调节、止血凝血等多种功能。但其作用机制仍不十分清楚，本节列举了重楼在一些疾病中的作用及其可能的药效学机制，为疾病治疗及重楼新药研发提供参考。

一、抗肿瘤作用

1. 肝癌

肝癌是常见的恶性肿瘤之一，目前对于重楼皂苷对肝癌的作用及机制研究较多。

早期大量研究表明，重楼皂苷对肝癌细胞的增殖具有显著抑制作用。钟勇等采用 CCK - 8 法检测重楼总皂苷（RPTS）对 HepG2 细胞的增殖抑制作用发现，

RPTS 能明显抑制 HepG2 细胞增殖，其抑制率随药物浓度增加、作用时间延长明显增大。如表 4 - 1 所示，流式细胞术检测细胞周期变化发现，RPTS 可影响 HepG2 细胞的周期分布，减少 G0/G1 期细胞分布率，将细胞阻滞于 S 期；如表 4 - 2 所示，流式细胞术检测细胞凋亡情况发现，与空白对照组比较，在 RPTS （25μg/mL）干预 HepG2 细胞 48 小时后，早期凋亡率和晚期凋亡率均显著增加。

表 4 - 1　4 组 HepG2 细胞作用 48 小时后细胞周期分布情况

组别	G0/G1 期	S 期	G2/M 期
空白对照组	77.19 ±2.49	11.09 ±0.55	11.72 ±1.95
RPTS 组	49.8 ±6.55	35.07 ±2.47	15.12 ±5.04
单纯照射组	85.90 ±4.92	11.40 ±3.37	2.70 ±1.58
照射 + RPTS 组	88.74 ±1.07	5.62 ±0.44	5.64 ±1.05

表 4 - 2　4 组 HepG2 细胞作用 48 小时后细胞凋亡变化情况

组别	正常活细胞	凋亡早期细胞	凋亡晚期细胞	死亡细胞
空白对照组	99.72 ±0.26	0.10 ±0.14	0.00 ±0.00	0.18 ±0.31
RPTS 组	92.43 ±0.55	4.07 ±0.34	3.35 ±0.18	0.15 ±0.05
单纯照射组	92.14 ±0.48	4.20 ±0.21	3.51 ±0.25	0.16 ±0.07
照射 + RPTS 组	83.50 ±0.60	11.68 ±0.12	4.61 ±0.61	0.21 ±0.03

陈源红等以体外培养的肝癌 HepG2 细胞为研究对象，MTT 法检测重楼对肝癌 HepG2 细胞增殖的抑制作用显示，重楼水提物对 HepG2 细胞增殖有抑制作用，且具有时间、浓度依赖性。流式细胞仪检测发现，重楼水提物作用于 HepG2 细胞 24、48 小时后，能显著促进细胞凋亡；HepG2 随着重楼水提物作用时间的延长，细胞凋亡率增加，有时间依赖性。

王文娟等以重楼醇提取物（RP1）、60% 乙醇提取物（RP2）、95% 乙醇提取物（RP3）的不同浓度处理 HepG2 及 SMMC - 7721 细胞后，采用 MTT 法检测细胞生长抑制率。结果表明，3 种重楼提取物均能浓度依赖性地抑制人肝癌 HepG2 及 SMMC - 7721 细胞生长，各组间抑制率比较均有显著性差异。

随着研究的深入，关于重楼皂苷抑制肝癌细胞增殖分化的机制研究也越来越多。邓波等采用 CCK - 8 法检测重楼总皂苷对人肝癌 HepG2 细胞的增殖情况及作用机制，结果显示，重楼总皂苷对人肝癌 HepG2 细胞增殖有抑制作用，而且其抑制率随着药物浓度的增加、持续时间的延长而增高，呈现出浓度和时间依赖性。Western Blot 法检测重楼总皂苷对人肝癌 HepG2 细胞 MUC - 1 蛋白的表达情况，结果显示，重楼总皂苷（25μg/μL）能抑制人肝癌 HepG2 细胞中 MUC - 1 蛋白的表达，并呈现出时间依赖性；而且重楼总皂苷具有协同 X 线抑制 MUC - 1 蛋白表达的作用。

胡文静等考察了重楼复方对人肝癌 SMMC - 7721 细胞增殖、凋亡及 Survivin 表达的影响。研究发现，干扰凋亡抑制基因 Survivin 的表达是重楼复方抗肿瘤活性的机制之一。

Zhang 等考察了重楼皂苷Ⅶ通过调节线粒体途径对 HepG2 细胞细胞凋亡相关基因表达情况的影响。实验结果显示重楼皂苷Ⅶ增加了 Bax/Bcl - 2 蛋白表达量比，增加了 Cyt C、caspases - 3、caspases - 8、caspases - 9 的表达；而且重楼皂苷Ⅶ能够显著增加 JNK、ERK 和 p38 的磷酸化，以及显著增加肿瘤抑制蛋白 p53 和 PTEN 的表达。

陈丹齐等研究发现，重楼皂苷Ⅰ可以通过内质网应激途径诱导人肝癌 HepG2 细胞凋亡。实验应用 RT - PCR 检测内质网应激相关基因 GRP78、ATF - 6、PERK、IRE - 1 的 mRNA 水平并采用 Western Blot 方法分析重楼皂苷Ⅰ对 cleaved caspase - 12、caspase - 12、cleaved caspase - 3、Bax、Bcl - 2、IRE - 1、XBP1、CHOP 和 P - JNK1 蛋白质水平的影响。结果发现，重楼皂苷Ⅰ以时间 - 浓度依赖的方式抑制 HepG2 细胞的增殖；细胞出现典型的凋亡形态，GRP78 和 IRE - 1 mRNA 水平较阴性对照组均显著增加；重楼皂苷Ⅰ通过增加 Bax、减少 Bcl - 2 蛋白质水平进而活化 caspase - 3 来诱导细胞凋亡。实验同时发现，重楼皂苷Ⅰ可上调内质网应激通路的 IRE - 1，下调 P - JNK1 和 XBP1 蛋白质水平及活化内质网应激的标志蛋白质 caspase - 12。因此，该研究表明内质网应激途径参与了重楼皂苷Ⅰ诱导人肝癌 HepG2 细胞的凋亡。

刘纪明等研究发现，重楼活性单体 PP - 26 可诱导肝癌 HepG2 细胞中凋亡相关蛋白 caspase - 9、caspase - 3、PARP 随着 PP - 26 浓度的增加而表达下调，促凋亡蛋白 Bax 的表达上调，而抗凋亡蛋白 Bcl - 2、Bcl - xl、Mcl - 1 表达下调；同时，随着 PP - 26 作用浓度的增加，磷酸化的 Akt（p - Akt）表达下调而总 Akt 表达变化不明显，Akt 下游的 GSK3 - β 和 Foxo3 磷酸化水平也下降。实验结果表明重楼活性单体 PP - 26 通过抑制 Akt 信号通路激活细胞线粒体凋亡途径而诱导 HepG2 细胞凋亡。

重楼皂苷抑制肝癌细胞转移或降低肝癌细胞侵袭力对于肝癌的治疗也具有重

要意义。王佳佳等采用体外方法观察中药重楼对人肝癌细胞增殖、周期和迁移作用及对 HIF－1α、E－cad 表达的影响。划痕实验检测结果显示，重楼皂苷能够显著抑制 HepG2 细胞的迁移能力；RT－PCR 和 Western Blot 结果显示，重楼皂苷能够抑制 HIF－1α 的表达，同时上调 E－cad 的表达量。由于 HIF－1α、E－cad 在上皮间质转化过程中发挥重要作用，因此重楼皂苷可能通过阻断上皮间质转化而发挥抗肝癌侵袭转移作用。

重楼皂苷作用于肝癌动物模型的研究也有报道。王磊等将 H22 肝癌细胞株注射到小鼠右前肢腋窝皮下，建立荷瘤小鼠模型，灌胃给予七叶一枝花提取物，观察对瘤体大小的影响。研究发现，七叶一枝花提取物能够明显降低瘤体的大小，并且延长荷瘤小鼠的生存时间。

2. 胃癌

胃癌是发生在胃黏膜上皮组织的恶性肿瘤，以胃腺癌最为常见。国家癌症中心最新数据显示，我国胃癌居恶性肿瘤死亡率第二位，是严重危害人类健康的常见恶性肿瘤之一。重楼在抑制胃癌活性方面的研究也有报道。

张珂等通过培养人胃癌 SGC－7901 细胞，采用 MTT 法检测重楼醇提取物对胃癌细胞增殖影响的情况。结果表明，重楼醇提取物对胃癌 SGC－7901 细胞有明显的生长抑制作用，随着作用时间的延长和剂量的增大，抑制作用越明显，呈时间和剂量依赖性；应用平皿克隆法观察不同浓度的重楼醇提取物对胃癌 SGC－7901 细胞集落形成的抑制作用，结果显示，不同浓度重楼醇提取物的集落抑制率分别为 11.69%、27.27% 和 48.05%，说明重楼醇提取物具有较强抑制胃癌 SGC－7901 细胞锚定依赖性生长的作用；应用流式细胞术观察不同浓度重楼醇提取物对胃癌 SGC－7901 细胞周期的作用，结果如表 4－3 所示，随着重楼醇提取物浓度的增加，S 期细胞逐渐增多，G2/M 期细胞逐渐减少，出现 S 期阻滞现象，并且具有浓度依赖性。

表 4－3　不同浓度重楼醇提取物对 SGC－7901 细胞集落抑制率比较（$\bar{X} \pm s$, $n = 3$）

重楼醇提取物（μg/mL）	集落数（$\bar{X} \pm s$）	集落抑制率（%）
对照组	19.25 ± 3.06	－
1.75	17.00 ± 2.65	11.69
3.50	14.00 ± 3.61	27.27
7.00	10.00 ± 4.58	48.05

洪星辉等通过体外培养 MKN-45 细胞，取对数生长期细胞，加入不同质量浓度 RPTS，采用 MTT 法检测细胞增殖情况。结果显示，在 RPTS 作用下，细胞增殖受到明显的抑制，并且随着质量浓度的升高，细胞活力降低；划痕实验结果显示，RPTS 作用组细胞的划痕距离显著增加，提示 RPTS 可显著抑制 MNK-45 细胞的迁移，且迁移抑制作用呈质量浓度依赖关系。

侯梅等采用体外培养方法，研究重楼皂苷 II 对人胃癌 MGC-803 细胞的细胞增殖和诱导细胞凋亡的作用。结果显示，重楼皂苷 II 可呈剂量与时间依赖性地降低 MGC-803 细胞的存活率，增加细胞的凋亡率；其作用机制与增强 caspase-3 的活性和增加 Cyt-c 的表达量有关。

宫瑞松等采用 MTT 法考察重楼单体 PP-22 对人胃癌 MGC-803 细胞增殖抑制作用以及作用机制。结果显示，重楼单体化合物 PP-22 能够显著抑制胃癌 MGC-803 细胞增殖，将肿瘤细胞阻滞于 S 期；Western Blot 检测显示，重楼皂苷 PP-22 能够使 caspase-3 和 caspase-9 蛋白的活性增强，抗凋亡蛋白 Bcl-2 减少，细胞促凋亡蛋白 Bak 的表达增加。

刘艳群等采用胃癌 HGC-27 细胞作为研究对象，通过观察上皮细胞间叶样表型转化（EMT）标志物如 E-钙黏素（E-cadherin）、波形蛋白（vimentin）、纤维连接蛋白（fibronectin）、自噬相关基因 At95、LC3-II 和 Beclin1 蛋白、MMP-9 蛋白表达情况，考察重楼皂苷 I 对 HGC-27 细胞株侵袭能力及自噬水平的影响。结果显示，重楼皂苷 I 可抑制 HGC-27 细胞的侵袭力，促进 HGC-27 细胞 EMT 标志物蛋白 E-cadherin 的表达，抑制 vimentin、fibronectin 蛋白的表达，且抑制 MMP-9 蛋白表达；重楼皂苷 I 也可促进自噬相关基因 At95、LC3-II 和 Beclin1 蛋白的表达。

王娟娟等研究了重楼醇提物单体 pp-10 诱导人胃癌 BGC-823 细胞凋亡和自噬及其分子机制。结果显示，重楼单体 pp-10 能显著抑制 BGC-823 细胞的生长，随着 pp-10 浓度的增加，细胞克隆形成逐渐减少；在荧光显微镜下观察可见其细胞核固缩、边聚、裂解等细胞凋亡形态学变化；Western Blot 结果表明，随着药物浓度的增加，线粒体相关凋亡信号通路蛋白 caspase-9、caspase-3 及 ADP-核糖聚合酶均出现酶切活化条带，细胞促凋亡蛋白 Bax 的表达水平增加，抗凋亡蛋白 Bcl-2 减少，自噬相关蛋白 II 型 LC3 增加，P62 蛋白减少，p-Akt 蛋白的表达水平下降，Akt 下游蛋白 p-mTor、p-p70S6K 表达减少。结果提示，重楼单体 pp-10 通过抑制 BGC-823 细胞增殖、诱导细胞凋亡和自噬与下调

PI3K/Akt 信号通路有关。

3. 结/直肠癌

结/直肠癌是严重危害人类健康的常见恶性肿瘤之一，其病死率位居肿瘤相关死亡因素第 2 位，在我国发病率和病死率呈逐年上升趋势。

大量研究表明，重楼皂苷对结/直肠癌细胞具有抑制作用。李晞等采用不同浓度的重楼提取液作用于体外培养的 SW480 细胞，采用 MTT 法检测其对 SW480 细胞的抑制率。结果如表 4 - 4 所示，重楼提取液对 SW480 细胞具有明显的抑制作用，且存在剂量 - 效应和时间 - 效应关系。

表 4 - 4　重楼提取液对 SW480 细胞增殖的影响

重楼提取液浓度（μg/mL）	12h		24h		36h		48h	
	A570	抑制率（%）	A570	抑制率（%）	A570	抑制率（%）	A570	抑制率（%）
阴性对照	1.07 ± 0.06	—	1.16 ± 0.08	—	1.17 ± 0.06	—	1.12 ± 0.08	—
10	1.04 ± 0.03	2.80	0.96 ± 0.06	17.24	0.74 ± 0.05	36.75	0.69 ± 0.06	38.39
20	0.89 ± 0.07	16.82	0.58 ± 0.04	50.00	0.53 ± 0.07	54.70	0.46 ± 0.06	58.93
40	0.88 ± 0.02	17.76	0.33 ± 0.03	71.55	0.16 ± 0.04	86.32	0.13 ± 0.03	88.39
80	0.42 ± 0.02	60.75	0.22 ± 0.01	81.03	0.09 ± 0.01	92.31	0.08 ± 0.01	92.86

滕文静等观察重楼皂苷对人结肠癌细胞凋亡的影响，并研究诱导结肠癌细胞凋亡的分子作用机制。采用不同浓度的重楼皂苷分别作用于体外培养的结/直肠癌 SW480 细胞株后，观察重楼总皂苷对 SW480 细胞形态的影响，Hoechst33258 染色可见典型的凋亡形态学改变；Western Blot 检测 JAK - STAT3 蛋白表达情况发现，其信号转导和转录活化因子 STAT3 表达量降低。结果提示，重楼皂苷可能通过下调 IL - 6 的分泌而抑制 IL - 6/STAT3 信号通路的表达。

肖晓慧等通过培养人结肠癌 SW620 细胞，采用噻唑蓝（MTT）法和克隆形成抑制实验观察不同浓度 PP - 22 对人结肠癌 SW620 细胞增殖的抑制作用。MTT 法检测发现，不同浓度 PP - 22 作用于人结肠癌 SW620 细胞 24、48、72 小时，均可抑制细胞增殖，且具有时间依赖性和浓度依赖性；Western Blot 检测显示，随 PP - 22 的浓度增加，总 caspase - 3 和 caspase - 9 的表达逐渐下降，表明线粒体凋亡通路被激活，抗凋亡蛋白 Bcl - 2 和 Bcl - xL 的表达逐渐下降，促凋亡蛋白 Bax 表达增加。

罗吉等通过培养人结肠癌 HCT116 细胞，使用 CCK - 8 法检测 12、24、48 小时的细胞生长抑制作用，结果如表4-5所示，随着重楼皂苷Ⅰ浓度的增加及给药时间的延长，各重楼皂苷Ⅰ给药组的HCT116细胞的存活率不断下降，由此表明重楼皂苷Ⅰ对结肠癌细胞HCT116的增殖有明显抑制作用，并呈一定的剂量和时间依赖性。流式细胞术检测显示，重楼皂苷Ⅰ高、低浓度组细胞凋亡率显著升高，且重楼皂苷Ⅰ高浓度组细胞的凋亡明显升高。Western Blot检测结果显示，重楼皂苷Ⅰ高浓度组Bax、cleaved caspase -3蛋白表达升高，Bcl -2蛋白表达降低。

表4-5 重楼皂苷Ⅰ对结肠癌细胞HCT116存活率的影响

组别	浓度（μmol/L）	12h	24h	48h
空白	—	100.00 ± 0.12	100.00 ± 0.15	100.00 ± 0.13
重楼皂苷Ⅰ	1.56	97.00 ± 1.56	70.05 ± 1.23	55.26 ± 1.71
	3.13	65.30 ± 1.80	35.01 ± 1.62	24.72 ± 2.01
	6.25	40.03 ± 1.42	20.02 ± 1.25	12.70 ± 1.36
	12.50	23.02 ± 0.90	10.30 ± 0.70	11.00 ± 0.60
	25.00	11.30 ± 0.56	10.35 ± 0.28	8.70 ± 0.35
	50.00	10.07 ± 0.32	10.02 ± 0.25	8.32 ± 0.22

除了抑制肿瘤细胞增殖以外，研究也显示重楼皂苷类化合物对结/直肠癌细胞周期具有抑制作用。于思等采用MTT法考察了重楼皂苷Ⅰ对结肠癌HCT116细胞的体外活性抑制发现，重楼皂苷Ⅰ以剂量-时间依赖方式抑制HCT116细胞的体外增殖；细胞周期阻滞研究显示，重楼皂苷Ⅰ处理细胞后可阻滞大量细胞的细胞周期停滞在G2/M期，但重楼皂苷Ⅰ未抑制G2/M期相关蛋白p21、p27、CDC2、CDC25C的表达和活性，相反却有促进作用，而且能够降低cyclin B1蛋白的表达；通过自噬腺病毒（m RFP-GFP-LC3）转染HCT116细胞，经重楼皂苷Ⅰ处理后，可观察到重楼皂苷Ⅰ能够诱导细胞产生自噬，且自噬蛋白LC3B-Ⅱ的表达升高，p62的表达降低，说明重楼皂苷Ⅰ通过诱导HCT116细胞ROS蓄积，从而引起周期阻滞和自噬的产生。

除干扰细胞的有丝分裂外，重楼及其提取物对肿瘤细胞的侵袭和迁移能力也有很好的抑制作用。李宇华等观察了重楼皂苷Ⅵ对结肠癌细胞LoVo迁移的抑制作用。研究发现，重楼皂苷Ⅵ能够有效地抑制LoVo细胞的迁移，而且可浓度依赖性地降低MMP-2、MMP-9的蛋白表达并下调其活性。

张鸿飞等研究重楼皂苷Ⅶ对人结肠癌HCT116细胞和SW620细胞迁移、侵袭的抑制作用及机制。采用划痕实验、Transwell迁移实验和侵袭实验发现，重楼皂苷Ⅶ对人结肠癌HCT116细胞和SW620细胞迁移、侵袭有一定的抑制作用，其作用呈明显的剂量依赖性。Western Blot检测蛋白E-cadherin和N-cadherin的表达发现，给予重楼皂苷Ⅶ处理细胞后，明显升高E-cadherin蛋白表达水平，降低N-cadherin蛋白表达水平，EMT相关转录因子Snail、Slug、Twist表达明显降低，说明重楼皂苷Ⅶ对人结肠癌HCT116细胞和SW620细胞增殖、迁移、侵袭的抑制作用机制可能是调控上皮间质转化过程，抑制细胞迁移和侵袭。

肿瘤细胞耐药性的产生是目前抗肿瘤治疗所面临的一个非常重要的难题，研究表明重楼皂苷在抗结/直肠癌肿瘤细胞耐药性方面也具有很好的优势。庞晓辉等研究了重楼皂苷Ⅰ对结肠癌耐奥沙利铂细胞的体外毒性及其机制。实验采用大剂量奥沙利铂冲击法成功诱导奥沙利铂耐药细胞LoVo/L-OHP、SW480/LOHP，并用CCK-8实验检测重楼皂苷Ⅰ对耐药细胞及其亲代细胞的毒性作用发现，重楼皂苷Ⅰ对SW480、LoVo及其耐奥沙利铂细胞的IC_{50}值相似，说明重楼皂苷Ⅰ可显著改善耐药细胞的耐药性；Annexin V/PI染色、流式细胞仪检测凋亡细胞比例显示，重楼皂苷Ⅰ处理细胞后，Annexin V/PI阳性细胞率明显升高，说明重楼皂苷Ⅰ增加了结肠癌细胞的凋亡。Western Blotting结果显示，重楼皂苷Ⅰ处理细胞后细胞中Bax和caspass-3蛋白表达水平升高。实验表明重楼皂苷Ⅰ能够促进结肠癌细胞及其耐药细胞凋亡。

4. 肺癌

肺癌为起源于支气管黏膜或腺体的恶性肿瘤，是世界上最常见的恶性肿瘤之一，其病死率已居恶性肿瘤之首。随着人群年龄的增大，其发病率和病死率进一步升高。据研究，我国目前肺癌的发病率及病死率均排第一位，对我国乃至全球癌症负担造成了重大的影响。迄今为止，肺癌的治疗包括手术治疗、化疗、放疗、生物治疗（包括免疫治疗和靶向治疗）和中医药治疗等。许多临床试验证实，传统中药在肺癌辅助治疗方面具有独特的优势，重楼是具有很好疗效的中药材之一。

大量体内外研究表明，重楼皂苷能够显著抑制肺癌细胞的增殖分化及转移。付艳丽等采用MTT法考察了重楼醇提物对细胞肺癌NCI-H460细胞株、人肺腺癌A549细胞株的抑制作用。研究结果显示，重楼醇提物在不同浓度下对NCI-H460和A549两种肺癌细胞的生长均有抑制作用，且呈浓度依赖性；对两种细胞的半数抑制浓度分别为30μg/mL和15μg/mL。不同浓度的重楼醇提物作用于NCI-H460、A549细胞后，随着药物浓度的增加，凋亡细胞数亦明显增加，并伴随出现细胞的坏死、轮廓不清，甚至细胞解体等现象。

王青等通过体外药效评价重楼皂苷Ⅰ对肺癌循环肿瘤细胞（circulating tumor cells，CTC）增殖、凋亡的影响，采用不同浓度的重楼皂苷Ⅰ干预 CTC 细胞 24、48、72 小时后，用 CCK-8 法检测细胞增殖情况，采用流式细胞术和激光共聚焦显微镜分析 CTC 凋亡与周期情况。结果如表 4-6 所示，重楼皂苷Ⅰ能够显著抑制 CTC 增殖并具有浓度依赖性，诱导 CTC 细胞核形态发生明显改变，使凋亡细胞的比例显著升高，并将 CTC 细胞的周期阻滞在 G0/G1 期。

表 4-6　不同浓度药物处理后细胞周期分布　($\bar{X} \pm s$)

组别	药物浓度（mg/L）	G0/G1 期（%）	S 期（%）	G2 期（%）
空白对照组	0	50.53 ± 2.56	37.85 ± 5.32	7.81 ± 1.98
低浓度药物组	2	60.24 ± 1.69	23.03 ± 4.61	14.08 ± 2.18
中浓度药物组	3	70.72 ± 5.18	15.07 ± 2.02	14.11 ± 6.05
高浓度药物组	5	75.79 ± 4.31	12.06 ± 4.30	12.04 ± 2.03

陈志红等通过培养人肺癌细胞 A549 细胞株，用 MTT 法测定重楼总皂苷对 A549 细胞的增殖抑制率。结果如表 4-7 所示，不同浓度药物处理组分别培养 24、48、72 小时，重楼总皂苷对 A549 细胞的增殖具有抑制作用，且其抑制作用具有时间和浓度依赖性；随着作用时间的延长和药物浓度的增加，细胞抑制效果越来越明显，重楼总皂苷对 A549 细胞的生长有量-效、时-效关系。采用流式细胞术测定重楼总皂苷对 A549 细胞周期时相分布的影响，结果表明，随着重楼总皂苷作用浓度的增加，G1/G0 期 DNA 含量降低，S 期 DNA 含量明显增加，G2/M 期 DNA 含量降低，表明重楼总皂苷可以将人肺癌细胞 A549 阻滞在 S 期。

表 4-7　重楼总皂苷对 A549 CNE-2Z 细胞增殖的抑制作用　($\bar{X} \pm s$，$n = 6$)

受试药物	药物浓度（μg/mL）	时间		
		24h	48h	72h
重楼总皂苷	60	9.3 ± 0.1	25.9 ± 0.4	26.6 ± 1.6
	90	11.5 ± 2.1	27.2 ± 1.8	28.7 ± 1.2
	120	14.4 ± 0.8	27.4 ± 1.2	33.5 ± 1.3
	150	15.7 ± 2.4	33.5 ± 0.5	54.7 ± 1.0
	180	17.0 ± 1.2	37.5 ± 0.1	70.3 ± 1.7
5-Fu	20	19.2 ± 1.6	48.3 ± 0.5	75.5 ± 1.2

　　关于重楼皂苷类化合物对肺癌细胞作用机制的研究也越来越多。郭慧敏等考察了重楼皂苷Ⅱ对肺癌 H460、H446 细胞凋亡的影响及作用机制。实验结果显示重楼皂苷Ⅱ对肺癌细胞有细胞毒活性并呈现剂量依赖性，明显增加了 H460、H446 细胞的晚期凋亡率，且显著增加了 H446 的早期凋亡率 ［（70.10 ± 3.44）%］。Western Blot 结果显示，重楼皂苷Ⅱ作用于 H460 细胞，能明显上调 p38 MAPK 和 ERK 的磷酸化蛋白表达，并下调了 Bcl－2 和 Bcl－XL 蛋白的表达；重楼皂苷Ⅱ作用于 H446 细胞，上调了 AKT、p38 MAPK 和 ERK 的磷酸化蛋白表达，并下调了 Bcl－2 蛋白的表达。

　　陈舒怡等考察了重楼皂苷Ⅰ诱导肺癌 NCI－H661 细胞凋亡的机制，研究发现，重楼皂苷Ⅰ抑制 NCI－H661 细胞增殖呈剂量依赖与时间依赖性，同时诱导细胞凋亡也呈剂量依赖性；重楼皂苷Ⅰ干预后，肺癌 NCI－H661 细胞 caspase－8、caspase－9、Bcl－2 表达有逐渐减少的趋势，其中抑制 Bcl－2 表达的作用最为显著；重楼皂苷Ⅰ也能够诱导肺癌 NCI－H661 细胞中线粒体碎裂。因此，重楼皂苷Ⅰ诱导 NCI－H661 凋亡可能与诱导细胞线粒体碎裂有关。

　　肺癌转移是肺癌治疗中的重大难题，如何有效抑制肺癌细胞的侵袭力和延缓肺癌细胞转移也越来越受到人们的关注。牟海军等采用 Transwell 及细胞划痕实验检测重楼皂苷Ⅰ对人肺腺癌 A549 细胞侵袭转移能力的影响，实验结果表明不同浓度的重楼皂苷Ⅰ能够缩短划痕愈合距离，减少穿过的细胞数量，具有抑制细胞侵袭转移的能力，随着剂量的增加，抑制作用增强。同时，采用 Western Blot、RT－PCR 检测重楼皂苷Ⅰ对肺腺癌 A549 细胞 MMP－2、E－cad 表达的影响，结果显示，重楼皂苷Ⅰ可以降低 MMP－2 的表达，升高 E－cad 的表达，并且有量效依赖关系。

　　王琳娜等考察了重楼皂苷Ⅱ对肺腺癌 A549 细胞侵袭和转移的作用机制，Transwell 小室体外侵袭模型研究结果表明，重楼皂苷Ⅱ（0.6μmol/L）作用于 A549 细胞 24 小时后穿过 Transwell 底膜的细胞数量明显降低，且具有剂量依赖性；重楼皂苷Ⅱ作用于 A549 细胞 48 小时后，其迁移水平相对于空白对照组降低了 55.15%；RT－PCR 检测结果显示，经重楼皂苷Ⅱ处理后，A549 细胞中 MMP－1、MMP－2 以及 MMP－9 mRNA 的相对表达水平明显降低；Western Blot 检测结果显示，重楼皂苷Ⅱ可使 A549 细胞中 MMP－1、MMP－2 以及 MMP－9 蛋白表达水平明显下调，其上游 PI3K/AKT/mTOR 信号通路相关蛋白磷酸化水平也明显降低。以上研究结果表明，重楼皂苷Ⅱ抑制肺癌 A549 细胞的侵袭和转移作用可能与降低金属蛋白酶家族的 MMP - 1、MMP - 2 和 MMP - 9 基因和蛋白的表达有关，可能通过介导 PI3K/AKT/mTOR 信号通路调控下游功能性蛋白，抑制 A549 细胞的侵袭和转移，发挥抗肿瘤作用。

柴红妍等采用 C57BL/6 小鼠建立 Lewis 肺腺癌模型，给予重楼皂苷后观察对瘤体形成、生成、转移的效果，同时研究所涉及途径。研究结果显示，重楼皂苷有效地抑制细胞因子或受体如 VEGFD、VEGFR3、RAGE、IL6R、IL17BR 和 CX-CL16 的水平，同时提高 SOD 和 Catalase 酶含量，细胞因子及氧化应激效应能诱导肿瘤细胞增殖、黏附、血管生成、侵袭。重楼皂苷还能抑制 NF - κB、磷酸化的 PI3K/Akt 和 MAPK（包括 p38、Erk1/2 和 JNK）信号通路，这些信号通路参与肺癌侵袭转移机制。重楼皂苷可改变核因子 NF - κB、HIF - 1A、STAT3 和 Jun 的 mRNA 表达，继而抑制血管生成、淋巴管生成、黏附、炎症和侵袭酶的表达。

重楼皂苷类成分除自身具有抗肿瘤活性外，还可以与其他化疗药物合用，发挥协同作用。曾瑶等考察了重楼皂苷 I 对顺铂抑制非小细胞肺癌 A549 细胞生存及侵袭作用的影响及机制。研究显示，与顺铂组比较，顺铂 + 重楼皂苷 I 组细胞活性明显降低，细胞凋亡率明显升高；顺铂 + 重楼皂苷 I 组侵袭细胞数较顺铂组明显减少。重楼皂苷 I 能显著增强顺铂上调 Fas 和 FasL mRNA 和蛋白质水平的作用，还能显著增强顺铂对 cleaved caspase - 3 和 cleaved caspase - 8 表达的促进作用。研究结果表明，重楼皂苷 I 能通过激活 Fas/FasL 通路增强顺铂对非小细胞癌 A549 细胞增殖、凋亡、侵袭的调控作用。

5. 膀胱癌

膀胱恶性肿瘤作为我国泌尿系统发病率最高的肿瘤之一，发病率和死亡率逐年上升。膀胱肿瘤较常发生浸润和转移，术后复发率较高，极大地影响了患者的术后生存率和生活质量。手术和化疗是恶性肿瘤最常用的治疗手段，其中化疗是预防膀胱癌术后复发的常规治疗方法。中药重楼在膀胱癌的防治中的研究也有报道。

姜福琼等研究了重楼皂苷 I、II 体外对三种膀胱癌细胞株 EJ、BIU - 87、T24 增殖的影响，发现重楼皂苷 I、II 对三种细胞株均有明显的抑制作用，并表现出明显的时间依赖性和浓度依赖性；同时，采用流式细胞仪观察两种皂苷对三种肿瘤细胞周期的影响，结果显示重楼皂苷 I 可将细胞周期阻滞于 G2/M 期，重楼皂苷 II 则可将细胞周期不同程度阻滞于 S 期。通过对 cytochrome c、Bcl - 2、caspase - 3、caspase - 9 和 Bax 基因的克隆，发现重楼皂苷 I 作用于人膀胱癌细胞后，可见 Bax、Bcl－2、caspase－9 扩增减少，cytochromec、caspase－3 扩增增加；Western Blot 结果显示 cytochrome c、caspase－3 表达增高，Bcl－2、caspase－9 蛋白的表达量减少。重楼皂苷Ⅱ的作用结果与重楼皂苷Ⅰ作用结果一致。将膀胱癌细胞株植入 Balb/c 裸鼠皮下，建立荷人膀胱癌 Balb/c 裸鼠模型，给药后发现，重楼皂苷Ⅰ、Ⅱ能够抑制瘤体的增长，改善模型动物的生存状态，延长荷瘤小鼠的生存时间，说明重楼皂苷Ⅰ、Ⅱ可能成为膀胱癌患者术后灌注治疗的备选药物之一。

唐钊然等考察了长柱重楼总皂苷对体外培养的人膀胱癌细胞 EJ、BIU－87、EJ－M3 细胞株的增殖、迁移及侵袭活性的影响。实验采用 MTT 法/细胞划痕实验和 Transwell 体外侵袭实验分别检测三株细胞模型的迁移及侵袭能力的变化，观察发现长柱重楼总皂苷对三种膀胱癌细胞均有一定的抑制作用；划痕处理 24 小时后，三种肿瘤细胞的迁移距离明显缩短；Transwell 细胞小室检测细胞侵袭能力结果显示，膜背面侵入细胞数量明显减少。采用 RT－PCR 法检测了长柱重楼总皂苷作用于人膀胱癌细胞 EJ、BIU－87、EJ－M3 细胞株后细胞中自噬基因 Beclin1、LC3 的转录情况，采用 Western Blot 法测定 Beclin 1、LC3 蛋白表达水平的影响。试验发现，重楼皂苷处理后，三种细胞内 Beclin 1、LC3 蛋白和基因的表达均上升，提示长柱重楼总皂苷抑制肿瘤细胞可能与 Beclin 1、LC3 的表达增加有关。

6. 前列腺癌

邹佩良等采用体外培养的方法考察了重楼皂苷Ⅰ对人去势抵抗性前列腺癌 PC3 与 DU145 细胞生长的抑制作用，MTT 法实验结果显示，重楼皂苷Ⅰ对去势抵抗性前列腺癌 PC3 与 DU145 细胞生长有抑制作用。采用基因沉默技术，将 LncRNA HOTAIR 沉默后发现，重楼皂苷Ⅰ可以抑制 PC3 和 DU145 细胞活力，过表达 HOTAIR、EZH2、DNMT1 可逆转 PPI 对 PC3 与 DU145 细胞生长的抑制作用；流式细胞仪下观察重楼皂苷Ⅰ对两种细胞周期的影响，发现重楼皂苷Ⅰ可诱导 PC3 与 DU145 细胞周期阻滞于 S 期；同时，重楼皂苷Ⅰ可明显抑制 PC3 与 DU145 细胞的迁移能力和侵袭能力。

作用机制研究显示，重楼皂苷Ⅰ以时间依赖性上调前列腺癌 PC3 与 DU145 细胞 p－ERK1/2 和 ERK1/2 蛋白的激活与表达，以剂量依赖性下调 NF－κB/p65、DNMT1 蛋白的表达，抑制 ERK1/2 磷酸化能逆转重楼皂苷Ⅰ对 NF－κB/p65 蛋白表达的下调。研究表明重楼皂苷Ⅰ可能通过介导 ERK1/2 通路抑制 NF－

κB/p65 和 DNMT1 蛋白表达，诱导 PC3 细胞早期凋亡，进而抑制细胞增殖。同时，重楼皂苷 I 与恩杂鲁胺联用对前列腺癌 PC3 与 DU145 细胞具有协同作用。

将前列腺癌 PC3 与 DU145 细胞皮下植入裸鼠体内，同时给予重楼皂苷 I 后观察裸鼠体内生物素发光信号及最终的裸鼠肿瘤大小、重量，对组织进行 Western Blot 及 Real – Time – PCR 检测，观察重楼皂苷 I 对肿瘤生长抑制的效果，及对 NF – κB、MUC1 和 LncRNA HOTAIR 表达水平的影响。研究结果显示，重楼皂苷 I 可使肿瘤体积及肿瘤重量变得更小，DU145 移植瘤组织中，P65、MUC1 及 HOTAIR 的表达下调显著。研究表明重楼皂苷 I 作用机制与 HOTAIR／DNMT1／EZH2 及 NF – κB／HOTAIR／MUC1 信号通路的调控密切相关。

7. 急性髓系白血病

陆芹等观察了长柱重楼皂苷抑制急性髓系白血病（AML）细胞株 HL – 60、K562、KG – 1、HT – 93 增殖的作用。MTT 试验研究表明长柱重楼皂苷可以抑制 HL – 60、K562、KG – 1、HT – 93 细胞的增殖，且呈现明显的浓度依赖性和时间依赖性。流式细胞仪可观察到不同浓度的长柱重楼皂苷作用于 HL – 60、K562、KG – 1、HT – 93 细胞 24 小时后，凋亡细胞的比例均明显增加；而且随着药物浓度的增加，PARP 与 caspase – 3 的剪切带也逐渐增加，同时 Bcl – 2 家族的促凋亡蛋白 Bax 表达逐渐增加，而抗凋亡蛋白 Mcl – 1 与 Bcl – 2 表达逐渐减少；抑癌基因 p53 蛋白及其下游 p27 蛋白的表达也随着药物浓度的增加而逐渐升高。该研究表明长柱重楼皂苷通过活化内源性凋亡通路有效抑制白血病细胞增殖。

张华等研究了云南重楼茎叶总皂苷抑制白血病细胞株 K562 的分子作用机制，该研究主要集中在云南重楼茎叶总皂苷处理 K562 细胞株后 β – catenin mRNA 的表达量变化情况。研究发现，云南重楼茎叶总皂苷作用后，K562 细胞株 β – catenin 基因的表达受到抑制，且与剂量呈正相关。研究结果显示，云南重楼茎叶总皂苷对白血病细胞株 K562 有一定的抑制作用，其可能通过抑制 K562 细胞中 β – catenin mRNA 和蛋白水平的表达，抑制 Wnt 信号通路，进而抑制白血病细胞的增殖和生长，促进凋亡。

闫江舟等以 HL – 60 细胞株为研究对象，考察了重楼皂苷 D 对急性早幼粒白血病细胞的抑制作用。MTT 结果显示，重楼皂苷 D 能够明显抑制 HL – 60 细胞生长速度；随着重楼皂苷浓度的升高，单核系表面分子抗原 CD14 明显增加。Western Blot 考察了细胞相关蛋白的表达情况，结果显示，重楼皂苷能够上调 HL – 60 细胞 P – ERK1/2 的表达，下调 P – P38 的表达；P38 抑制剂 SB203580 作用细后，P - ERK1/2 表达水平上升。因此，重楼皂苷 D 诱导 HL - 60 细胞向单核系分化的机制可能是 ERK1/2 的激活，同时伴随 P38 表达受到抑制。

闵沙东等探讨了云南重楼茎叶总皂苷抑制人白血病祖细胞并诱导白血病祖细胞凋亡及其作用机制。采用 MTT 法测定不同时间和不同浓度的云南重楼茎叶总皂苷对白血病祖细胞的生长抑制作用，观察云南重楼茎叶总皂苷作用髓系白血病祖细胞后的凋亡及磷脂酰丝氨酸转位情况。研究发现，不同浓度云南重楼茎叶总皂苷作用于 20 例髓系白血病患者的髓系白血病祖细胞后可以显著抑制髓系白血病祖细胞和淋巴细胞白血病祖细胞的增殖，其抑制作用呈时间和浓度正依赖关系，其中云南重楼茎叶总皂苷对淋巴细胞白血病祖细胞的抑制作用较环磷酰胺强；云南重楼茎叶总皂苷处理 20 例髓系白血病祖细胞后细胞出现早期凋亡，且效果优于相同浓度的表柔比星。

张颜等采用 BALB/C - Nu 鼠建立人白血病 K562 细胞动物模型，观察云南重楼茎叶总皂苷抗白血病的作用机制。研究发现云南重楼茎叶总皂苷低、中、高剂量组和环磷酰胺组的抑瘤率、外周血红细胞计数、外周血白细胞计数有明显下降，其中总皂苷中、高剂量组和环磷酰胺组脾指数比较有明显下降，Bcl - 2 蛋白阳性率有明显下降，Bax 蛋白阳性率有明显上升。

徐铮等比较了经云南重楼混合物处理的 K562 细胞和未经处理的 K562 细胞的基因表达差异情况，通过基因芯片技术筛选出在 2 组芯片标本上共同的差异表达基因共 65 个，其中下调基因 63 个，上调基因 2 个。所筛选出的基因包括细胞增殖相关基因，信号转导相关基因，细胞代谢、运输、细胞骨架相关基因，免疫相关基因和部分尚未分类的基因，为揭示云南重楼混合物抗白血病的分子机制及寻找可能的治疗靶位点提供了一定基础。

张文等研究了云南重楼茎叶皂苷Ⅱ对体外培养的 K562 细胞作用前后基因表达谱的改变。研究发现，共同差异表达基因 68 个，其中上调基因 3 个，主要涉及凋亡相关基因等；下调基因 65 个，主要有细胞周期相关基因，细胞增殖和分化相关基因，蛋白质合成、代谢与修饰相关基因，生殖细胞形成相关基因，信号转导相关基因，免疫防御机制相关基因，血管生成相关基因等。

8. 慢性粒细胞白血病

慢性粒细胞白血病（chronic myelogenous leukemia，CML）是一种造血干细胞恶性克隆性疾病，白血病细胞恶性增殖及成熟分化障碍是 CML 难治及复发的根源。研究显示，重楼皂苷能够通过阻滞细胞周期、诱导细胞凋亡，抑制多种肿瘤细胞的增殖。白血病细胞主要以恶性增殖、凋亡及分化受阻为主要特征。

Wu 等研究了重楼皂苷 D 对 K562/A02 细胞株细胞周期的影响，研究显示重楼皂苷 D 可以显著抑制 K562 细胞的增殖和分化。流式细胞术检测显示，重楼皂苷 D 能够将细胞分裂阻滞在 G2/M 期。

蔡虹等进一步采用 MTT 法验证了重楼皂苷 D 能够在较低的浓度下明显抑制 K562 细胞的增殖，其对 K562 细胞 24 小时的 IC_{50} 为 (0.8 ± 0.1) μmol/L。采用流式细胞术检测结果显示，浓度为 0.9μmol/L 的重楼皂苷 D 作用于 K562 细胞 12、24 小时后，细胞早期凋亡率较对照组的 $(2.05 \pm 0.45)\%$ 分别提高到 $(11.46 \pm 1.51)\%$、$(28.87 \pm 2.35)\%$，结果显示随着重楼皂苷 D 浓度的增加，凋亡细胞比率逐渐增多。而 Western Blot 研究显示，重楼皂苷 D 能够显著下调 Bcl-2 的表达，上调 Bax、细胞色素 C 以及活化 caspase-3 的表达；同时，重楼皂苷 D 可上调 K562 细胞表面 CD14 的表达，这些研究结果提示重楼皂苷 D 可能通过诱导 K562 细胞向单核-巨噬细胞系分化，抑制细胞恶性增殖。

王方方等从云南重楼茎叶中分离提取出皂苷 Ⅰ、Ⅱ、Ⅲ、Ⅳ进行抑制白血病细胞生长的研究，结果表明，这四种皂苷均能有效抑制人白血病细胞的增殖，其中单体皂苷 Ⅱ 诱导白血病细胞（K562、HL60 细胞）凋亡的活性较稳定且细胞毒作用较强，并表明云南重楼茎叶皂苷 Ⅱ 诱导 K562 细胞凋亡的机制可能与 Bcl-2 蛋白低表达有关。

9. 乳腺癌

乳腺癌是女性常见恶性肿瘤之一，目前乳腺癌的治疗方法通常有手术治疗、放射治疗、内分泌治疗、化学药物治疗、免疫治疗及中医中药治疗等。近年来放疗、化疗发展迅速，手术方法不断改进，使患者的生存质量和预后有了很大的改善。其中化疗是癌症治疗中最常用的方法之一，但是单独化疗却很难达到令人满意的治疗效果，一般认为辅助化疗应予术后早期应用，联合化疗的效果优于单药化疗。

吴荣恒等采用半仿生法和回流提取法提取重楼皂苷，并采用 MTT 法检测乳腺癌 MCF-7 细胞的增殖情况，如表 4-8、表 4-9 所示，研究发现，中高浓度的重楼提取物对乳腺癌细胞 MCF-7 的增殖具有明显抑制作用，且具有时间和浓度依赖性。两种提取方法相比较，半仿生法提取的重楼提取物对乳腺癌细胞 MCF-7 的增殖抑制作用要优于醇回流提取法提取的重楼提取物。

表4-8 醇回流提取法提取的重楼作用于乳腺癌细胞 MCF-7 后的凋亡率

组别	6h	12h	24h	48h
第1组	9.27	17.38	29.54	35.72
第2组	7.18	12.91	22.30	27.76
第3组	5.03	9.28	15.16	19.21
第4组	2.51	5.71	9.45	11.53
第5组	1.27	2.24	3.72	5.05
对照组	0.23	0.32	0.14	0.17

表4-9 半仿生提取法提取的重楼作用于乳腺癌细胞 MCF-7 后的凋亡率

组别	6h	12h	24h	48h
第1组	12.35	21.38	32.15	40.71
第2组	9.05	16.34	24.51	33.68
第3组	7.59	11.07	19.43	26.17
第4组	5.28	8.53	12.34	17.84
第5组	2.56	5.69	9.18	13.07
对照组	0.14	0.18	0.21	0.15

刘卫国等研究重楼皂苷Ⅱ对多种人乳腺癌细胞的作用及影响机制。MTT 法检测显示，重楼皂苷Ⅱ对乳腺癌 Beap37、MCF-7、MDA-MB-231、MDA-MB-453 细胞的增殖均具有抑制作用，并呈剂量依赖性；流式细胞周期分析重楼皂苷Ⅱ阻滞 Beap37 细胞在 G2/M 期，MDA-MB-231 细胞在 S 期和 G2/M 期，细胞凋亡率呈浓度和时间依赖性；Hoechst33342 显示细胞凋亡特征；Western Blot 检测凋亡相关蛋白 cleaved caspase-9 和 cleaved-PAPR 增多。研究结果提示，重楼皂苷Ⅱ对乳腺癌细胞系具有增殖抑制作用，其机制可能与引起 G2/M 期阻滞和促进细胞凋亡有关。

解展志等以乳腺癌 MCF-7 和 MDA-MB-231 细胞为模型，对重楼中提取的皂苷类化合物进行了抗乳腺癌活性筛选，并选取其中活性最好的化合物 XA-2 开展体外抗肿瘤作用机制研究。通过 MTT 法检测 XA-2 对乳腺癌细胞株 MCF-7 和 MDA-MB-231 增殖的影响，研究发现重楼皂苷提取物 XA-2 对乳腺癌 MCF-7 和 MDA-MB-231 细胞增殖具有显著的抑制效果。使用自噬抑制剂 3-MA 和 BFA 预处理乳腺癌细胞后再加入 XA-2 作用细胞，通过 MTT 实验和流式凋亡实验检测两株细胞的生存率和细胞凋亡情况，可观察到 XA-2 能够诱导

MCF - 7 和 MDA - MB - 231 细胞的凋亡，导致浓度依赖性地促进 caspase - 3、caspase - 9 以及 PARP 的切割活化；XA - 2 诱导两株乳腺癌细胞发生自噬，促进自噬相关蛋白 LC3 - Ⅱ／Ⅰ 比值显著上升以及 p62 下调；XA - 2 诱导的自噬作用对细胞凋亡具有明显的促进作用；XA - 2 可呈浓度依赖性地抑制细胞凋亡和自噬关键蛋白 Akt、mTOR、P70S6k 和 4EBP1 的活化，表明 Akt／mTOR 信号通路可能是 XA - 2 发挥抗乳腺癌作用的一个关键途径。

李春江等采用乙醇提取后正丁醇萃取方法提取重楼皂苷，研究了其在体内和体外对 MCF - 7 人乳腺癌细胞株的抑制作用。在体外研究中，重楼皂苷对 MCF - 7 人乳腺癌细胞株呈明显的生长抑制性，并有显著剂量依赖性。通过 Annexin V - FITC/PI 双染法对重楼皂苷处理的 MCF - 7 人乳腺癌细胞进行细胞凋亡检测发现，随着重楼皂苷浓度的提高，早期凋亡细胞明显增加。对 MCF - 7 人乳腺癌细胞线粒体膜电位进行检测，发现随着重楼皂苷浓度升高，线粒体膜电位逐渐降低，说明此时细胞已接收到凋亡信号，开始启动凋亡程序。用 Western Blot 手段对 MCF - 7 人乳腺癌细胞内各凋亡相关因子进行检测，结果显示，随着重楼皂苷浓度增加，活化的 PARP、caspase - 3、caspase - 9 含量有所提高，而 Bax/Bcl - 2 的比值显著上升，细胞质内细胞色素 C 的含量也有明显提高。结果表明随着重楼皂苷浓度增加，细胞开始执行线粒体介导的细胞凋亡途径，主要包括线粒体膜电位的降低、Bax/Bcl - 2 比率的提高、线粒体细胞色素 C 的释放、PARP 的活化以及 caspase 级联反应的激活。

张璐等采用 MTT 法考察了重楼皂苷Ⅱ对人乳腺癌细胞 MCF - 7、SUM - 149 的抑制作用，发现重楼皂苷Ⅱ具有抑制细胞生长和促进细胞凋亡的作用，但没有细胞周期阻滞作用。重楼皂苷Ⅱ诱导人乳腺癌细胞 MCF - 7、SUM - 149 自噬小体生成，增加自噬溶酶体融合，促进自噬降解；重楼皂苷Ⅱ促进人乳腺癌细胞 MCF - 7、SUM - 149 凋亡，降低 ERK 的磷酸化，激活 caspase 家族蛋白活性，促进线粒体凋亡途径，同时可以激活 AMPK/mTOR 途径，直接作用在 CTSB 上，诱导自噬。

胡炜彦等通过 CCK - 8 法检测重楼皂苷Ⅰ对 MCF - 7 体外生长的抑制作用，将其接种于正常小鼠左前肢腋窝皮下复制 MCF - 7 荷瘤模型，然后分为模型对照组、环磷酰胺组和 PSI 高、中、低剂量组，腹腔注射给药，每天 1 次，连续 15 天。末次给药后处死小鼠，剥离完整的肿瘤组织，称定质量，计算肿瘤抑制率。CCK - 8 法检测结果表明，与对照组相比，重楼皂苷Ⅰ对 MCF - 7 具有明显的抑制作用，并呈一定的剂量依赖性；与模型对照组比较，PSI 高、中剂量组的肿瘤质量显著减轻，且对荷瘤小鼠的抑瘤作用呈剂量依赖性，如表 4 – 10 所示。

表 4 – 10　PSI 对模型小鼠的抑瘤作用（$\overline{X} \pm s$, $n = 10$）

组别	剂量（mg/kg）	瘤质量（g）	抑瘤率（%）
模型对照组	—	1.43 ± 0.24	—
环磷酰胺组	30	0.57 ± 0.18	60.14
重楼皂苷Ⅰ高剂量组	60	0.51 ± 0.22	64.34
重楼皂苷Ⅰ中剂量组	30	0.86 ± 0.19	39.86
重楼皂苷Ⅰ低剂量组	15	1.14 ± 0.20	20.28

10. 卵巢癌

卵巢癌是主要的女性生殖系统恶性肿瘤之一，与宫颈癌和子宫内膜癌并称妇科三大常见恶性肿瘤。其起病隐匿、早期症状不典型，导致早期病变不易发现，而晚期病例因缺乏有效的治疗手段导致病死率极高，其致死率在妇科恶性肿瘤中位居第一。重楼抑制卵巢癌的研究也有报道。

罗敏等研究了重楼皂苷Ⅰ对人卵巢癌细胞株 SKOV3 的体外生物学效应，分别应用 CCK – 8 比色法和流式细胞术检测细胞体外增殖和周期改变，并用荧光染色法和 Annexin V – PI 双染法检测细胞凋亡变化。结果显示在一定浓度范围，重楼皂苷Ⅰ抑制 SKOV3 细胞体外生长增殖呈明显的量 – 效关系，重楼皂苷Ⅰ在 SKOV3 细胞分裂周期的 G0/G1 期具有高度作用敏感性；重楼皂苷Ⅰ明显诱导 SKOV3 细胞发生凋亡。

张嘉玲等从重楼块根中分离提取重楼皂苷Ⅶ，并分别采用 MTT 法检测细胞增殖率，Hoechst 染色检测细胞凋亡率，RT – PCR 检测凋亡相关基因 caspase – 3 以及内质网应激相关基因 XBP1 和 ATF4 的表达情况。研究结果显示，重楼皂苷Ⅶ能有效促进 SKOV3 细胞凋亡，其凋亡是通过内质网应激激活 caspase 途径引起的。

杨瑞琦等将重楼皂苷Ⅶ联合二氧化硅制备纳米复合体，并考察复合体对卵巢癌耐药性的抑制作用。研究发现，重楼皂苷Ⅶ对 SKOV3/DDP 细胞的增殖有明显抑制作用，具有量 – 效关系。Hoechst 33342 染色结果显示，重楼皂苷Ⅶ作用于 SKOV3/DDP 细胞 24 小时后，不同剂量均能引起细胞核深染、凝集和固缩。Western Blot 结果显示，重楼皂苷Ⅶ处理 SKOV3/DDP 细胞 24 小时后，各剂量组裂解 caspase-3 分别提高了 5.71 倍和 11.06 倍，Bcl-2 表达分别下降了 33.% 和 61.1%。

顾林惠等采用 CCK-8 法检测不同浓度重楼皂苷 I 在不同时间点对高转移人卵巢癌细胞（HO-8910PM）体外增殖的影响；光镜下观察细胞形态的变化；用流式细胞术（FCM）检测经不同浓度重楼皂苷 I 处理后高转移人卵巢癌细胞的细胞周期变化；用 Annexin V/PI 双染法、Hoechst33258 检测不同浓度重楼皂苷 I 诱导细胞凋亡的发生；选用 Transwell 小室侵袭实验观察不同浓度重楼皂苷 I 对高转移人卵巢癌细胞转移能力的影响；利用 RT-PCR 检测与转移相关基因 MMP-9、uPA 的表达。研究发现，重楼皂苷 I 在 0.5~5μg/mL 浓度范围对 HO-8910PM 细胞的增殖均有明显抑制作用，并呈现明显的剂量-时间依赖性；重楼皂苷 I 主要影响 HO-8910PM 细胞的 DNA 合成前期（G0/G1）；重楼皂苷 I 浓度控制在 2μg/mL 以内，作用 3 小时就能诱导 HO-8910PM 细胞的凋亡，作用时间越长，凋亡发生率越高；重楼皂苷 I 可以抑制 HO-8910PM 细胞的转移能力，通过 RT-PCR 检测其抑制转移的机制可能是通过降低 uPA 基因表达来实现。

徐海燕等在前期研究基础上，利用基因芯片技术进行杂交和扫描。用 Illumina bead studio application 软件和 DAVID 数据库进行生物信息学分析。筛选芯片结果中表达差异非常显著，而且与肿瘤增殖、凋亡和转移关系比较明确的基因做实时定量 RT-PCR 验证。在实验中具有重复性变化趋势的差异基因有 123 个，其中，有 70 个基因在重楼皂苷 I 处理的实验组中表达下调，53 个基因表达上调，它们分别与细胞凋亡、增殖、迁移、侵袭和血管生成等相关。信号通路富集度分析显示，重楼皂苷 I 处理细胞后，经典的 MAP 激酶通路、内质网通路和 Wnt 信号通路被激活。RT-PCR 结果显示 WNT5A、PIK3C2B 基因表达下调，JUN、PPP1R15A 基因表达上调，与基因芯片结果一致；MYC、CDH2、MAPKAPK3 基因表达下调，与基因芯片结果相反。因此，重楼皂苷 I 可能通过 MAPK 信号通路、内质网通路、Wnt 通路，上调 JUN、PPP1R15A 基因的表达，下调 WNT5A、PIK3C2B、CDH2、MAPKAPK3 基因表达，从而抑制 HO-8910PM 细胞增殖和转移，诱导其凋亡。

11. 黑色素瘤

黑色素瘤是一种来源于黑色细胞或黑色素前体细胞的恶性肿瘤，常见于皮肤，但也发病于黏膜，是人类皮肤癌中恶性程度最高的肿瘤之一。黑色素瘤恶性程度高，易转移，预后差。

龙剑文等采用 MTT 法观察重楼皂苷 I 对人黑色素瘤 A375 细胞增殖和凋亡的
影响，研究发现，重楼皂苷 I 能明显抑制 A375 细胞的增殖，同时，重楼皂苷 I
处理后的 A375 细胞出现明显的凋亡形态，细胞凋亡率升高，细胞周期主要集中
在 G0/G1 期。利用分光光度法检测重楼皂苷 I 处理后的 A375 细胞内 ATP 和上清
液中乳酸、葡萄糖含量，研究显示，细胞内活性氧呈明显上升趋势，细胞线粒体
膜电位呈明显下降趋势；细胞内 ATP 含量下降，培养液中乳酸含量下降，葡萄
糖含量上升。Western Blot 结果显示，细胞中 Bax、cleaved caspase - 3 蛋白表达增
多，但 Cyclin D1、Bcl - 2 和 PKM2 蛋白表达下降。说明重楼皂苷 I 可能通过调节
PI3K/Akt/mTOR 通路，激活细胞内活性氧的产生，引起线粒体膜电位下降，诱
导 A375 细胞凋亡，并通过抑制 PKM2、细胞周期蛋白 D1 表达，使细胞阻滞于
G0/G1 期。同时，该研究也考察了重楼皂苷 I 诱导人黑色素瘤 A375 细胞凋亡与
自噬的作用情况。研究发现，重楼皂苷促进了 A375 细胞 LC - II/LC - I 值和
Beclin - 1 蛋白表达的升高，下调了 p62 蛋白的水平，促进了细胞自噬。

姜福琼等采用 MTT 法考察了重楼皂苷 II 对 A375 人黑色素瘤细胞增殖和凋亡
的影响，研究显示重楼皂苷 II 对 A375 人黑色素瘤细胞的增殖有明显抑制作用，
24 小时的 IC_{50} 值为 12.04μmol/L，而且抑制作用表现出时间和浓度依赖性。同时
采用流式细胞仪观察发现，重楼皂苷 II 作用 24 小时后可见到部分细胞体积缩小，
部分区域胞浆浓缩，溶酶体增多，细胞核膜皱缩，染色质成块状，有的细胞核碎
裂、溶解，呈现出凋亡的现象。作用 48 小时，电镜观察到细胞形态不一致，核
碎裂、溶解，可见出泡现象及凋亡小体形成现象，说明重楼皂苷 II 对 A375 人黑
色素瘤有潜在的抗癌作用。

程卉等对重楼皂苷 II 诱导黑色素瘤 B16 细胞凋亡的作用机制研究发现，重楼
皂苷 II 对 B16 细胞的增殖有明显抑制作用，并呈时间及浓度依赖性。同时，研究
发现，重楼皂苷 II 作用于 B16 细胞后凋亡率随药物浓度的升高而升高；线粒体膜
电位水平也随之显著降低。Western Blot 检测结果表明，Bcl - 2 蛋白表达水平显
著降低。说明重楼皂苷 II 可能通过线粒体氧化应激通路诱导 B16 细胞凋亡。

苏菲菲等也考察了重楼皂苷 I 对人视网膜色素上皮细胞系（ARPE - 19）增
殖和凋亡的影响。研究发现，当采用重楼皂苷 I 处理人视网膜色素上皮细胞系
（ARPE - 19）细胞后，细胞存活率显著降低，凋亡率明显增加，而且重楼皂苷 I
处理 ARPE - 19 细胞后，可下调 Cyclin D1、Bcl - 2 和 p - ERK1/2 蛋白的表达，
上调 Bax、cleaved caspase - 3 蛋白的表达。说明重楼皂苷 I 通过抑制 ERK 信号通

路活化线粒体凋亡通路，诱导细胞凋亡。

二、抗感染作用

植物内生菌是指某一周期或整个生长周期生活在健康植物组织或器官内部，而不会引起宿主产生病理症状的某类微生物。由于内生菌与宿主植物长期共生，可以产生与宿主植物相同或相似生理活性的次生代谢产物，如抗其他微生物活性物质、抗肿瘤活性物质、植物生长调节剂等，部分内生菌还可转化宿主体内具有生理活性的成分。大量研究表明，重楼属植物内含有多种内生菌，这些内生菌产生多种具有特定生理活性的代谢产物，有的代谢产物对细菌、植物致病真菌、皮肤致病菌多种病原微生物具有显著抑制生长的作用。重楼是多年生植物，重楼中内生菌与宿主重楼植物可以长期共存，会对宿主植物产生更多的影响，包括增强重楼抗病能力、抵御生长环境胁迫能力、抑制其他病原菌感染能力等。

1. 细菌感染

龙熙翠等从云南重楼新鲜植株中分离内生真菌并研究其代谢产物抑制人体病原细菌的能力。试验采用平板分离培养内生真菌，各菌株的液体发酵物经乙酸乙酯萃取并浓缩后，以金黄色葡萄球菌、伤寒沙门菌、屎肠球菌3种可感染人体的细菌为指示菌，采用滤纸片琼脂扩散法测定抑菌活性。结果显示，分离出的54株中有20株具有抑菌活性，活性菌株占总菌株数量的37%。其中，内生菌灰黄霉素对3种细菌的抑菌圈直径分别为（49.67±1.25）mm、（50.33±0.52）mm、（37.00±1.63）mm，但经高效液相色谱检测确定，该抑菌成分并非青霉素或灰黄霉素。

吴怡等采用滤纸片琼脂法考察了云南重楼内生菌灰黄青霉代谢产物对金黄色葡萄球菌、伤寒沙门菌、屎肠球菌的抑菌活性。研究发现，该单体代谢产物对3种菌的抑菌圈依次为24mm、25.3mm、7.6mm；经121.3℃加热处理后，与阿莫西林相比，该化合物对指示菌均保持了较稳定的抑菌圈直径。说明该代谢产物可以耐受高压蒸汽灭菌，在一定程度上具有较强的热稳定性。

Qin等从云南重楼茎叶中分离得到25种甾体皂苷，通过体外抑菌试验发现其中11个化合物有抗菌活性，在后续的研究中又从云南重楼茎叶中分离得到3个C22-甾体苷类化合物，其中 chongouoside SL-7 和 dumoside 两个化合物有抗痤疮丙酸杆菌活性，它们的 MIC 分别为 31.3μg/mL 和 3.9μg/mL。

孙静贤等以金黄色葡萄球菌、大肠杆菌和产气肠杆菌为指示菌种，采用滤纸片法对云南重楼的 10 株内生真菌进行抗菌活性检测。结果发现，7 株内生菌对金黄色葡萄球菌有抑制作用，其中菌株 YL0401 发酵物乙醇提取物具有较高的抗菌活性，抑菌圈直径为 30.7mm，抑菌效果为 72.7%。结合形态学特征和 ITS - rDNA 序列分析，确定菌株 YL0401 为墙黏鞭霉。

孙桂丽等从云南重楼块状茎中分离出 166 株内生真菌，选择与人类和植物相关的包括金黄色葡萄球菌、大肠杆菌、铜绿假单胞菌在内的 37 株病原微生物作为抗菌活性筛选指示菌，进行云南重楼植物内生真菌抗菌活性的初步研究。发现 4 株内生真菌对细菌、植物致病真菌、皮肤致病真菌等多种病原微生物具有显著抑制生长的作用。

施蕊等从云南重楼植物中分离出 98 株内生真菌，经微生物学形态鉴定归属于 4 个目、6 个科和 12 个属，然后发现这些内生菌对植物土传病原菌立枯丝核菌、尖孢镰刀菌和烟草黑胫病菌有抑菌效果，其中 PPC - 78 和 PPC - 43 对供试病原菌的抑菌效果最强，PPC - 43 对立枯丝核菌、尖孢镰刀菌和烟草黑胫病菌菌丝生长的抑菌率分别为 88.76%、93.67% 和 82.31%，而 PPC - 78 的抑制率分别是 93.55%、100.00% 和 95.88%。

2. 真菌感染

宣群等从云南重楼植株中分离培养内生真菌，并在体外考察了分离得到的真菌对白色念珠菌的抑菌效果，研究发现，云南重楼内生真菌无孢菌群菌株 LRF4 对白色念珠菌具有显著的抑菌效果。

吴晶等对《中药大辞典》和《中华本草》记载的 210 味抗真菌中药、《中国药典》（2015 年版）记载的 1577 味药材，进行了抗白色念珠菌、新生隐球菌、烟曲霉三种常见侵袭性真菌的系统性体外活性筛选发现，重楼对白色念珠菌、新生隐球菌、烟曲霉三种真菌都有很好的抑菌作用，其中重楼提取物在 500μg/mL（生药量）浓度下能完全抑制菌丝生长。作用机制研究发现，重楼提取物对真菌的超微结构、细胞凋亡、活性氧含量都有影响。

姜露露等以白色念珠菌为研究对象，研究了重楼皂苷Ⅶ对白色念珠菌的抑制作用及作用机制。研究发现，重楼皂苷Ⅶ能降低白色念珠菌新生和已成熟的生物被膜的厚度及细胞活性，且呈浓度 - 剂量依赖，即随着药物浓度的增加，白色念珠菌所形成的生物被膜的厚度越薄，细胞活性越低；与此同时，重楼皂苷Ⅶ对白色念珠菌的黏附作用也会造成影响，表明重楼皂苷Ⅶ可能通过抑制白色念珠菌的黏附来抑制其生物被膜的形成。通过 MTT 法及倒置显微镜观察重楼皂苷Ⅶ对白色念珠菌黏附不同时间后的抑制作用发现，白色念珠菌的黏附时间越短，重楼皂苷Ⅶ对其抑制作用的效果越好；通过碳氢检验法测定了重楼皂苷Ⅶ对白色念珠菌细胞表面相对疏水性的影响，发现重楼皂苷Ⅶ能通过降低白色念珠菌的细胞表面相对疏水性来抑制白色念珠菌黏附；通过 RT - PCR 法检测了重楼皂苷Ⅶ对白色念珠菌黏附基因和菌丝形成基因的影响，结果显示，重楼皂苷Ⅶ能显著降低白色念珠菌生物被膜形成相关基因 HWP1、ALS3 和 ECE1 的表达水平，对菌丝形成基因 EFG1 和 CPH1 的抑制作用也很显著。实验结果表明，重楼皂苷Ⅶ能通过抑制白色念珠菌的黏附基因和菌丝形成基因的表达量来抑制其生物被膜的形成。

3. 病毒感染

流感是由流感病毒引起的严重危害人类健康的急性呼吸道传染病。目前，防治流感的药物有离子通道 M2 阻滞剂和神经氨酸酶抑制剂，但存在耐药性和副作用等问题。由于流感病毒的抗原变异和跨种重组，疫苗也会失去预防作用。有研究报道，重楼对亚洲 A 型流感病毒（influenza A uirus，IAV）具有很强的抑制作用。尼里健军等采用 Quick Vina 软件对 211 个重楼属植物化合物进行分析发现，有 45 个具有抗病毒活性，其中主要活性成分是薯蓣皂苷元、重楼皂苷Ⅲ、偏诺皂苷元。

蒲秀英等采用柱层析和反相液相色谱从重楼中提取分离得到重楼皂苷Ⅰ、Ⅱ、Ⅵ和Ⅶ，用 MTT 比色法测定重楼皂苷Ⅰ、Ⅱ、Ⅵ和Ⅶ的细胞毒性，并检测其体外对 A 型流感病毒（IAV）的直接灭活作用、对 IAV 吸附和侵入细胞的阻断作用及对 IAV 在靶细胞内增殖的抑制作用。研究结果显示，重楼皂苷Ⅰ6.25、12.5、25 和 50mg/L，重楼皂苷Ⅱ6.25 和 12.5mg/L，重楼皂苷Ⅵ3.13 和 6.25mg/L，重楼皂苷Ⅶ6.25 和 12.5mg/L 及奥司他韦 40mg/L 对 IAV 均有显著的直接灭活作用，对 IAV 吸附和侵入靶细胞亦具有一定的阻断作用，对 IAV 在靶细胞内的增殖具有抑制作用。同时，该研究采用 IAV 滴鼻法制备 IAV 感染小鼠模型，在模型制备 4 小时后分别每天灌胃给予重楼皂苷Ⅰ（剂量为 5 和 10mg/kg）及阳性对照药奥司他韦（3mg/kg），每天分 2 次给药，连续 5 天，每天观察并记录小鼠发病情况和死亡数，计算小鼠死亡率和生命延长率。连续观察 14 天后，重楼皂苷Ⅰ低剂量组（5mg/L）和高剂量组（10mg/L）可明显降低 IAV 感染小鼠的死亡率，并可延长 IAV 感染小鼠的存活时间，生命延长率分别为 49.4% 和 55.3%，效果与奥司他韦近似。

目前以重楼为主要成分制备的药物或临床研究也有报道。覃燕等申请了重楼解毒酊的制备专利，利用该专利制备的重楼解毒酊具有清热解毒、散瘀止痛的疗效，可用于治疗肝经火毒所致的带状疱疹、皮肤瘙痒、虫咬皮炎、流行性腮腺炎等。同时，古丽巴奴尔·巴哈提等研究了医院制剂重楼解毒酊治疗小儿手足口病皮疹的疗效，该试验共纳入 308 例手足口皮疹患儿，随机分为两组，分别外涂重楼解毒酊和炉甘石洗剂。研究结果显示，重楼解毒酊组能显著缩短皮疹缓解时间，疗效明显优于对照组。

晁伟平等将小鼠分为空白对照组、模型组、利巴韦林组及重楼克感滴丸大、中、小剂量组，观察小鼠行为状态、死亡率、肺指数及肺指数抑制百分率。重楼克感滴丸对 FM1 感染小鼠的死亡保护作用研究显示，模型组的死亡率明显高于空白对照组（$P < 0.01$）；与模型组比较，利巴韦林组及重楼克感滴丸中、小剂量组的死亡保护率明显升高（$P < 0.05$，$P < 0.01$）；与利巴韦林组比较，重楼克感滴丸小剂量组的死亡保护率明显升高（$P < 0.05$），如表 4 – 11 所示。

表 4 – 11　重楼克感滴丸对 FM1 感染小鼠的死亡保护作用

组别	感染前	生存数	死亡率（%）	死亡保护率（%）
对照组	16	16	0.0	100.0
模型组	16	4	75.0	25.0
利巴韦林组	16	12	25.0	75.0
大剂量组	16	8	50.0	50.0
中剂量组	16	14	12.5	87.5
小剂量组	16	16	0.0	100.0

重楼克感滴丸对 FM1 感染小鼠肺指数的影响研究显示，重楼克感滴丸各组的小鼠肺指数，与模型组比较均显著降低（$P < 0.01$）；重楼克感滴丸中剂量组的小鼠肺指数，与利巴韦林组比较明显降低（$P < 0.05$），如表 4 – 12 所示。

表 4 – 12　重楼克感滴丸对 FM1 感染小鼠肺指数的影响

组别	肺指数	肺指数抑制率（%）
对照组	0.0102 ± 0.0039	29.66
模型组	0.0145 ± 0.0060	—
利巴韦林组	0.0133 ± 0.0026	8.28
大剂量组	0.0128 ± 0.0016	11.72
中剂量组	0.0125 ± 0.0012	13.79
小剂量组	0.0126 ± 0.0017	13.10

三、器官保护作用

1. 肝脏保护作用

杨黎江等采用腹腔注射四氯化碳（CCl_4）建立小鼠急性肝损伤动物模型，研究重楼总皂苷对急性肝损伤动物的肝脏保护作用。病理学研究显示，重楼总皂苷对 CCl_4 诱导的急性肝损伤引起的肝细胞坏死和肝实质炎症反应具有修复作用。

洪燕等采用四氯化碳（CCl_4）诱导建立肝脏纤维化大鼠模型，给予重楼皂苷后观察对模型大鼠肝功能以及肝纤维化标志物的影响发现，重楼皂苷各剂量组大鼠血清中丙氨酸氨基转氨酶（ALT）、天冬氨酸氨基转移酶（AST）和肝纤四项指标［Ⅳ型胶原（CⅣ）、Ⅲ型前胶原（PCⅢ）、层粘连蛋白（LN）、透明质酸（HA）］含量及肝组织羟脯氨酸（HYP）含量显著降低，说明重楼皂苷具有一定的保肝降酶作用，能减轻肝纤维化程度。采用 CCl_4 和刀豆蛋白 A 诱导建立肝损伤动物模型，给予重楼皂苷提取物后发现，重楼皂苷提取物能降低急性免疫性肝损伤小鼠 ALT、AST 和 MDA 含量，升高血浆和肝组织中 SOD、GSH – Px 活性，同时，对于肝脏病理变化也有显著改善作用。

重楼皂苷除对化学药物诱导的急性肝损伤模型有很好的保护作用外，还可以改善酒精性脂肪肝等慢性肝脏疾病。张宁等采用高脂喂养联合灌胃酒精的方法建立酒精性脂肪肝大鼠模型，给予重楼提取物，观察重楼提取物对模型大鼠生长情况、肝脏系数、肝脏病理切片观察、血清 ALT、AST、TC、TG、iNOS、TNF – α 以及肝组织 SOD、MDA、GSH、CAT 等指标的影响情况。研究发现，重楼提取物能够改善模型大鼠的生长情况，显著降低血清中的 ALT、AST、TG、iNOS、TNF – α 水平，显著降低肝组织中 MDA 水平，显著升高 SOD、GSH、CAT 水平；肝脏病理切片 HE 染色结果表明，受试药物可以显著改善肝细胞超微结构，降低肝脏细胞的坏死、肿胀以及脂肪变性。说明重楼提取物可通过清除自由基、降低氧化应激状态、上调抗氧化物质水平、降低膜脂质过氧化反应、下调免疫介质水平等机制，纠治肝脏细胞，使之基本恢复正常生理状态，维持正常的生理功能，增强代偿机制，改善代谢情况。

2. 肾脏保护作用

慢性肾小球疾病是最常见的肾脏疾病，中药因其多成分、多靶点的特点，在慢性肾脏疾病的治疗中也有很好的疗效。重楼皂苷类成分在慢性肾脏疾病的研究中也有报道。

黄谷香等采用尾静脉注射阳离子化牛血清白蛋白（C-BSA）建立大鼠原位免疫复合物性肾炎模型，其病理表现为膜性肾病，灌胃给予重楼提取物 4 周。研究发现，模型大鼠尿蛋白显著增高，血清白蛋白水平显著降低。给予重楼提取物 4 周后实验组大鼠尿蛋白定量显著降低，与空白组大鼠无统计学差异。间接免疫荧光显示治疗组大鼠肾脏组织内 IgG、C3 的沉积均较模型组显著减弱。光镜下观察模型组肾小球明显肿胀，球内细胞增多，肾小球基底膜增厚及节段性钉突形成，上皮下嗜复红物质沉积；治疗组大鼠肾小球基底膜增厚不明显，上皮下沉积物均较少。半定量分析示模型组的肾小球球内细胞数、肾小球直径、截面积均明显大于正常组；重楼提取物干预后，肾小球损伤情况明显改善。电镜结果显示模型组肾小球基底膜不规则增厚，有大块电子致密物沉积于上皮下，足细胞空泡变性，足突广泛融合；治疗组大鼠基底膜增厚不明显，足突部分融合。免疫组织化学结果显示，正常组肾组织 Col Ⅳ 有微量表达及 NF-κB p65 有微量活化，模型组 Col Ⅳ 表达明显增强，治疗组大鼠肾组织 Col Ⅳ 表达水平较模型组明显减低；模型组 NF-κB p65 阳性信号高表达于肾小球系膜细胞和肾小管上皮细胞核内，治疗组大鼠 NF-κB p65 核表达阳性细胞数较模型组显著下降。RT-PCR 法显示 FN mRNA 在正常组肾组织有少量表达，在模型组其表达量显著增加，治疗组较模型组显著减少，但较正常组增多。研究结果表明，中药重楼能不同程度地减轻和清除膜性肾病大鼠肾小球免疫复合物和细胞外基质沉积，降低尿蛋白排泄和降低血胆固醇水平；NF-κB p65 在参与肾小球正常的新陈代谢及其生理功能中具有一定的作用，膜性肾病的发生与 NF-κB p65 的过度活化有密切关系。重楼可能通过调节肾组织 NF-κB p65 的活化来减轻肾损害。

黄谷香等体外培养大鼠肾小球系膜细胞（MC），采用血清药理学方法将重楼含药血清处理后，观察重楼含药血清对大鼠肾小球系膜细胞异常增殖、凋亡及分泌纤维连接蛋白（FN）的影响。CCK-8 试验结果显示，脂多糖处理 12、24 和 36 小时后吸光度值相比均显著增高，提示脂多糖能促进肾小球 MC 异常增殖；高、中剂量重楼组在三个时间点的吸光度值均较脂多糖组显著减低。结果显示重楼含药血清能够抑制 LPS 刺激所致的 MC 增殖，且重楼含药血清的抑制作用存在一定的量效-时效关系。Hoechst33258 染色观察显示重楼组的 MC 胞膜有不同程度的皱缩，染色质聚集，荧光增强，并伴不同形状的碎裂，可见典型的凋亡小体形态。流式细胞仪 Annexin V-FITC/PI 双染检测结果显示，重楼各剂量组 MC 凋亡率较正常组均有显著性增高；在重楼各剂量组内，MC 凋亡率随重楼剂量的增加而呈递增变化。ELISA 法测定 MC 分泌 FN 的结果显示，脂多糖组较正常组 MC，FN 的分泌量显著增加，重楼各剂量组能明显抑制 FN 的分泌，与脂多糖组相比差异显著；随重楼剂量的增加，MC 分泌 FN 的水平呈递减变化，且重楼各剂量组间两两比较均有显著性差异，提示重楼含药血清抑制 MC 分泌 FN 有一定的量效关系。RT–PCR 显示 Bcl–2 mRNA 和 FN mRNA 在脂多糖组表达量显著增加；对于 MC Bcl–2 mRNA 表达情况，重楼各剂量组较脂多糖组显著减少，但较正常组增多。因此，重楼含药血清可抑制 MC 的异常增生及 MC 过度分泌 FN，此可能是重楼治疗肾小球疾病取得临床疗效的内在机制。重楼含药血清对 MC 的抑制作用有一定的量效–时效关系，重楼含药血清能诱导异常增生的 MC 凋亡及抑制 MC 抗凋亡基因 Bcl–2 mRNA 的表达，从而促使增殖的 MC 消散，提示该中药有减少 MC 增殖数量的作用，同时部分阐明其诱导 MC 凋亡的机制。该研究从细胞、细胞因子水平及基因水平证实了中医药治疗肾小球疾病的可行性、有效性，表明中医药对肾小球疾病的治疗作用并非仅仅限于改善临床症状、体征及生化指标，除此之外尚有其深刻的内在机制，值得进一步研究。

此外，该研究同时考察了重楼含药血清对脂多糖（LPS）诱导的肾小球系膜细胞（MC）核转录因子–kappa B（NF–κB）活性的影响。研究显示，NF–κB mRNA 在正常组有少量表达；在脂多糖组 NF–κB mRNA 表达量显著增加；重楼各剂量组较脂多糖组 NF–κB mRNA 表达量显著减少。因此，重楼含药血清能够抑制体外培养 MC NF–κB 的活化，推测抑制 MC 中 NF–κB 的活化可能是重楼发挥肾保护作用的重要机制之一。

杨黎江等研究了重楼皂苷类化合物对微囊藻毒素所致小鼠肾脏损伤的保护作用。研究以重楼分离纯化获得的薯蓣皂苷和偏诺皂苷为研究对象，对微囊藻毒素浸染的小鼠进行连续灌胃试验，将小鼠肾脏进行组织制片和 HE 染色，观察小鼠肾组织的显微结构。结果显示，微囊藻毒素致肾单位结构异常，而重楼薯蓣皂苷和偏诺皂苷对微囊藻毒素所致的肾损伤均有保护作用，且薯蓣皂苷的保护作用优于偏诺皂苷。

3. 呼吸系统保护

中医药防治哮喘有一定的优势，寻求有效的防治哮喘的中医药是当前研究热点。有研究显示，重楼具有止咳平喘的药理作用。谭莉明等研究了重楼总皂苷对小鼠哮喘模型的保护作用及可能机制，采用卵蛋白致敏建立支气管哮喘小鼠模型，给予重楼皂苷提取物后通过肺组织病理切片、酶联免疫反应法检测肺泡灌洗液中的 IL－4 和 IFN－γ 水平，PCR 检测肺组织 IL－4 和 IFN－γ mRNA 表达水平。结果显示，模型组支气管和血管周围炎性细胞浸润明显；黏膜及黏膜下层水肿明显。治疗组支气管和血管周围炎性细胞浸润明显减少，肺泡结构清晰，肺泡腔和支气管腔无渗出物。哮喘组小鼠的肺泡灌洗液 IL－4 水平和肺组织 IL－4 mRNA 表达显著高于对照组；治疗组显著低于哮喘组。哮喘组小鼠的肺泡灌洗液 IFN－γ 水平和肺组织 IFN－γ mRNA 表达显著低于对照组；治疗组显著高于哮喘组。研究结果表明，重楼总皂苷能明显减轻哮喘气道炎性反应，其机制可能与恢复局部 Th1/Th2 细胞因子平衡有关。

罗登攀等研究了射干麻黄重楼汤加减对老年过敏性哮喘冬季发作患者血清 Th1/Th2 因子的影响。实验收集了 74 例尘螨点刺结果阳性的老年过敏性哮喘患者，随机分成 2 组各 37 例，均予氨茶碱、特布他林等常规治疗，对照组予粉尘螨滴剂舌下含服，研究组在上述基础上予中药射干麻黄重楼汤加减口服。检测治疗前后血清 Th1/Th2 因子、特异性 SIgG4 以及嗜酸性粒细胞阳离子蛋白（ECP），评估肺功能和日夜间过敏性哮喘症状评分，比较治疗效果及安全性。研究发现，与治疗前比较，2 组患者治疗后血清中 IL－2、IFN－γ 水平均升高，IL－4 以及 IgE 水平均降低；与对照组治疗后比较，研究组 IL－2、IFN－γ 水平均较高，IL－4 以及 IgE 水平均较低。与治疗前比较，2 组患者血清户尘螨 SIgG4 及粉尘螨 SIgG4 水平均明显升高，ECP 水平明显降低；与对照组治疗后比较，研究组户尘螨 SIgG4 及粉尘螨 SIgG4 水平均明显较高，ECP 水平明显较低。2 组治疗后肺功能指标呼气峰流速（PEF）、1 秒用力呼气量容积（FEV1）以及 FEV1/FVC 均升高；研究组 PEF、FEV1 以及 FEV1/FVC 均显著较高。日间、夜间过敏性哮喘评分均降低。结果表明，射干麻黄重楼汤加减治疗过敏性哮喘效果理想，且能调节血清 Th1/Th2 细胞因子平衡。

张霄霖等用鸡清卵蛋白（OVA）致敏及诱发哮喘模型，观察了大鼠哮喘模型中血清 IgE、嗜酸性粒细胞（EOS）含量变化及重楼对其的影响。研究显示，重楼高、低剂量组大鼠哮喘症状缓解，组织水肿、上皮气道损伤等炎性反应状况明显减轻，外周血 IgE 水平降低，EOS 比例减少，且重楼高剂量组改善优于重楼低剂量组。结果表明，重楼能有效缓解哮喘气道炎性反应，其机制可能与降低模型动物血清 IgE 和 EOS 有关。

4. 胃肠道保护作用

熊伟等构建大鼠肠黏膜功能障碍模型（LPS 15mg/kg），给予不同剂量云南重楼（20、40、80mg/kg）连续灌胃，于 24 小时统计动物存活率及小肠推进率，取动脉全血，检测动脉血二氧化碳分压（$PaCO_2$）、肌酸激酶（CK）、凝血酶原时间（PT）、谷草转氨酶（AST）和尿素氮（BUN）的含量，观察不同剂量云南重楼连续灌胃对肠黏膜功能障碍的影响。动物存活率及小肠推进率的实验结果显示，模型组大鼠与对照组比较，动物存活率及小肠推进率下降，差异有统计学意义；云南重楼治疗组（低、中、高）与模型组比较，动物存活率及小肠推进率上升，差异有统计学意义（$P < 0.05$），如表 4 - 13 所示。

表 4 - 13 动物存活率及小肠推进率的变化

组别	存活率（%）	炭末推进距离（cm）	小肠推进率（%）
对照组	100	65.92 ± 3.29	69.47 ± 3.46
模型组	40	40.51 ± 7.12	41.33 ± 7.25
低剂量组	73.33	48.30 ± 5.32	54.28 ± 5.94
中剂量组	80	48.83 ± 5.81	53.66 ± 6.38
高剂量组	86.67	54.09 ± 6.83	56.94 ± 7.19

生化指标检测结果显示，模型组大鼠与对照组比较，全血中 CK、PT、AST、BUN 含量升高，$PaCO_2$ 含量下降，差异有统计学意义（$P < 0.05$）；云南重楼治疗组（低、中、高）与模型组比较，全血中 CK、PT 含量下降，差异有统计学意义（$P < 0.05$），$PaCO_2$ 含量升高，差异有统计学意义（$P < 0.05$）；但治疗组与模型组比较 AST 及高剂量组 BUN，差异无统计学意义（$P < 0.05$），如表 4 - 14 所示。

表 4 - 14 大鼠存活率及全血实验室检查指标含量的变化

组别	$PaCO_2$（mmHg）	CK（U/L）	PT（s）	AST（U/L）	BUN（μmol/L）
对照组	100	65.92 ± 3.29	69.47 ± 3.46	49.58 ± 3.22	48.30 ± 5.32
模型组	40	40.51 ± 7.12	41.33 ± 7.25	44.73 ± 7.90	48.83 ± 5.81
低剂量组	73.33	48.30 ± 5.32	54.28 ± 5.94	48.75 ± 5.84	53.32 ± 6.43
中剂量组	80	48.83 ± 5.81	53.66 ± 6.38	48.83 ± 5.81	48.83 ± 5.81
高剂量组	86.67	54.09 ± 6.83	34.56 ± 7.19	56.09 ± 6.64	54.09 ± 6.83

黄彦峰等观察重楼水提液对小鼠胃肠运动功能的影响。采用碳末推进试验

法，以正常、新斯的明、阿托品、肾上腺素负荷为实验模型，观察重楼水提液
（2.5、5.0g/kg）对小鼠胃排空和小肠推进运动的影响。正常情况下，重楼水提
液低剂量组有促进小鼠小肠推进作用，而高剂量组有抑制小鼠小肠推进作用，重
楼水提液高、低两个剂量组均有抑制小鼠胃排空的作用；以阿托品、肾上腺素为
负荷时，重楼水提液低剂量组有拮抗阿托品、肾上腺素，促进小鼠小肠推进的作
用，而高剂量组有协同阿托品、肾上腺素，抑制小鼠胃排空的作用；以新斯的明
为负荷时，重楼水提液高、低两个剂量组均有拮抗新斯的明，抑制小鼠胃排空和
小肠推进的作用。研究表明，重楼水提液对小鼠胃肠功能的影响与 M 胆碱能受
体、肾上腺素能系统有关。

四、免疫调节作用

王娟等观察了重楼皂苷 Ⅱ 干预后，健康人和狼疮性肾炎患者外周血 $CD4^+$
$CD25^+$ Treg 的程序性细胞死亡方式的改变及其分泌的细胞因子 TGF－β、IL－10
水平和 Foxp3 表达水平的变化，探讨 $CD4^+CD25^+$ Treg 在狼疮性肾炎发病机制中
的免疫调节作用。试验通过分离健康人和狼疮性肾炎患者外周血 $CD4^+CD25^+$ T
淋巴细胞，给予重楼皂苷 Ⅱ 干预，并与地塞米松对比，通过观察细胞电镜形态
学，并用流式细胞仪检测对其自噬、凋亡、胀亡这三种细胞死亡方式以及其表面
的 Foxp3 的表达和其分泌的细胞因子 TGF－β、IL－10 水平变化的研究，来了解
$CD4^+CD25^+$ T 调节细胞在狼疮性肾炎发病中的作用以及重楼皂苷 Ⅱ 治疗狼疮性
肾炎的可能机制。研究结果显示，采用 $10\mu g/mL$ 的重楼皂苷 Ⅱ 处理后，在 72 小
时时能促进健康人和狼疮性肾炎患者外周血 $CD4^+CD25^+$ T 调节细胞自噬、凋亡
的增加，对于胀亡则无明显变化。通过相关性分析显示，$CD4^+CD25^+$ T 调节细
胞的三种细胞死亡方式在重楼皂苷 Ⅱ 作用后，各自独立变化，未显示显著相关
性。健康人和狼疮性肾炎患者外周血 $CD4^+CD25^+$ T 调节细胞的 TGF－β、IL－10
分泌均较旺盛，且重楼皂苷 Ⅱ 干预后分泌增加；Foxp3 的表达强度组间无明显变
化，TGF－β、IL－10 分泌与 Foxp3 的表达呈显著正相关；凋亡与 Foxp3 的表达
和 TGF－β、IL－10 分泌之间呈显著负相关。

晁伟平等以流感病毒鼠肺适应株 FM1 感染小鼠为模型，观察重楼克感滴丸
对 FM 感染小鼠免疫功能的影响，探讨重楼克感滴丸免疫调节的作用机制。研究
采用 4LD50 病毒滴鼻感染小鼠（每只 0.05mL）建立流感病毒感染小鼠模型。小
鼠感染后 24 小时开始灌胃给予相应药物（利巴韦林、重楼克感滴丸），每日 1

次，每次 0.3mL，空白对照组和模型组每日给予等量生理盐水，连续给药 4 天后，禁食不禁水 8 小时，小鼠眼眶取血，置于肝素抗凝管储存备用，按照流式细胞检测方法的要求，检测 T 细胞亚群的数量。无菌摘取肺脏，并按照 1：9 的比例加入生理盐水，匀浆后用 ELISA 试剂盒检测组织中炎性细胞因子的变化情况。采用同样的建模方法进行实验，在第 4 日给药 1 小时后，采用碳粒廓清法测定小鼠的吞噬功能。研究显示，与空白对照组相比，模型组的 $CD3^+$、$CD4^+T$ 细胞的比例明显下降（$P < 0.05$）；重楼克感滴丸大、中剂量组小鼠的 $CD3^+$、$CD4^+T$ 细胞比例均明显升高，重楼克感滴丸中、小剂量组均能明显降低 $CD8^+T$ 细胞的比例，重楼克感滴丸各剂量组 $CD4^+/CD8^+$ 的比值显著升高（$P < 0.05$）。炎性细胞因子研究显示，模型组小鼠肺匀浆中细胞因子 IL – 10 的含量升高、TNF – α 的含量明显升高；与模型组比较，重楼克感滴丸中剂量组的 IL – 4 含量明显增加，重楼克感滴丸大、中剂量组的 IL – 10 含量显著增加；重楼克感滴丸中、小剂量组的 IL – 1β 含量明显下降；重楼克感滴丸小剂量组的 IL – 6 含量明显下降；重楼克感滴丸各剂量组的 TNF – α 含量显著下降。同时，重楼克感滴丸各剂量组的吞噬指数均有升高。以上研究表明，重楼克感滴丸通过上调流感病毒感染小鼠的 $CD3^+$、$CD4^+T$ 细胞亚群百分率及 $CD4^+/CD8^+$ 的比值，下调感染小鼠 $CD8^+T$ 细胞亚群百分率，调节机体感染流感病毒后的免疫应答。重楼克感滴丸通过促进感染小鼠抗炎性细胞因子 IL – 4、IL – 10 的表达，同时抑制促炎性细胞因子 IL – 1β、IL – 6、TNF – α 的过量产生，平衡调节流感病毒感染小鼠 Th 类细胞因子的表达水平而提高机体免疫功能。重楼克感滴丸可激活单核巨噬细胞系统，明显提高流感病毒感染小鼠网状内皮系统的吞噬能力，使其接近或达到正常小鼠水平。重楼克感滴丸对流感病毒感染小鼠具有多方面的免疫炎症调节作用，可恢复机体的抗感染免疫平衡，达到抗病毒的作用。

刘功成等将小鼠随机分为 4 组，每组 10 只。第 Ⅰ 组，每天皮下注射 0.2mL 生理盐水（0.9%）和灌胃 0.25mL 蒸馏水，为正常对照组（Normal）；第 Ⅱ 组，每天皮下注射 0.2mL D – 半乳糖 [120mg/（kg·d）] 和灌胃 0.25mL 蒸馏水，为模型组（Model）；第 Ⅲ 组，每天皮下注射 0.2mL D – 半乳糖 [120mg/（kg·d）] 和灌胃 0.25mL VC [200mg/（kg·d）]，为阳性对照组（VC）；第 Ⅳ 组，每天皮下注射 0.2mL D – 半乳糖 [120mg/（kg·d）] 和灌胃 0.25mL 重楼多糖 [200mg/（kg·d）]，为多糖处理组（PPLPs）。实验处理持续 42 天，第 43 天起禁食 24 小时，称重后脱颈处死，收集小鼠脾脏组织，称重。将一部分脾脏组织进行匀浆，离心取匀浆上清液（10mg/mL），待测；另一部分脾脏组织以液氮研磨，通过苯酚－氯仿法提取组织总 RNA，电泳检测 RNA 以检测其完整性以及是否被污染。通过计算小鼠脾脏指数，如表 4 - 15 所示，与正常对照组相比，连续注射 D－半乳糖显著降低了小鼠体重和脾脏指数（$P < 0.05$）。与模型组相比，连续灌胃 PPLPs 或 VC 均显著提高小鼠体重和脾脏指数（$P < 0.05$），且将脾脏指数维持在正常对照组水平（$P > 0.05$）。PPLPs 组小鼠脾脏指数与 VC 组相比差异不显著（$P > 0.05$）。说明 PPLPs 和 VC 可以改善 D－半乳糖引起的脾脏萎缩，明显提高 D－半乳糖衰老模型小鼠脾脏指数。

表 4 - 15   小鼠体重及脾脏指数

组别	体重（g）	脾脏指数（mg/g）
正常对照组	31.89 ± 1.13	4.13 ± 1.09
模型对照组	29.02 ± 1.67	2.69 ± 0.87
Vc 组	31.32 ± 1.19	4.08 ± 0.92
PPLPs 组	32.55 ± 1.31	3.96 ± 1.13

五、止血、镇痛、抗炎作用

1. 止血作用

体外研究重楼及其提取物对凝血功能的研究较多。刘江等采用毛细管法和断尾法分析观察滇产 7 种重楼属药用植物的止血作用，研究发现，7 种重楼属药材的提取物均能不同程度地缩短由肝素和华法林造成的凝血功能障碍小鼠的活化部分凝血活酶时间（APTT）、凝血酶原时间（PT）。

王强等采用毛细管法考察了 7 种不同属的重楼提取物及两种重楼皂苷单体化合物对小鼠凝血功能的影响，发现 7 种重楼提取物均能够显著缩短凝血时间，而且作用效果优于两种单体化合物，与阳性药宫血宁胶囊作用相当。

李洪梅等考察了云南重楼水提物、七叶一枝花水提物、长柱重楼水提物对小鼠出血和凝血时间的影响。研究发现，云南重楼、七叶一枝花、长柱重楼水提物各剂量均可明显缩短小鼠出血时间和凝血时间，表明云南重楼、七叶一枝花、长柱重楼水提物具有止血作用。

付亚莉等采用比浊法测定重楼甾体总皂苷对血小板聚集的影响，发现重楼甾体总皂苷能够直接诱导血小板聚集，并呈剂量－效应关系。同时以透射电镜观察重楼甾体总皂苷对血小板形态学改变的影响，重楼甾体总皂苷能够直接激活血小板，引起变形释放等反应。

尹鸿翔等研究了狭叶重楼的止血活性物质基础及机理发现，重楼皂苷 H 可显著缩短断尾出血时间，显示出明显的止血活性；同时对缩短正常小鼠凝血酶原时间、活化的部分凝血活酶时间作用不明显，但可显著提高血浆纤维蛋白原。因此重楼皂苷 H 对内源凝血通路及外源凝血通路无明显促进作用，但可通过升高血浆纤维蛋白原发挥止血活性。

重楼提取物及其活性成分止血作用与血小板聚集和血管收缩有关。Sun 等从北重楼的地上部位分离得到 15 种甾体皂苷，并对分离得到的单体进行了诱导血小板聚集的活性研究。结果发现，大孔树脂柱 75% 乙醇流分部位 1.5mg/mL 浓度时，血小板最大聚集率达到 53%，而分离得到的 15 种甾体皂苷中，只有重楼皂苷Ⅶ在 300μg/mL 时，血小板最大聚集率达到 62%，是北重楼地上部位皂苷中主要的止血活性成分。丛悦等研究重楼皂苷 H 诱导血小板聚集效应，可能机制是诱导血小板聚集依赖于血小板激活后 ADP 的释放和血栓烷素 A2（TXA2）的生成。罗刚等研究重楼皂苷 C 的止血机制可能在于促进内源性凝血系统功能，诱导血管收缩。

2. 镇痛作用

目前，关于重楼及其提取物镇痛作用的研究主要以热板、热刺痛和醋酸扭体实验评价为主。丁立帅等采用热板、热刺痛和醋酸扭体实验评价七叶一枝花根茎和地上部分提取物镇痛作用。在热板实验中，高剂量组（2.4g/kg）表现出显著的镇痛作用；在热刺痛实验中，中、高剂量组（0.6、2.4g/kg）表现出显著的镇痛作用；在醋酸扭体实验中，所有剂量组均表现出极显著的镇痛效果并呈现剂量依赖性。

李洪梅等采用腹腔注射 0.8% 醋酸溶液的方法观察云南重楼、七叶一枝花、长柱重楼水提物和长柱重楼醇提物对小鼠疼痛反应的影响，所用提取物可不同程度地降低扭体次数。其中，云南重楼水提物（3.30g/kg）、七叶一枝花水提物（6.60g/kg）、长柱重楼水提物（6.60g/kg）、长柱重楼醇提物（6.60、3.30g/kg）与模型组相比有显著性差异，表明云南重楼、七叶一枝花、长柱重楼水提物和长柱重楼醇提物均具有镇痛作用，且长柱重楼与云南重楼、七叶一枝花水提物的镇痛作用相比，未见明显差异。但是，关于重楼提取物对小鼠疼痛反应影响的作用机尚不明确。

3. 抗炎作用

重楼抗炎作用的作用机制主要涉及以下几个方面：

（1）对炎症细胞的影响 杨黎江等利用重楼偏诺皂苷 PHAC－A 和薯蓣皂苷 PHAC－B 连续灌服小鼠，测定腹腔巨噬细胞的吞噬百分率和吞噬指数，发现两者均能促进小鼠腹腔巨噬细胞的吞噬作用，并以 PHAC－A 作用更强。门玉芝等研究证实，连续灌服大、中剂量的重楼液可增加小鼠淋巴细胞 E－花环的形成数。王娟等利用重楼皂苷Ⅱ干预 $CD4^+CD25^+$ 调节性 T 细胞功能，发现重楼皂苷Ⅱ能明显升高 TGF－β 和 IL－10 水平，从而抑制抗原呈递细胞和效应性 T 细胞功能，调节 Th1/Th2 细胞失衡，提高 $CD4^+CD25^+$ Treg 的免疫抑制功能；此外，重楼皂苷Ⅱ还能增强小鼠自然杀伤细胞活性，诱导干扰素产生。张霄霖等通过重楼治疗大鼠哮喘模型，发现大鼠外周血清 IgE 水平降低，嗜酸性粒细胞比例减少，病理切片见气管腔内及气管壁炎性细胞浸润减少。

（2）对炎症因子的影响 核转录因子－κB（NF－κB）作为体内重要的炎症因子，能与多种细胞因子、黏附因子基因启动子部位的 κB 位点相结合，导致 TNF－α、IL－1、IL－6、IL－8、细胞间黏附因子－1（ICAM－1）和 P－选择素等炎症基因过度表达，从而参与炎症反应的发生发展。黄谷香等采用阳离子化牛血清白蛋白复制大鼠膜性肾病模型，连续灌服重楼浓缩煎剂治疗后，发现肾组织中 NF－κB p56 蛋白及 mRNA 表达明显减少，从而减轻肾小球基底膜免疫复合物沉积和细胞外基质分泌。Yang 等研究也证实 PSⅡ抑制 NF－κB 激活。据报道，利用重楼总皂苷灌胃治疗多发骨折－脂多糖两次打击所致的大鼠脓毒症并急性肺损伤模型，发现血清中炎症因子 TNF－α、IL－1β、IL－6 水平与对照组相比显著下降。

（3）免疫调节作用 刘功成等利用重楼总皂苷干预 D－半乳糖注射诱导的小鼠衰老模型，发现其可显著上调脾脏免疫相关基因 T－bet、GATA－3 mRNA 表达水平，其中 T－bet 可促进 Th1 分化成熟并分泌 IL－2、TNF－α、INF－γ，作用于巨噬细胞、NK 细胞、细胞毒性 T 淋巴细胞，从而发挥细胞免疫功能；GATA－3 可促进 Th2 分化成熟并分泌 IL－10、IL－4，进而刺激 B 淋巴细胞增殖分泌，参与辅助体液免疫。有研究通过淋巴细胞 E－花环实验，发现重楼液可增强小鼠非特异性免疫及细胞免疫功能。

（4）对 HPA 轴的影响 下丘脑－垂体－肾上腺（HPA）轴是重要的抗炎途径，通过分泌 CRH、ACTH 促进肾上腺皮质释放糖皮质激素，进而调控炎症反应。陶娜等运用主要成分含重楼的云南白药治疗溃疡性结肠炎，发现其能促进糖皮质激素的释放，从而有效抑制炎症递质的释放、毛细血管渗漏、白细胞游走，并能显著增强吞噬细胞的吞噬功能。

随着现代药理学技术的发展和研究深入，重楼及其药理活性成分（皂苷类化合物）在抗肿瘤、抗菌、免疫调节等方面具有很好的药理活性，也为其新药研究及临床应用提供了理论依据。但重楼的临床应用多停留在清热解毒、消肿镇痛等传统应用方面，同时，由于重楼存在溶血作用等毒性反应，也限制其应用。应加强重楼活性成分综合研究，将活性成分与药效学紧密结合，加快重楼药物创新进展。随着分子药理学的快速发展，重楼中单体化合物的分子作用机制逐渐清晰，有望从分子水平和基因表达的角度阐明构效关系，为今后其药理活性与活性成分对应的研究提供依据，可有效减少毒副反应的发生，并为合理开发使用药物资源、避免药物资源浪费奠定理论基础。

第二节　药物代谢动力学研究

现阶段，对重楼的研究主要集中在化学成分分析和药理活性研究等方面，对于重楼中各成分在体内的吸收、分布、代谢及排泄过程研究的较少。研究重楼各成分在体内转运过程对于新药申报、制定合理的用法用量、科学指导临床用量具有非常重要的意义。同时，通过对重楼体内药代动力学研究，筛选体内吸收良好的化学成分考察其抗肿瘤活性，并对其作用机制进行初步探究，将会推动重楼药用价值的开发和利用。

药物代谢动力学（pharmackinetices）简称药动学，主要研究机体对药物处置（dispostion）的动态变化。包括药物在机体内的吸收、分布、生化转换（或称代谢）及排泄的过程，特别是血药浓度随时间变化的规律。当前重楼的药代动力学研究方法主要包括光谱法、色谱法、生物效应法等。

王本伟等采用高效液相－飞行时间质谱（HPLC－TOF/MS）联用技术快速分离并鉴别大鼠灌胃给予重楼提取物后尿液中甾体皂苷类成分，以探索重楼皂苷在大鼠体内的代谢途径。选用 SD 大鼠，按照 1.6g/kg 体质量灌胃给予重楼提取物，收集给药后 24 小时内的尿液。样品分析采用 MG－C18 柱（3.0mm×100mm，3.0m），乙腈－0.1%甲酸水为流动相梯度洗脱，在 TOF/MS 电喷雾离子源下采集正、负离子模式下的数据。利用 TOF/MS 得到的精确相对分子质量，对照化学成分数据库，对尿液中的甾体皂苷类成分进行鉴别。由 HPLC－TOF/MS 得到大鼠空白尿液和给药后的样品总离子流图谱，比较空白尿液和样品图谱，结合已建立的重楼中甾体皂苷成分的数据库，分析差异峰，确定潜在的目标化合物。

在正离子模式质谱图上主要得到 ［M＋H］⁺、［M＋Na］⁺和 ［M＋NH₄］⁺的准分子离子峰，在负离子模式下主要得到 ［M－H］⁻、［M＋HCOO］⁻的准分子离子峰。根据正、负离子模式下 TOF/MS 给出的精确相对分子质量，确定化合物的精确相对分子质量，应用 Qualitative Analysis 质谱分析软件计算可能的分子组成（误差 $<5 \times 10^{-6}$），然后与建立的数据库进行匹配，找出潜在的化合物。从尿液样品的 LC－TOF/MS 谱图中共鉴别出 20 个甾体皂苷类成分，其中峰 3 和峰 9、峰 12 和峰 17 具有相同的精确相对分子质量，确定为 2 对同分异构体，如表 4－16 所示。

表 4－16　大鼠尿液中的甾体皂苷类成分质谱分析结果

No.	Compound	Rt t/min	MF	Positive ion mode		Negative ion mode	
				M + X	m/z	M + X	m/z
1	—	11.568	$C_{45}H_{74}O_{18}$	M + Na	925.598	M + HCOO	947.454
2	Saponin TH	15.568	$C_{57}H_{94}O_{27}$	M + NH₄	1228.608		
3		18.153	$C_{51}H_{82}O_{21}$	M + H	1031.545	M − H	1029.67
4	Pseudoproto – Pb	18.258	$C_{57}H_{92}O_{25}$	M + H	1177.602		
5	Polyphyllin G	18.469	$C_{50}H_{82}O_{22}$	M + H − H₂O	1017.514	M + HCOO	1079.498
6	Polyphylloside Ⅲ	18.597	$C_{51}H_{82}O_{22}$	M + H	1047.534	M + HCOO	1091.526
7	Pariyunnanoside B	24.644	$C_{50}H_{80}O_{21}$	M + H/Na	1017.505	M + HCOO	1061.521
8	—	26.925	$C_{39}H_{60}O_{18}$	M + H/Na	817.575	M − H	815.575
9	Polyphyllin Ⅶ	33.771	$C_{51}H_{82}O_{21}$	M + NH₄	1048.543	M + HCOO	1075.527
10	Chonglouoside H	35.417	$C_{44}H_{70}O_{17}$	M + Na	893.454	M + HCOO	915.478
11	Polyphyllin Ⅵ	36.283	$C_{39}H_{62}O_{13}$	M + Na	761.409	M + HCOO	783.461
12	—	39.608	$C_{45}H_{72}O_{17}$	M + NH₄	902.511	M + HCOO	929.484
13		41.511	$C_{38}H_{60}O_{13}$	M + Na	747.386	M + HCOO	769.406
14	Polyphyllin Ⅱ	46.763	$C_{51}H_{82}O_{20}$	M + Na	1037.507	M + HCOO	1059.547
15	Reclinatoside	48.108	$C_{50}H_{80}O_{20}$	M + Na	1023.678	M + HCOO	1045.372
16	Dioscin	48.134	$C_{45}H_{72}O_{16}$	M + H	869.739	M + HCOO	913.243
17	Gracillin	48.718	$C_{45}H_{72}O_{17}$	M + Na	855.498	M + HCOO	899.873
18	Polyphyllin Ⅰ	49.879	$C_{44}H_{70}O_{16}$	M + Na	855.238	M + HCOO	899.329
19	Polyphyllin Ⅴ	52.098	$C_{39}H_{62}O_{13}$	M + Na	723.469	M + HCOO	767.153
20	—	57.989	$C_{38}H_{60}O_{12}$	M + Na	709.422	M + HCOO	753.753

如图 4－1 所示，在正、负离子模式质谱图上峰 3 分别为 ［M＋H］⁺和 ［M－H］⁻峰，峰 9 分别为 ［M＋NH₄］⁺和 ［M＋HCOO］⁻峰，通过 Agilent Mass Hunter

软件计算峰 3 和峰 9 具有相同的分子式 $C_{51}H_{82}O_{21}$，通过比对重楼的数据库，发现这一组化合物为重楼皂苷Ⅶ及其同分异构体。经过查阅其结构式发现，这一对同分异构体的差异仅表现在糖链中一个鼠李糖的连接位点不同，因此质谱很难将其区分，所以选择对照品重楼皂苷Ⅶ单独进样，发现重楼皂苷Ⅶ的出峰位置和峰 9 吻合，因此峰 9 为重楼皂苷Ⅶ，峰 3 为偏诺皂苷元 – 3 – O – α – L – 鼠李吡喃糖基（1→4）– α – L – 鼠李吡喃糖基（1→3）［– α – L – 鼠李吡喃糖基（1→2）］– β – D – 葡萄吡喃糖苷。峰 12 和峰 17 同分异构体鉴别：峰 12 在质谱图上分别表现为［M + NH₄］⁺ 和［M + HCOO］⁻，峰 17 为［M + H］⁺、［M + Na］⁺ 和［M + HCOO］⁻，通过 Agilent Mass Hunter 软件计算峰 12 和峰 17 具有相同的分子式 $C_{45}H_{72}O_{17}$，为纤细薯蓣皂苷及其同分异构体。在正离子模式下，峰 17 同时还出现了 723.43、577.38 和 415.33 的碎片离子，推测其可能分别丢失了 1 个葡萄糖基、1 个葡萄糖基和 1 个鼠李糖基以及 2 个葡萄糖基和 1 个鼠李糖基，这种结构和纤细薯蓣皂苷相吻合，同时进样纤细薯蓣皂苷对照品，其出峰位置刚好在峰 17 位，因此推断峰 17 为纤细薯蓣皂苷，峰 12 为偏诺皂苷元 – 3 – O – α – L – 鼠李吡喃糖基（1→2）［– α – L – 鼠李吡喃糖基（1→4）］– β – D – 葡萄吡喃糖苷。

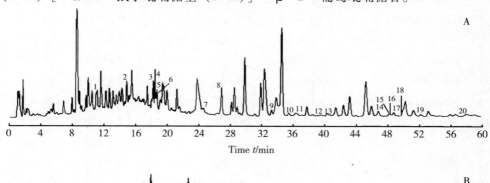

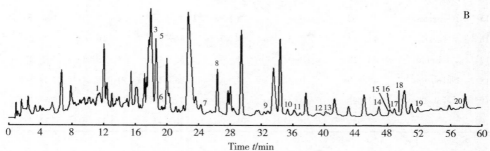

图 4 – 1　大鼠灌胃给药后尿液中甾体皂苷类成分 TOF/MS 总离子流图谱

　　王本伟基于高效液相色谱和三重四级杆质谱联用技术建立了一种同时测定大鼠灌胃重楼提取物后血浆样品中重楼皂苷Ⅰ、重楼皂苷Ⅱ、重楼皂苷Ⅵ、重楼皂苷Ⅶ、薯蓣皂苷和纤细薯蓣皂苷浓度的方法，并对其药动学进行了研究。SD大鼠灌胃重楼提取物后，在设定的时间内眼眶取血，收集的血浆样品按照"血浆样品处理"项下操作后，测定各时间点重楼皂苷Ⅰ、重楼皂苷Ⅱ、重楼皂苷Ⅵ、重楼皂苷Ⅶ、薯蓣皂苷和纤细薯蓣皂苷的血药浓度。如表4-17所示，药动学参数显示，6种甾体皂苷的达峰时间和半衰期都较长，基本都在10小时以上，而且在体内的平均滞留时间也非常长，高达20小时以上；同时，灌胃给药高浓度的重楼提取物后，发现在体内的最大浓度仅有几个纳克，说明重楼皂苷可能具有极低的生物利用度，一般口服给药，生物利用度主要和药物的溶解度、胃肠道的稳定性、肠道微生物菌群、肝脏首过效应等因素有关，至于是一个还是多个因素同时起作用，还需要进一步研究。

表4-17　口服重楼提取物后6种甾体皂苷的药动学数据

Parameters	Polyphyllin Ⅰ	Polyphyllin Ⅱ	Polyphyllin Ⅵ	Polyphyllin Ⅶ	Dioscin	Gracillin
C_{max} （ng/mL）	8.31 ± 1.4	10.7 ± 1.5	7.36 ± 0.4	9.16 ± 0.6	8.51 ± 0.7	58.03 ± 7.9
T_{max} （h）	11.3 ± 1.6	11.3 ± 1.6	8.7 ± 1.6	7.3 ± 1.0	9.3 ± 2.1	11 ± 2.5
$t_{1/2}$ （h）	18.9 ± 6.2	12.5 ± 4.6	13.0 ± 4.2	19.9 ± 6.4	14.7 ± 4.7	13.2 ± 1.6
AUC （hng/mL）	242.3 ± 10	293.1 ± 18	204.3 ± 12	192.2 ± 20	219.3 ± 12	2382 ± 318
AUC （hng/mL）	252.8 ± 14	298.5 ± 19	210.4 ± 15	204.5 ± 22	227.5 ± 12	2486 ± 359
AUC （hng/mL）	5817 ± 1182	6295.3 ± 959	4879 ± 813	5246 ± 1264	5351 ± 758	76962 ± 16061
MRT （h）	23.0 ± 4.7	21.1 ± 3.2	23.3 ± 3.9	25.7 ± 6.2	23.5 ± 3.3	27.3 ± 6.5

　　王欢通过对大鼠尾静脉注射重楼皂苷提取物进行药代动力学研究显示，重楼皂苷Ⅰ和Ⅱ均符合二室开放药动学模型，其中，重楼皂苷Ⅰ的半衰期$t_{1/2}$为0.76小时，中央室表观分布容积V为0.41L/kg，清除速率CL为0.40L/（h·kg），药时曲线下面积AUC为221.28μg/（L·h）；重楼皂苷Ⅱ的半衰期$t_{1/2}$为3.47小时，中央室表观分布容积V为0.55L/kg，清除速率CL为0.13L/（h·kg），药时曲线下面积AUC为415.70μg/（L·h）。从药时曲线可以看出重楼皂苷Ⅰ和Ⅱ的血药浓度皆在半小时之内就迅速下降，说明两者在体内的清除速度很快，发挥药效的时间很短。相比较而言，重楼皂苷Ⅱ在体内的清除速度比重楼皂苷Ⅰ的清除速度相对较慢，发挥药效的时间也相对较长。表明重楼皂苷Ⅰ和Ⅱ均符合二室开放药

代动力学模型，两者在血液内的清除速度都很快，但相比较而言，重楼皂苷Ⅰ比重楼皂苷Ⅱ的清除速度更快，说明重楼皂苷Ⅰ在体内作用时间短，重楼皂苷Ⅱ较重楼皂苷Ⅰ在体内作用时间相对较长。

以上结果表明重楼皂苷Ⅰ和Ⅱ的清除速度快，作用时间短，其给药间隔应该缩短，以保证药效的持续稳定。所得的药代动力学参数对于药物制剂的研究也有重要的指导意义。重楼皂苷的水溶性不好，用生理盐水制成溶液时浓度很低，因此若要将重楼皂苷制成溶液需要解决其溶解性差的问题。此外，若将重楼皂苷的有关制剂制成缓释试剂，可以增加重楼皂苷在体内的停留时间，从而保持药效的长期发挥。

通过对大鼠采用重楼皂苷提取物灌胃后发现，重楼皂苷Ⅰ和Ⅱ均符合一室开放药动学模型，重楼皂苷Ⅰ的半衰期 $t_{1/2}$ 为 10.83 小时，达峰时间为 0.67 小时，达峰浓度为 127.10μg/L，表观分布容积 V 为 3055.74L/kg，清除速率 CL 为 193.68L/（h·kg），药时曲线下面积 AUC 为 1008.01ug/（L·h）。重楼皂苷Ⅱ的半衰期 $t_{1/2}$ 为 16.04 小时，达峰时间为 0.67 小时，达峰浓度为 89.83μg/L，表观分布容积 V 为 3669.41L/kg，清除速率 CL 为 157.97L/（h·kg），药时曲线下面积 AUC 为 949.30μg/（L·h）。从药时曲线可以看出重楼皂苷Ⅰ和Ⅱ的血药浓度都在 0.67 小时就达峰，然后迅速消除，但是两者在 12 小时和 8 小时处出现第二个浓度峰，表明两者可能存在肝肠循环。以上结果表明重楼皂苷Ⅰ和Ⅱ两者的清除速度快，且均受胃肠道影响，可能存在肝肠循环，因此口服重楼皂苷Ⅰ和Ⅱ时，不能盲目缩短给药间隔，以免因浓度过高引起毒性反应。所得的药代动力学参数对于药物制剂的研究同样也有重要的指导意义。重楼皂苷Ⅰ和Ⅱ的生物利用度极低，口服制剂可以往增加重楼皂苷的生物利用度方向发展。

刘宗谕等首先建立重楼皂苷的含量测定方法，以这个方法为基础间接测量重楼皂苷的百分比含量，按照统计学方差分析的方法找出最优的提取工艺，即 20 倍体积的 40% 乙醇超声提取 60 分钟。使用大孔树脂吸附法洗脱纯化皂苷；建立重楼皂苷药代动力学的模型，模型要具备避免内源干扰、灵敏度好的特点。以实验大鼠为载体，分别在大鼠的尾静脉注射重楼皂苷提取物，记录不同时间大鼠血药的浓度，经过模型演算和统计学分析数据研究重楼皂苷在体内的代谢水平，以及药物的生物利用度。结果表明，重楼皂苷Ⅰ和Ⅱ在大鼠体内的血液清除速度足够快，但生物利用度较低，符合一室、二室开放药代动力学的模型。

武姗姗建立了 LC - MS/MS 测定大鼠血浆中重楼皂苷 I（Polyphyllin D）和重楼皂苷 H（Paris H）的分析方法，同时将大鼠禁食 16 小时（自由饮水），灌胃给予重楼总皂苷（相当于 35mg/kg 重楼皂苷 I 和 30mg/kg 重楼皂苷 H）后，对重楼皂苷 I、重楼皂苷 H 各自在大鼠体内的药代动力学行为进行了研究。重楼皂苷 I 和重楼皂苷 H 的药代动力学参数见表 4 - 18。分析结果显示，这两种化合物在体内的消除过程缓慢，而且血药浓度较低，有学者对结构类似的薯蓣皂苷进行药代动力学研究，其也是呈现类似的体内代谢过程。给药后 8 小时，重楼皂苷 I 的血药浓度达到峰值，为（11.5 ± 0.50）ng/mL，而重楼皂苷 H 在给药后 10 小时，能够达到其血药浓度的峰值（15.2 ± 1.40）ng/mL。表明重楼皂苷 I、重楼皂苷 H 在大鼠体内的药代动力学行为类似。

表 4 - 18　大鼠灌胃给药重楼总皂苷后重楼皂苷 I
和重楼皂苷 H 的药代动力学参数

Parameter	Unit	Polyphyllin D	Paris H
AUC_{0-t}	ng · h/mL	272 ± 3.10	316 ± 33.0
$AUC_{0-\infty}$	ng · h/mL	369 ± 46.8	339 ± 42.9
$MRT_{0-\infty}$	h	39.7 ± 7.80	20.9 ± 1.40
$t_{1/2}$	h	24.3 ± 6.10	10.4 ± 2.10
T_{max}	h	8.00 ± 0.00	10.0 ± 0.00
C_{max}	ng/mL	11.5 ± 0.50	15.2 ± 1.40
CL	L/（h · kg）	52.3 ± 6.00	119 ± 15.1

武姗姗采用 UPLC/Q - TOF/MS 联用技术对大鼠口服重楼皂苷 RPS 后 48 小时收集的粪样进行分析，在粪样中发现了 4 个新的代谢产物，M1、M2、M3 和 M4。其中化合物 M1 的保留时间为 3.138 分钟，负离子模式下分子离子峰为 929.6413，其他主要的碎片离子还包括 [M + CH$_3$COOH - H]$^-$（m/z 871.4468），以及脱去一分子阿拉伯糖的 [M + CH$_3$COOH - H - Ara]$^-$（m/z 739.3764）和脱去一分子葡萄糖的 [M + CH$_3$COOH - H - Ara - Glu]$^-$（m/z 577.2609）。M2 保留时间为 8.06 分钟，分子离子峰分子量为 723.4327，推测为负离子模式下所得，主要的碎片离子 577.3746 为脱去一分子阿拉伯糖所得，而分子量 415.3190 为继续脱去一分子葡萄糖所得，根据以上的分子推测 M2 可能的结构为 pennogenion - 3

$-O-\alpha-L-Ara$（$1{\rightarrow}4$）$-\beta-D-Glc$。代谢物 3 和代谢物 2 的主要碎片相似，根据其保留时间为 10.10 分钟，则代谢物 3 可能是 $diosgenin-3-O-\alpha-L-Ara$（$1{\rightarrow}4$）$-\beta-D-Glc$。M4 的 $[M+H]^+$ 为 m/z 415.3185，分子离子峰为 $[M+H-H_2O]^+$（m/z 397.3029），因此代谢物 4 最终被确认为是薯蓣皂苷元。根据重楼皂苷在粪样中的代谢物信息，可以推测出大鼠口服重楼皂苷 RPS 后在粪样中的主要代谢途径为直接脱糖基模式。

第三节　毒理学研究

中药毒理学是中药药理学的一个分支学科，属于研究中药对生物体有害效应、作用机制、安全性评价与危险度评价的一门科学。简言之，中药毒理学是研究有毒中药与有机体相互作用的学科。

中药毒理学有三个方面的基本特点：①毒性成分复杂；②毒性表现多样；③毒性可以控制。在中药毒理学中，中药的毒性类型包括毒性反应、副作用和后遗效应三类。其中，毒性反应指剂量过大或用药时间过长所引起的机体形态结构、生理机能、生化代谢等方面的病理变化，包括急性毒性、慢性毒性和特殊毒性等。副作用指在治疗剂量下出现的与治疗目的无关的作用，包括过敏反应、特异质反应和依赖性等反应。后遗效应指停药后血药浓度已降至最低有效浓度以下时仍然残存的药物效应。重楼的毒性作用较小，但在使用时仍需注意使用剂量，避免毒性反应的发生。传统的毒理学研究方法包括毒理学体内实验、毒理学体外实验和临床研究等。本节针对目前重楼的毒理学研究进行阐述。

一、体内外急性毒性试验

按照《中药、天然药物急性毒性研究技术指导原则》开展长柱重楼总皂苷的体内急性毒性研究。取 60 只昆明小鼠，禁食 12 小时后称取其质量，随机分为 6 组，雌雄各半，每组 10 只。长柱重楼总皂苷各剂量组用 0.5% CMC-Na 配制，分别静脉注射给予小鼠 0.5% CMC-Na（对照组）及 1.646g/kg、2.352g/kg、3.360g/kg、4.800g/kg（依据预实验中动物全部死亡的最低剂量和全部存活的最高剂量，以 0.7 的组距设置剂量）PCT3，0.4mL/10g，1 次性给药，给药后观察并详细记录动物的毒性反应。在 24 小时内多次观察，以后每天观察 3 次，连续观察 14 天。观察小鼠体质量变化、饮食、外观、行为、排泄物、死亡情况及中毒情况（中毒反应的症状、严重程度、起始时间、持续时间、是否可逆）等。若有小鼠死亡，则将死亡小鼠进行解剖，肉眼观察其心、肝、脾、肺、肾等脏器的变化。14 天观察期结束后，将存活的小鼠处死并进行解剖，按照上述的同样方法对主要脏器大体病理变化进行肉眼观察。记录动物的毒性反应情况和死亡情况，采用 Bliss 法测定半数致死剂量（LD_{50}）。

一次性静脉注射给予 PCT3 后，多数小鼠表现为活动减少、腹泻，持续时间 3~9 小时；4.800g/kg 剂量组小鼠在给药后 4 小时内全部死亡，3.360g/kg 剂量组在给药后 8~10 小时仅 1 只存活，其他剂量组的少部分动物在给药后第 2 天死亡。存活小鼠大多数于 24 小时后上述症状减轻，48~72 小时逐渐恢复正常。死亡小鼠经解剖，可见大部分小鼠胃肠胀气，表面黏膜颜色苍白，少数小肠发黑，内见棕褐色液体，其余重要脏器未见明显异常。在 1.646~2.352g/kg，PCT3 对小鼠的致死率由 30.0% 迅速升高到 70.0%；在 2.352~4.800g/kg，致死率由 70.0% 升至 100.0%。用 Bliss 法计算 PCT3 的 LD_{50}（半数致死量）为 1.9855mg/kg，95% 的可信限为 1.4128~2.3948 mg/kg。

周国灿等人将人神经胶质瘤 U251、U87、T98G 细胞株分别置于含 10% 新生牛血清、100U/mL 青霉素、100μg/mL 链霉素的 RPMI-1640 培养基中，并放置于 37℃、5% CO_2 的培养箱中进行培养。待细胞达到 80%~90% 融合时，用 0.25% 胰蛋白酶消化传代。选用第 3 代神经胶质瘤细胞做细胞毒性实验研究，调整细胞浓度为 2×10^5/mL，将细胞重悬并接种于 96 孔板中，每孔 100μL；培养 24 小时后在每个实验孔中分别加入 50μL 测试样品溶液，每个浓度样品设 3 个复孔，同时设置空白对照组（DMSO 组）和阳性对照组（DDP 组），继续培养 48 小时后，于每个实验孔中加入 10μL 预先用生理盐水配制好的 MTT 检测液，在培养箱中继续孵育 6 小时；沿培养孔边缘轻轻将上清液吸去，每个实验孔中分别加入 DMSO 100μL，将培养板放置于微量振荡器上，振荡 5 分钟直至甲臜完全溶解。使用酶标仪在 570nm 处测定吸光度 OD 值，使用下面的公式计算样品对肿瘤细胞的生长抑制率，抑制率（%）=（OD 空白 - OD 样品）/OD 空白×100%，计算 IC_{50} 值。结果表明，除编号为 RL01~RL03 及 RL13 样品对所选三株神经胶质瘤细胞均没有抑制作用外，RL04~RL12 样品至少对一株神经胶质瘤细胞表现出细胞毒性作用；RL06~RL08 样品对三株胶质瘤细胞均表现出较强的细胞毒性效应。就同一部位而言，三种神经胶质瘤细胞株的细胞毒性相差较大，表明活性部位对不同类型肿瘤细胞的抑制作用具有一定选择性。在三株神经胶质瘤细胞中，活性部位对 U251 的细胞毒性强于 U87 和 T98G 细胞，同时高活性部位的半数抑制浓度值已达到阳性药物顺铂的三分之一，作为药物的粗提部位，已经具有了较强的细胞毒活性。

二、毒性反应及影响因素

大剂量重楼具有溶血作用并对肝脏、生殖系统、神经系统、消化系统产生毒性反应，本部分对重楼的毒性反应进行了相关汇总，为其合理用药及新药开发提供参考。

1. 肝毒性

杨蓉蓉等人对重楼的肝毒性进行了相关的研究，发现在 74～105mg/kg 剂量内，长柱重楼总皂苷（PCT3）对小鼠的致死率由 20% 迅速升高到 80%；在 105～150mg/kg 剂量内，致死率由 80% 平缓上升至 90%。给药后 2 小时，150mg/kg 实验组的动物开始死亡，死亡高峰出现在给药后 1～2 天，部分小鼠死亡前出现抽搐或身体发抖的现象。少数存活小鼠有呆卧少动、精神不济的表现。给药后 3 天，小鼠饮食和活动恢复至正常水平。存活小鼠在给药后 14 天进行解剖，经肉眼观察心、脾、肺和肾无明显异常，但能明显看到部分小鼠的肝脏出现异常肥大的现象，表明 PCT3 对小鼠的心脏毒性、肾毒性、免疫毒性不明显，但具有一定的肝毒性。用 Bliss 法计算 PCT3 的 LD_{50} 为 92.40mg/kg，95% 的可信限为 78.21～109.70mg/kg。

小鼠给药 14 天后，在 52mg/kg 实验组中 10 只小鼠全部存活，经处死并解剖后发现 4 只小鼠肝脏肥大。在 74mg/kg 实验组中有 8 只小鼠存活，经处死并解剖后发现 6 只小鼠肝脏肥大。阴性对照组的小鼠肝组织肝小叶结构完整，肝细胞条索排列规则，肝中央静脉及汇管区结构形态正常。肝细胞形态呈圆形，肝细胞核位于中央，无核分裂相，胞浆分染，形态正常。52mg/kg 实验组小鼠的肝组织中央静脉周围细胞核周空泡，细胞散在坏死，有毛玻璃样变（淀粉样变）。74mg/kg 实验组小鼠的肝组织核周空泡，部分见凝固性坏死。

陈清等人研究发现，皂苷类成分是重楼的主要毒性成分，用量过大可出现肝损伤现象。在大鼠亚急性毒性实验中，当总皂苷用量为 265mg/kg 时，肝细胞存在坏死现象。重楼皂苷的小鼠灌胃给药半数致死量（LD_{50}）为 2.68g/kg，证明重楼皂苷具有一定的肝细胞毒作用，且对肝线粒体细胞膜有破坏作用。中毒时可见肝组织内有散在组织坏死，周围肝细胞体积增大。但目前对其毒性机制的研究并不深入，仅发现对肝线粒体细胞膜具有损伤，其他的机制有待进一步阐明。

2. 溶血作用

杨蓉蓉等人对重楼的溶血毒性进行了相关的研究，发现随着 PCT3 浓度的增加，溶血率也在增加（表 4 – 19），PCT3 在 1 ~ 3μg/mL 剂量内，溶血率由 2.50% 缓慢增加至 12.59%。在 10 ~ 30μg/mL 剂量内，溶血率由 44.56% 迅速增加到 100.00%，这与样品的细胞毒性结果趋势基本一致。随着 PCT3 浓度的增加，其对细胞的溶血率与对细胞的增殖抑制率也逐渐增加。1 ~ 3μg/mL 剂量内，PCT3 溶血率与对 A549 细胞的增殖抑制率增加缓慢；在 3 ~ 30μg/mL 剂量内，溶血率与对 A549 细胞的增殖抑制率增加比较迅速；在 30 ~ 100μg/mL 剂量内，溶血率与对 A549 细胞的增殖抑制率趋近稳定或达到 100%。对于 HepG2 细胞，PCT3 在 1 ~ 10μg/mL 剂量内，其增殖抑制率增加比较迅速；在 10 ~ 100μg/mL 剂量内，其增殖抑制率趋近 100%；在 30μg/mL 时，PCT3 溶血率与对 HepG2 细胞的增殖抑制作用达到平台期，溶血率略大于抑制率。其体外溶血实验结果显示，PCT3 具有明显的溶血活性（$ED_{50} = 4.31μg/mL$），且呈现出浓度依赖性。

表 4 – 19　不同浓度 PCT3 的溶血活性

组别（μg·mL⁻¹）	OD（$\overline{X} \pm s$）	溶血率（%）
阴性对照组	0.11 ± 0	0
实验组		
1	0.13 ± 0	2.50
3	0.23 ± 0.01	12.59
10	0.55 ± 0.01	44.56
30	1.22 ± 0.44	100.00
100	1.37 ± 0.06	100.00
阳性对照组	1.11 ± 0.03	100.00

注：阴性对照组：0.9% NaCl；实验组：PCT3；阳性对照组：水。

陈清等人也通过常规体外试管法（肉眼观察法）及改进的体外溶血性试验法（分光光度法）来观察重楼总皂苷的溶血作用。结果表明重楼总皂苷在低浓度时无明显的溶血作用，而在大于一定浓度时则具有溶血作用，且溶血强度与皂苷浓度呈现出剂量依赖性。经研究发现，甾体皂苷溶血作用的机制可能是其与红细胞膜上的胆甾醇形成复合物，导致红细胞膜去稳定，使红细胞溶解，从而引起溶血作用。

3. 生殖系统毒性

有研究报道由重楼分离纯化获得的重楼偏诺皂苷（PHAC－A）和重楼薯蓣皂苷（PHAC－B）在体外均具有抗生育活性，二者均能明显降低雄性小鼠的精子活力，PHAC－B 在终浓度为 $40\mu g/mL$ 时可将精子基本杀死，而 PHAC－A 在同样浓度时有部分精子存活。这表明重楼具有一定的抗生育功效，同时 PHAC－B 抑制精子活力和精子成活率的功效显著，为高活性抗生育物质。由于重楼具有生殖系统的抗生育毒性，利用其抗生育的毒性作用可用于避孕药的研究与开发，从而发掘重楼毒性作用的正面潜在应用价值。

4. 其他毒性

《本草纲目》中记载，蚤休，根气味苦，微寒，有毒。现已知重楼含有蚤休苷、蚤休士宁苷及生物碱等成分，大剂量应用可致中毒，具体表现为对消化系统、神经系统和心脏产生毒性。

综上所述，由于重楼在大剂量用药时会对消化系统、神经系统、心脏和肝脏等脏器产生毒副作用，因此需合理掌握其用药剂量。也有研究发现，重楼通过体外毒性作用可以产生抗肿瘤的效果，这也说明重楼具有抗肿瘤的药理潜力。同时重楼的毒副作用也可考虑新药开发，比如对生殖系统的毒性反应，可考虑对避孕药进行研究与开发。随着重楼分子水平研究的进一步加深，其单体作用机制逐渐清晰，从分子水平阐明其构效关系与药效的联系，为今后针对重楼不同的药理活性选取不同的活性成分提供重要依据。要使重楼这类药材得到深度开发，避免资源浪费，就要掌握更加完善的重楼分离纯化技术和更进一步的重楼分子生物学研究。

第四节　药物相互作用研究

随着人们对中药临床应用合理性关注的不断提升，联合用药的安全性、高效性备受重视。根据大量文献资料，药物与机体相互作用或药物在机体内相互作用是研究药物配伍合理性的本质问题，这关乎临床用药安全，是被高度关注的焦点及重大科学问题。而传统中医药是我国医药产业的一大特色，逐渐受到世界医药领域的重视，所以对于中药联合用药合理性的研究更具价值。中药配伍研究必须以传统中医药为研究基础，以现代科学技术为研究手段，以增效减毒、降低耐药性为研究宗旨，以提高临床联合用药效率为目的进行全面深入的研究，以期形成完整的中药配伍理论体系，为我国人民乃至世界人民带来全面的临床配伍用药指导方针。

药物相互作用（drug interaction，DI）是指患者同时或在一定时间内先后服用两种或两种以上药物后所产生的复合效应，这种复合效应可以使药效加强或使毒副作用减轻，也可以使药效减弱或出现不应有的毒副作用。作用加强包括疗效提高和毒性作用增加，作用减弱包括药理学疗效降低和毒副作用减少。因此，临床上在进行联合用药时，应注意利用各种药物的特性，充分发挥各个药物的药理作用，以达到最好的治疗效果和最少的药物不良反应，从而提高用药安全，达到安全用药。

一、联合用药

一定剂量的重楼与其他药物联合使用可能会产生不同的药理作用，包括协同作用、拮抗作用或双向调节作用等，本部分参考近年来国内外发表的文献，对重楼的联合用药进行相关阐述，为其合理用药及临床研究提供相关参考。

1. 重楼与土鳖虫联合应用

在胡文静等人的研究中，将重楼提取物和土鳖虫的提取物进行联合应用，其联合应用对人肝癌 SMMC - 7721 细胞增殖的抑制作用结果见表 4 - 20，结果表明两药联合应用对人肝癌 SMMC - 7721 细胞的增殖均有一定抑制作用，并且随着两药剂量的逐步增加，其抑制作用逐步呈现出增强趋势。根据两药合用效果公式的推算，重楼提取物与土鳖虫提取物的联合 q 值在 0.92 ~ 4.83 之间，表明两药联合效果呈单纯相加至协同作用，初步证实重楼提取物与土鳖虫提取物进行联合使用在抗肿瘤治疗中具有一定的合理性和参考价值。但考虑所做的是体外细胞实验，与体内药物学实验具有一定的差距，所以两药联合体内动物的实验及其作用机制的研究是必不可少的，这也将为临床寻找具有切实有效的抗肿瘤中药复方提供强有力的理论和实验基础。

表 4 – 20　重楼、土鳖虫提取物联合对人肝癌 SMMC – 7721 细胞增殖的抑制作用 （$\bar{X} \pm s$, $n = 3$）

浓度（mg/mL）		OD 值	抑制率（%）	q
重楼提取物	土鳖虫提取物			
0	0	1.289 ± 0.065		
0.1	0	1.244 ± 0.049	3.47 ± 3.48	
0.2	0	0.789 ± 0.012	38.09 ± 0.95	
0.4	0	0.338 ± 0.022	73.75 ± 1.71	
0.8	0	0.103 ± 0.003	90.95 ± 0.35	
0	1	1.209 ± 0.021	6.18 ± 1.59	
0	2	0.560 ± 0.059	56.53 ± 4.59	
0	4	0.116 ± 0.006	91.00 ± 4.32	
0.1	1	0.699 ± 0.082	45.81 ± 6.32	4.85
0.2	1	0.248 ± 0.018	80.76 ± 1.38	1.93
0.4	1	0.109 ± 0.003	91.52 ± 0.20	1.21
0.8	1	0.099 ± 0.002	92.29 ± 0.12	1.01
0.1	2	0.404 ± 0.009	68.66 ± 0.71	1.18
0.2	2	0.169 ± 0.028	86.89 ± 2.19	1.19
0.4	2	0.120 ± 0.012	90.72 ± 0.52	1.02
0.8	2	0.100 ± 0.007	92.22 ± 0.52	1.01
0.1	4	0.12 ± 0.007	90.72 ± 0.57	0.99
0.2	4	0.124 ± 0.004	90.41 ± 0.27	0.96
0.4	4	0.112 ± 0.007	91.34 ± 0.57	0.94
0.8	4	0.11 ± 0.006	91.47 ± 0.48	0.92

2. 重楼与氟尿嘧啶联合应用

通过刘永萍等人的研究可知，CLFF 在两株细胞中与 5 – FU（5 – 氟尿嘧啶）联合应用能产生较好的协同细胞毒性，两药合用亦以协同作用的方式诱导肿瘤细胞凋亡。CLFF 作用 24 小时后，胃癌细胞 SGC – 7901 和 BGC – 823 细胞中 TS mRNA 表达水平分别为对照组的（0.30 ± 0.03）倍和（0.46 ± 0.03）倍，用药前后两株细胞中 TS mRNA 的表达水平具有统计学差异（其中 SGC – 7901 细胞：$t = 49.17$，$P < 0.001$；BGC – 823 细胞：$t = 26.56$，$P = 0.001$）。CLFF 与 5 – FU 联合应用具有较好的协同抗肿瘤作用，这可能与二者协同诱导肿瘤细胞凋亡以及 CLFF 下调胸苷酸合成酶基因的表达有关。

3. 重楼与阿奇霉素联合应用

王金丽等人研究发现支原体肺炎的发病机制主要是肺炎支原体侵袭，在支原体肺炎感染期内会产生大量的炎症因子及细胞因子，从而抑制免疫反应，最终致使肺内外发生病变。白细胞介素 - 6（IL - 6）是诱导炎症反应的重要因子之一，其过度表达能够导致器官、系统的损伤。肿瘤坏死因子 - α（TNF - α）是一种生物活性因子，它可以增强中性粒细胞伴蛋白水解酶的释放，其与气道呼吸道炎症的发生发展密切相关。

阿奇霉素是一种新型的大环内酯类抗生素，除具有确切的抗菌作用外，还具有一定的免疫调节作用。据研究报道，阿奇霉素治疗支原体肺炎的作用机制主要是通过减少细胞炎性因子的释放和降低吞噬细胞的氧化浓度，达到保护气道的作用，疗效安全可靠。但是单纯应用西药治疗支原体肺炎具有明显的不良反应，而且会导致阿奇霉素等抗生素的滥用现象，易使人体产生抗生素耐药性，故现在主张中西医结合治疗。

支原体肺炎在中医学上归属为"咳嗽""喘症"，当机体受到外邪侵袭时，肺为冲锋上阵，邪气郁积化热，集而成痰，痰热壅盛，肺即失其宣肃之功，气滞不畅，血运不行，肺络阻滞，病情加剧，因此中医学治疗主张清热解毒、宣肺祛痰。三子重楼汤为三子养亲汤加重楼、贯众和半枝莲，三子养亲汤具有温肺化痰和降逆消食的功效；重楼、半枝莲和贯众具有抗病毒作用，其清热解毒疗效显著。本研究结果发现，经三子重楼汤联合阿奇霉素治疗后，两组患者的 IL - 6、TNF - α 水平均显著降低，且观察组 IL - 6、TNF - α 水平低于对照组（$P < 0.05$），这提示三子重楼汤联合阿奇霉素能够有效抑制支原体肺炎的发生与发展。在本研究中，经过治疗后的观察组患者临床治疗效果明显优于对照组，治疗组的肺部干湿啰音、发热、咳嗽及喘息消失时间短于对照组（$P < 0.05$），表明重楼与阿奇霉素结合的中西医联合治疗支原体肺炎能够显著改善患者细胞的免疫功能，同时增强患者抵抗呼吸道组织细胞损失的能力，安全有效，可为临床应用提供一定的参考价值，值得推广。

4. 重楼与阿托品联合应用

黄艳霞等人的研究发现阿托品对正常小鼠的胃排空、小肠推进运动均具有显著抑制作用（$P < 0.001$），具体表现为胃内残留率增大，小肠推进率减小。重楼醇提取液高、低两个剂量组对阿托品所致小鼠的胃排空抑制模型均具有协同作用

（$P < 0.001$），具体表现为胃内残留率增大；而重楼醇提取液低剂量组对阿托品所致的小鼠小肠推进抑制模型有显著拮抗作用（$P < 0.001$），表现为小肠推进率增大，具体结果见表4-21。

表4-21　重楼醇提液对阿托品所致小鼠胃排空、小肠推进干预的影响（$\bar{X} \pm s$）

组别	n	灌胃剂量（g/kg）	注射剂量（g/kg）	胃内残留率（%）	小肠推进率（%）
正常对照组	10	蒸馏醇	蒸馏醇	5.45 ± 1.21	77.83 ± 6.98
阿托品	10	蒸馏醇	0.0005	10.02 ± 2.01[a]	54.39 ± 5.14[a]
阿托品 + 重楼醇提液低剂量	10	2.5	0.0005	14.26 ± 2.36[b]	66.76 ± 8.58[b]
阿托品 + 重楼醇提液高剂量	10	5.0	0.0005	25.76 ± 4.11[b]	60.11 ± 6.94

注：与正常对照组比较，a：$P < 0.01$；与阿托品组比较，b：$P < 0.01$。

5. 重楼与肾上腺素联合应用

黄艳霞等人研究发现，肾上腺素组对正常小鼠胃排空、小肠推进运动均有显著抑制作用（$P < 0.001$），表现为胃内残留率增大，小肠推进率减小。重楼醇提液高剂量组对肾上腺素所致小鼠胃排空、小肠推进抑制模型有协同作用（$P < 0.001$），表现为胃内残留率增大，小肠推进率减小；而重楼醇提液低剂量组对肾上腺素所致小鼠小肠推进抑制模型有显著拮抗作用（$P < 0.001$），表现为小肠推进率增大，见表4-22。

表4-22　重楼醇提液对肾上腺素所致小鼠胃排空、小肠推进干预的影响（$\bar{X} \pm s$）

组别	n	灌胃剂量（g/kg）	注射剂量（g/kg）	胃内残留率（%）	小肠推进率（%）
正常对照组	10	蒸馏醇	蒸馏醇	5.45 ± 1.21	77.83 ± 6.98
肾上腺素	10	蒸馏醇	0.0003	9.81 ± 2.27	57.77 ± 7.23[a]
肾上腺素 + 重楼醇提液低剂量	10	2.5	0.0003	20.06 ± 3.91	63.17 ± 10.01[b]
肾上腺素 + 重楼醇提液高剂量	10	5.0	0.0003	25.73 ± 3.31	48.69 ± 11.94[c]

注：与正常对照组比较，a：$P < 0.01$；与肾上腺素组比较，b：$P < 0.01$，c：$P < 0.05$。

6. 重楼与新斯的明联合应用

黄艳霞等人研究发现，新斯的明组对正常小鼠胃排空、小肠推进运动均有显著亢进作用（$P < 0.001$），表现为胃内残留率小，小肠推进率增大。重楼醇提液高剂量组对新斯的明所致小鼠胃肠推进亢进模型有显著的拮抗作用（$P < $

0.001），表现为胃内残留率增大，小肠推进率减小，见表4－23。

表4－23　重楼醇提液对新斯的明所致小鼠胃排空、小肠推进干预的影响（$\bar{X} \pm s$）

组别	n	灌胃剂量（g/kg）	注射剂量（g/kg）	胃内残留率（%）	小肠推进率（%）
正常对照组	10	蒸馏醇	蒸馏醇	5.45 ± 1.21	77.83 ± 6.98
新斯的明	10	蒸馏醇	0.000125	3.17 ± 0.83[a]	89.18 ± 5.38[a]
新斯的明 + 重楼醇提液低剂量	10	2.5	0.000125	5.16 ± 1.91	87.55 ± 10.19
新斯的明 + 重楼醇提液高剂量	10	5.0	0.000125	10.29 ± 2.82[b]	67.38 ± 10.25[b]

注：与正常对照组比较，a：$P < 0.01$；与新斯的明组比较，b：$P < 0.01$。

　　黄艳霞等人的研究以小鼠胃内容物残留率和小肠推进率为指标，分别观察重楼醇提液在正常、抑制、亢进三种情况下对小鼠胃排空、小肠推进运动的影响。重楼醇提液低剂量组能促进正常小鼠小肠推进功能，而重楼醇提液高剂量组能抑制正常小鼠小肠推进功能；重楼醇提液高、低两个剂量组均能抑制正常小鼠的胃排空功能。重楼醇提液高剂量组对新斯的明所致小鼠胃排空、小肠推进亢进模型有拮抗作用；且对阿托品、肾上腺素所致小鼠胃排空抑制模型有协同作用；而重楼醇提液低剂量组对阿托品所致的小鼠小肠推进抑制模型有拮抗作用。这提示重楼醇提液在一定条件下能够对小鼠的胃肠道平滑肌产生双向调节作用，该种组合用药能够使小鼠胃肠运动既不过于抑制也不过于兴奋，这为治疗胃肠道功能紊乱提供了一种新的思路和途径。此外，也可能是由于重楼醇提液中所含的某些成分影响了胃肠激素的分泌，如胰多肽、胃动素、胃泌素、生长抑素、降钙素等胃肠激素的正常分泌被重楼醇提液的某些成分影响，从而影响整个胃排空过程。总之，中药的双向调节作用是复杂的，有关促进或抑制胃肠运动的明确作用机制还有待进一步研究，本书为重楼的开发利用提供一定的实验依据和参考意义。

二、联合用药注意事项

　　重楼与土鳖虫、氟尿嘧啶、阿奇霉素、阿托品、肾上腺素和新斯的明等药物的联合应用，会产生不同的药代动力学影响及药理作用影响。重楼与其他药物联合应用的同时，也同样会产生不同的药代动力学影响及药理作用影响，有些影响是有利的，如增强药物吸收、提高血药浓度、提高疗效、降低药物的不良反应，但也有不少的联合应用可能增加药物的毒性，产生不良反应，因此应加强重楼与其他中西药物联用的研究工作，掌握其联用的规律，合理地进行联用，以达到提高药物疗效、降低不良反应的目的。重楼的毒副作用较小，属于"小毒"性药物，故无严格的配伍禁忌，但在平常使用时需注意用药剂量。重楼不能经常使用，因为其性微寒、苦，归肝经，经常使用会引起患者体质虚寒，有虚寒证、阴性疮疡的患者及孕妇一定要禁止服用。如果一次服用的剂量过大，也可能会引起恶心、呕吐、头痛及胃肠道反应等不良反应。

重楼自身作为一味传统中药，具有止血、镇静镇痛、免疫调节、抗肿瘤、抗炎及治疗心血管疾病等多种药理作用。重楼通过与其他药物联合运用又可产生协同、拮抗或双向调节其他药物的药效和相互作用，这为临床疾病的治疗及患者状态的维持提供了一种新的思路与方法，同时也显示出中国传统中草药强大的药理学潜力和千百年来生生不息且焕发出崭新生机的药物传承。

▶▶▶ 参考文献

[1] 杨远贵，张霁，张金渝，等．重楼属植物化学成分及药理活性研究进展 [J]．中草药，2016，47（18）：3301-3323.

[2] 沈昱翔，李果，李想，等．滇重楼药材中无机元素与有效成分的相关性研究 [J]．中国药房，2016，27（21）：2951-2956.

[3] 王彩步，李晨，杨敏，等．多茎滇重楼不同部位甾体皂苷活性成分积累的研究 [J]．辽宁中医杂志，2018，45（3）：582-586.

[4] 杨培民，曹广尚．药效学结合正交实验优选重楼克感滴丸的提取工艺 [J]．中华中医药学刊，2016，34（1）：11-13.

[5] 景松松，王颖，李雪娇，等．黑籽重楼化学成分及其抗肿瘤活性研究 [J]．中草药，2017，48（6）：1093-1098.

[6] 杨蓉蓉，王跃虎，施敏，等．长柱重楼总皂苷体外抗肿瘤活性及毒性研究 [J]．中国临床药理学杂志，2019，34（4）：439-442.

[7] 钟勇，但卫斌，谢俊杰，等．重楼总皂苷对肝癌 HepG2 细胞放射敏感性的影响 [J]．医药导报，2019，38（6）：721-725.

[8] 王文娟，雒向宁，马晓军，等．3 种重楼提取物对人肝癌细胞 HepG2 及 SMMC-7721 增殖的影响 [J]．陕西中医学院学报，2013，36（5）：71-73.

[9] 宋延平，杨洁，王伟，等．陕重楼提取物对人肝癌 SMMC-（7721）细胞 bc-（1-2）和 Bax 基因表达的影响 [J]．陕西中医，2013，34（4）：

502 - 503.

[10] Zhang C, Jia XJ, Bao JL, et al. Polyphyllin VII induces apoptosis in HepG2 cells through ROS - mediated mitochondrial dysfunction and MAPK pathways [J]. BMC Complement Altern Med, 2016, 16 (1): 58 - 67.

[11] 陈丹丹, 齐琪, 陈正礼, 等. 内质网应激调控重楼皂苷 I 诱导肝癌 HepG2 细胞凋亡的研究 [J]. 中国细胞生物学学报, 2017, 39 (11): 1397 - 1406.

[12] 杨艳. 重楼抗肿瘤活性及中药对氟尿嘧啶类药物疗效相关分子调节作用的初步研究 [D]. 南京: 南京中医药大学, 2017.

[13] 刘燕群, 周中银, 谭诗云, 等. 重楼皂苷 I 通过调节细胞自噬抑制胃癌细胞侵袭能力 [J]. 胃肠病学与肝病学杂志, 2019, 28 (1): 44 - 47.

[14] 王娟娟, 张鹏, 黄志宏, 等. 重楼活性单体 pp - 10 通过抑制 PI3K/Akt 通路诱导人胃癌细胞 BGC - 823 凋亡和自噬 [J]. 中国生物工程杂志, 2015, 35 (2): 31 - 37.

[15] 李晞, 王继红, 肖亚雄. 重楼提取液对人结肠癌 SW480 细胞增殖的影响及其作用机制 [J]. 中国生物制品学杂志, 2010, 23 (6): 619 - 622.

[16] 滕文静, 周超, 曹晓, 等. 重楼皂苷影响 JAK/STAT3 通路诱导结直肠癌细胞凋亡 [J]. 时珍国医国药, 2015, 26 (4): 808 - 811.

[17] 肖晓慧, 宫瑞松, 张相强, 等. 重楼活性单体 PP - 22 对人结肠癌 SW620 细胞增殖和凋亡的影响 [J]. 中国现当代应用药学 2015, 32 (10): 1175 - 1180.

[18] 张欣, 陈震霖, 王洁, 等. 重楼皂苷 VII 对 SW - 480 细胞凋亡和周期的影响及机制研究 [J]. 现代生物医学进展, 2016, 30 (15): 5809 - 5813.

[19] 于思. 重楼皂苷 I 诱导 ROS 蓄积介导结肠癌细胞周期阻滞和自噬的研究 [D]. 成都: 成都中医药大学, 2018.

[20] 李宇华, 孙阳, 樊磊, 等. 重楼皂苷 VI 抑制结肠癌 LoVo 细胞转移的作用及机制研究 [J]. 华南国防医学杂志, 2015, 29 (8): 571 - 574.

[21] 张鸿飞, 梅其炳, 张峰, 等. 重楼皂苷 VII 抑制结肠癌细胞迁移、侵袭及机制研究 [J]. 免疫学杂志, 2018, 4: 286 - 293.

[22] 张鸿飞. 重楼皂苷 VII 抑制结肠癌细胞迁移和侵袭作用及机制研究 [D]. 西安: 空军军医大学, 2018.

[23] 庞晓辉, 王朝杰, 崔勇霞, 等. 重楼皂苷 I 对结肠癌耐奥沙利铂细胞株的

毒性研究 [J]. 胃肠病学与肝病学杂志, 2017, 26 (8): 865 - 868.

[24] 付艳丽, 林燕, 段春燕, 等. 重楼醇提物对非小细胞肺癌细胞活性影响的实验研究 [J]. 上海中医药大学学报, 2017, 31 (2): 57 - 61.

[25] 王青, 阙祖俊, 罗斌, 等. 重楼皂苷 I 对肺癌循环肿瘤细胞凋亡及周期的影响 [J]. 上海中医药杂志, 2017, 51 (5): 77 - 81.

[26] 杨蓉蓉, 王跃虎, 施敏, 等. 长柱重楼总皂苷体外抗肿瘤活性及毒性研究 [J]. 中国临床药理学杂志, 2018, 34 (4): 439 - 442.

[27] 柴红妍. 重楼皂苷抗肿瘤肺转移机制研究 [D]. 天津: 天津科技大学, 2016.

[28] 曾瑶, 孔双喜, 徐惠丽. 重楼皂苷 I 通过 Fas/FasL 信号通路增强顺铂对非小细胞肺癌 A549 细胞增殖及侵袭的抑制作用 [J]. 医学分子生物学杂志, 2018, 15 (5): 283 - 288.

[29] 姜福琼, 王剑松, 邓丹琪, 等. 重楼皂苷I对膀胱癌细胞凋亡的影响 [J]. 中国实验方剂学, 2014, 20 (18): 165 - 169.

[30] 姜福琼, 王剑松, 邓丹琪, 等. 重楼皂苷 II 对人膀胱癌裸鼠移植瘤的影响 [J]. 中华中医杂志, 2014, 29 (10): 3208 - 3211.

[31] 唐钊然. 长柱重楼总皂苷对膀胱癌生物学行为的影响及机制的初步探讨 [D]. 昆明: 昆明医科大学, 2016.

[32] 姜福琼. 重楼皂苷I/II 对膀胱癌细胞增殖和凋亡研究 [D]. 昆明: 昆明医科大学, 2015.

[33] 唐钊然. 长柱重楼总皂苷对膀胱癌生物学行为的影响及机制的初步探讨 [D]. 昆明: 昆明医科大学, 2016.

[34] 邹佩良, 张秋红, 周建甫, 等. 重楼皂苷 I 通过 ERK/P65/DNMT1 通路抑制前列腺癌 PC3 细胞生长的分子机制 [J]. 中华男科学杂志, 2018, 24 (3): 199 - 205

[35] 邹佩良. 重楼皂苷 I 以及联合恩杂鲁胺抑制去势抵抗性前列腺癌细胞生长的机制研究 [D]. 广州: 广州中医药大学, 2018.

[36] 陆芹, 郑云菁, 胡昳歆, 等. 长柱重楼皂苷抑制急性髓系白血病细胞增殖的机制研究 [J]. 中国实验血液学杂志, 2019, 27 (1): 7 - 13.

[37] 张华. 滇重楼茎叶总皂苷抑制白血病 K562 细胞分子机制的研究 [D]. 昆明: 昆明医科大学, 2013.

［38］闫江舟. 重楼皂苷 D 诱导 HL-60 细胞向单核系的分化及其机制 ［D］. 大连：大连医科大学，2018.

［39］张朴花. 滇重楼皂苷对白血病 K562 细胞抑制作用的研究 ［D］. 昆明：昆明医科大学，2013.

［40］张颜. 滇重楼茎叶总皂苷抗白血病模型的建立及其药效学的研究 ［D］. 昆明：昆明医学院，2011.

［41］徐铮. 滇重楼混合物抑制白血病细胞相关基因的研究 ［D］. 昆明：昆明医学院，2010.

［42］张文. 滇重楼茎叶皂苷Ⅱ对 K562 细胞作用的基因表达谱研究 ［D］. 昆明：昆明医学院，2010.

［43］吴宁波. 重楼皂苷Ⅰ抗人白血病细胞机制的研究 ［D］. 杭州：浙江大学，2007.

［44］蔡虹，杨春辉. 重楼皂苷 D 通过诱导凋亡及分化抑制 K562 细胞的增殖 ［J］. 国际肿瘤学杂志，2017，44（9）：647-651.

［45］王方方. 滇重楼茎叶皂苷Ⅱ诱导白血病细胞凋亡及其机制的研究 ［D］. 昆明：昆明医学院，2006.

［46］吴荣恒. 重楼提取物对乳腺癌细胞 MCF-7 增殖的影响 ［J］. 中华中医药学刊，2014，32（6）：1484-1486.

［47］刘卫国，盛雅娟，蓝天，等. 重楼皂苷Ⅱ对乳腺癌细胞的生长抑制作用 ［J］. 中华中医药学刊，2013，31（4）：908-910.

［48］解展志. 重楼皂苷化合物诱导乳腺癌细胞自噬和凋亡机制的研究 ［D］. 广州：暨南大学，2017.

［49］张璐. 重楼皂苷Ⅱ促进乳腺癌细胞凋亡自噬作用及机制研究 ［D］. 上海：上海中医药大学，2017.

［50］陈军，王碧航，张嘉玲，等. 重楼皂苷Ⅶ联合二氧化硅纳米复合体对裸鼠卵巢癌的抑制及抗氧化作用 ［J］. 中华医学杂志，2015，95（29）：2393-2395.

［51］顾林惠. 重楼皂苷Ⅰ对高转移人卵巢癌细胞体外生长抑制及抗转移功能研究 ［D］. 杭州：浙江中医药大学，2011.

［52］徐海燕. 重楼皂苷Ⅰ抑制卵巢癌细胞增殖和转移、诱导其凋亡分子机制的初步探索 ［D］. 杭州：浙江中医药大学，2012.

[53] 龙剑文，罗晶，尹绪文，等. 重楼皂苷Ⅰ对人黑素瘤 A375 细胞增殖和凋亡的影响 [J]. 中华皮肤科杂志，2017，50（12）：883-888.

[54] 程卉，苏婧婧，王训翠，等. 重楼皂苷Ⅱ诱导黑色素瘤 B16 细胞凋亡的机制研究 [J]. 中药材，2016，39（11）：2594-2597.

[55] 龙剑文，罗晶，尹绪文，等. 重楼皂苷Ⅰ对人黑素瘤 A375 细胞增殖和凋亡的影响 [J]. 中华皮肤科杂志，2017，50（12）：883-888.

[56] 龙剑文，罗晶，尹绪文. 重楼皂苷Ⅰ通过抑制 PI3K/Akt/mTOR 通路诱导人黑素瘤 A375 细胞凋亡与自噬 [J]. 中国皮肤病学杂志，2019，8：863-868.

[57] 苏菲菲，卢木娣，曾惠红，等. 重楼皂苷Ⅰ对人视网膜色素上皮细胞系 ARPE-19 增殖的影响 [J]. 眼科新进展，2016，36（6）：528-531.

[58] 龙熙翠，钟介石，吴怡，等，滇重楼内生真菌的分离及其抑菌活性 [J]. 昆明医科大学学报，2017，38（8）：16-19.

[59] 王奇飒，孙东杰，何黎，等. 重楼总皂苷及不同皂苷成分对痤疮相关病原菌抑菌效果的评价 [J]. 中国皮肤病性学杂志，2016，30（9）：899-901.

[60] 吴怡，陈芬清，李雅静，等. 滇重楼内生灰黄青霉抑菌产物的热稳定性 [J]. 昆明医科大学学报，2017，38（7）：22-26.

[61] 孙静贤，高玉红，杨海英，等. 滇重楼内生真菌抗菌活性的筛选和菌株鉴定 [J]. 广东农业科学，2013，40（9）：74-76.

[62] 孙桂丽，陈有为，夏国兴，等. 云南重楼植物内生真菌的分离及抗菌活性筛选 [J]. 微生物学杂志，2005，25（6）：59-62.

[63] 施蕊，夏菁，王娟，等. 滇重楼内生真菌的分离及其抗菌活性分析 [J]. 贵州农业科学，2016，44（7）：69-71.

[64] 吴晶. 中药抗真菌的活性筛选及作用机制研究 [D]. 上海：第二军医大学，2017.

[65] 姜露露. 重楼皂苷 VII 抑制白色念珠菌生物被膜形成的作用机制研究 [D]. 沈阳：辽宁师范大学，2018.

[66] 尼里健军，徐燕，曾锐. 基于抗病毒药效成分优化重楼栽培的研究 [J]. 中国处方药，2018，16（4）：41-42.

[67] 蒲秀瑛，刘宇，李言，等. 重楼皂苷的制备及其抗 A 型流感病毒活性 [J]. 中国药理学与毒理学杂志，2013，27（2）：187-192.

[68] 古丽巴奴尔·巴哈提. 重楼解毒酊外涂治疗小儿手足口病皮疹的疗效研究

[J]．中国医药指南，2018，16（12）：206 – 207．

[69] 晁伟平，牛亚奇，李友林．重楼克感滴丸对流感病毒 FM1 感染小鼠的保护
作用［J］．中华中医药杂志，2012，27（9）：2451 – 2453．

[70] 杨黎江，沈放，路斌，等．重楼总皂苷对 CCl₄ 致小鼠肝损伤作用的组织学
研究［J］．昆明学院学报，2017，39（3）：71 – 74．

[71] 洪燕，韩燕全，罗欢，等．重楼皂苷对肝纤维化大鼠纤维化标志物的影响
及其相关性分析［J］．山西中医学院学报，2014，15（6）：20 – 23．

[72] 洪燕，韩燕全，刘茜，等．重楼保肝作用有效部位筛选研究［J］．中药
材，2013，36（9）：1501 – 1504．

[73] 洪燕，韩燕全，桂洁，等．重楼醇提物对小鼠免疫性肝损伤保护作用［J］．
辽宁中医药大学学报，2013，15（5）：31 – 33．

[74] 张宁．重楼与马鞭草提取工艺研究及对酒精性肝损伤大鼠的保护作用［D］．
吉林：吉林大学，2016．

[75] 黄谷香．重楼治疗慢性肾小球疾病的实验研究［D］．长沙：中南大
学，2006．

[76] 黄谷香，刘瑞洪．重楼对膜性肾病大鼠肾脏核转录因子 NF – κB 活化及Ⅳ型
胶原表达的影响［J］．中国中西医结合肾病杂志，2008，9（1）：29 – 31．

[77] 杨黎江，沈放，仝向荣，等．重楼皂苷对微囊藻毒素致小鼠肾损伤保护作
用的组织学研究［J］．昆明学院学报，2013，35（6）：47 – 50．

[78] 谭莉明，向明均，米长忠，等．重楼总皂苷对小鼠哮喘模型气道炎症的影
响及机制［J］．中国老年学杂志，2017，37（10）：4703 – 4704．

[79] 罗登攀，戴凌云，何雪云，等．射干麻黄重楼汤加减对老年过敏性哮喘冬
季发作患者血清 Th1/Th2 因子影响的研究［J］．新中医，2018，50（9）：
153 – 156．

[80] 张霄霖，陈霭，曾智．重楼对大鼠哮喘模型 IgE 水平及嗜酸性粒细胞的影
响［J］．疑难病杂志，2008，7（9）：528 – 530．

[81] 熊伟．HMGB1 在滇重楼治疗脓毒症所致肠道功能障碍中的表达研究［D］．
昆明：昆明医科大学，2018．

[82] 刘江．滇产 7 种重楼属药用植物主要成分含量分析及止血、镇痛药效学研
究［D］．大理：大理大学，2017．

[83] 王强，徐国钧，程永宝．中药七叶一枝花类的抑菌和止血作用研究［J］．

中国药科大学学报，1989，20（4）：251 –253.

[84] 李洪梅，孙建辉，康利平，等. 重楼同属植物长柱重楼与药用重楼的药效学对比研究 [J]. 中国中药杂志，2017，42（18）：3461 –3464.

[85] 付亚莉，赵振虎，善亚军，等. 重楼甾体总皂苷对血小板聚集的直接诱导作用及初步机制研究 [J]. 军事医学科学院院刊，2007，31（5）：416 –419.

[86] 吴莉，江伟，刘永忠. 高效液相色谱法测定三七血伤宁分散片中重楼皂苷 I 的含量 [J]. 实用中西医结合临床，2015，15（9）：90 –94.

[87] 于新兰，范可青，孙磊，等. 四极杆飞行时间串联质谱辅助薄层色谱鉴别重楼中多种重楼皂苷 [J]. 药物分析杂志，2015，35（8）：1495 –1499.

第五章　重楼的临床应用研究

　　重楼又名蚤休、七叶一枝花、白甘遂、金钱重楼，最早记载于《神农本草经》，其味苦，性微寒，有小毒，具有清热解毒、消肿止痛、凉肝定惊之功效，临床用于感冒风热咳嗽、乳痈、痈疮、咽喉肿痛、毒蛇咬伤、止血愈创、跌打伤痛等症。现代临床主要用于多种癌症的治疗，如肺癌、肝癌、鼻咽癌、胃癌、支气管腺样囊性癌、消化道恶性肿瘤等多种恶性肿瘤。除了癌症的应用外，重楼还广泛应用于呼吸系统疾病，如腮腺炎、咽炎、支气管哮喘等；消化系统疾病如肝炎、结肠炎、胃炎等；皮外疾病，如蛇虫咬伤、皮肤湿疹瘙痒等；妇科疾病如崩漏（子宫出血）、宫颈糜烂、外阴炎、女阴湿疹等；呼吸系统疾病，如腮腺炎、咽炎、支气管哮喘等；消化系统疾病如肝炎、结肠炎、胃炎等；其他系统疾病如风湿性关节炎、腰椎间盘突出、血尿症、肩周炎等，均取得了较好的治疗效果。现就重楼的临床应用予以介绍，以更好地认识重楼在临床中的多样应用和良好的发展前景，从而为重楼的合理应用及新型制剂的研发提供参考。

第一节　癌　症

　　重楼具有多种化学成分，尤其是抗癌活性成分在临床上广泛应用，在肺癌、肝癌、胃癌、鼻咽癌等癌症的治疗中均能起到抗肿瘤作用，其作用机制包括诱导肿瘤细胞凋亡、增强免疫力、抑制肿瘤组织生长、逆转肿瘤耐药性、细胞周期阻滞等。重楼抗肿瘤的主要活性物质为甾体皂苷类，由于连接的单糖种类、数量和位置不同，其结构复杂，种类繁多，抗肿瘤作用随糖链的延长和支链的增加而增强。重楼皂苷不仅可以抑制肿瘤细胞增殖，还能调控部分基因和部分蛋白的表达水平。近年来有大量的临床报道称，应用重楼水煎液及其复方制剂治疗肺癌、肝癌、鼻咽癌、胃癌等多种恶性肿瘤，取得较好疗效。

一、肺癌

肺癌是目前世界上发病率及病死率最高的恶性肿瘤。据统计，每年新增肺癌患者约 120 万，其中非小细胞肺癌约占 80%，并且发病率呈逐年上升趋势。肺癌的治疗主要有手术、化疗和放疗以及生物治疗等手段，但其 5 年存活率仍只有 16%，且化疗药物存在不良反应大、长期使用出现不同程度耐药等缺点。近年来，因中医药治疗癌症具有多层次、多靶点的优势，也逐渐受到越来越多临床医师和患者的肯定和重视。关于中药重楼制剂联合化疗方法治疗肺癌的报道较多，主要应用有金复康口服液、芪珍胶囊、益肺抗瘤饮等，具体介绍如下。

金复康口服液精选了七叶一枝花、黄芪、北沙参、天冬、女贞子、石上柏等中药研制而成。临床先后共收治 22 例 70 岁以上老年性肺癌患者，均给予中成药金复康口服液治疗半年以上，疗效较佳。22 例患者中腺癌 10 例，鳞癌 6 例，腺鳞癌 3 例，小细胞未分化癌 3 例。病程分期：Ⅳ期 16 例，Ⅲ期 4 例，Ⅱ期 2 例。其中 18 例接受过放疗、化疗，手术者均在治疗结束后开始服用，另 4 例未接受放疗、化疗，手术者确诊后即开始服用。12 例患者按推荐量进行服用，即 1 次 30mL（1 支 10mL），3 次／日；服用最长者 2 例达 2 年之久，最短者 4 例为 6 个月。所有病例以 1 个月为 1 疗程，做出评价。按实体瘤的疗效评价标准和临床证候观察来评价，22 例患者中，实体瘤评价完全缓解（CR）0 例，部分缓解（PR）8 例，稳定（NC）11 例，病情进展（PD）3 例，临床受益者 19 例（CR＋PR＋NC），受益率为 86%；证候评价：显著改善为 6 例，部分改善为 8 例，无改善为 4 例，进展的 4 例，临床受益者 18 例，受益率为 81%。两种评价标准结果表明，临床受益率相当，且其中经过手术治疗者疗效最好，放疗、化疗者其次，未接受放疗、化疗手术者较差。实验表明，金复康口服液对肺癌具有缓解作用，并能改善证候，提高免疫功能、生存质量，对化疗患者还有显著的增效减毒作用，使用安全，尤其适合老年性患者。

晚期原发性非小细胞肺癌，生存期短，目前尚无较好的治疗方法。上海中医药大学附属龙华医院针对肺癌患者以气阴两虚证候为多见的情况，研制了以益气养阴为主的中药制剂——金复康口服液，并且对非小细胞肺癌住院患者 173 例进行治疗，取得较好疗效。173 例中Ⅱ期 15 例，Ⅲ期 92 例，Ⅳ期 66 例，经随机分为金复康组、金复康加化疗组和单纯化疗组。临床病情评定结果显示，金复康组 96 例，提高 18 例，稳定 61 例，降低 17 例；金复康加化疗组 52 例，提高 13 例，稳定 25 例，降低 14 例；化疗组 25 例，提高 2 例，稳定 10 例，降低 13 例。金复康组及金复康加化疗组治疗后提高与稳定者多于化疗组，对化疗患者的血象、免疫功能均有一定的改善作用，并能在一定程度上提高患者的抑瘤率和生存率。

芪珍胶囊是国家三类中药新药，由重楼、黄芪、珍珠、三七、大青叶等药物组成，具有益气化瘀、清热解毒之功效。何丽秀等人观察了芪珍胶囊联合 NP 方案化疗治疗 NSCLC 患者的近期临床疗效及减毒增效作用，通过对 111 例 NSCLC 患者观察，发现该药能提高化疗疗效，即对化疗有增效作用。结果显示，NSCLC 试验组有效率（PR + CR）为 19.8%，对照组为 12.5%，试验组对气虚血瘀兼瘀阻化热证临床症状改善的有效率高于对照组（$P < 0.05$），试验组 111 例 NSCLC 患者的气虚血瘀兼瘀阻化热证症状改善的有效率分别为神疲乏力 79.6%，汗出气短 68.1%，咳嗽无力 64.2%，口干咽燥 74.5%，心烦心悸 73.3%，胸脘疼痛 63.5%，咳痰带血 81.8%；试验组与对照组证候改善的总有效率分别为 79.28% 和 46.55%，统计学比较差异显著（$P < 0.01$）。同时，芪珍胶囊还能提高肿瘤患者免疫功能，进行 T 细胞亚群检测，结果显示，试验组、对照组治疗后 CD_4^+/CD_8^+ 提高率分别为 41.44%、25.86%，两组相比差异显著（$P < 0.01$）；治疗后 CD_3^+、CD_4^+ T 细胞较治疗前升高（$P < 0.05$），CD_4^+/CD_8^+ 也显著升高（$P < 0.01$）；生活质量评价方面；两组提高率分别为 51.35% 和 29.31%，两者比较差异显著（$P < 0.01$）。

国家中医药管理局全国中医肿瘤专科医疗中心针对肺癌气阴两虚证，以益气养阴、清热解毒中药重楼等制成益肺抗瘤饮。选择气阴两虚证的非小细胞肺癌住院患者 271 例，其中中鳞癌 95 例，腺癌 135 例，鳞腺癌 41 例，随机分为益肺抗瘤饮组（127 例）、益肺抗瘤饮加化疗组（80 例）及单纯化疗组（64 例）进行对比观察。结果发现益肺抗瘤饮组治疗后完全缓解、部分缓解、无变化总计为 81.10%，益肺抗瘤饮加化疗组治疗后为 87.50%，单纯化疗组为 71.88%；远期转移率，益肺抗瘤饮组为 23.50%，益肺抗瘤饮加化疗组为 20.00%，单纯化疗组为 35.71%。经临床疗效观察发现，益肺抗瘤饮对 271 例原发性非小细胞肺癌患者，在改善证候、体重，提高生存质量，提高免疫功能和改善血象等方面也有良好作用，是治疗非小细胞肺癌的有效药物。

根据 NCCN 指南，相关研究发现，治疗晚期非小细胞肺鳞癌时配合中医药可有效降低化疗不良反应。使用重楼、黄芪、麦冬等中药组成扶正散结方联合 GP 方案治疗晚期非小细胞肺鳞癌，获满意疗效。将 76 例住院患者随机分为两组，对照组 38 例 GP 化疗；治疗组 38 例扶正散结方，早晚口服，GP 化疗治疗同对照组。连续治疗 3 周为 1 疗程，连续治疗 2 疗程，判定疗效。观测临床症状、KPS 评分、中医证候、不良反应。76 例晚期肺鳞癌患者，采用中医药和 GP 化疗方案配合治疗患者无论在疗效、KPS 评分、中医临床证候改善、不良反应方面都优于对照组。结论：治疗晚期肺鳞癌患者应用扶正散结方联合 GP 化疗方案治疗能有效提高治疗有效率，两者具有协同效应，可减轻化疗不良反应，提高生活质量，疗效可靠，安全性高，值得临床推广和应用。

与单纯化疗相比，武汉市第一医院开发的由重楼、沙参等中药组成的肺癌方联合化疗治疗非小细胞肺癌具有明显优势，提示重楼在肿瘤治疗领域能够降低放化疗的毒副作用，且其本身具有杀伤肿瘤的功效。因此扩大了其在肿瘤治疗中的应用范围，为其临床推广提供了有效证据。武汉市第一医院（武汉市中西医结合医院）肿瘤科接受治疗的非小细胞肺癌Ⅳ期患者 66 例，根据治疗方法，将接受肺癌方治疗作为干预因素，随机分为治疗组与对照组，治疗组采用肺癌方联合化疗，对照组 I 采用单纯化疗。在完成相关疗程后，经剖析相关影像学等资料，发现治疗组在瘤体大小变化方面所显示的有效率及稳定率均较对照组显著（$P < 0.05$）。未经治疗时，两组在生存质量的评价上未显示出差异（$P > 0.05$）；经各自相应治疗后，两组在躯体功能、情绪功能、社会功能、症状子量标、肺癌特异性模块、整体生存质量评价这些项目上有所提升（$P < 0.01$），其中治疗组在躯体功能、症状、肺癌特异性模块、整体生存质量评估改善上更为显著（$P < 0.05$）。经统计发现，治疗前，两组患者血清肿瘤标记物 CEA 水平无明显差异（$P = 0.79$）；治疗后，两组血清 CEA 水平较前均有显著下降（$P < 0.0001$），治疗组血清 CEA 下降水平更为明显（$P = 0.0193$）。在骨髓抑制改善方面，两组患者在治疗后出现了不同程度的骨髓抑制情况；同时经治疗组药物治疗的患者，其出现骨髓抑制情况的比例明显低于对照组（$P = 0.0442$）。两组患者在经过各自治疗后，其体重改变均有不同程度的改善，与对照组相比，治疗组体重增加的患者例数明显多于对照组，即治疗组体重变化的总有效率有显著提升，两组之间的差异具有统计学意义（$P = 0.0059$）。这一系列结果显示肺癌方具有增效减毒的作用，与化疗联用治疗非小细胞肺癌具有明显优势，其主要药物重楼具有强烈的杀伤肿瘤细胞的作用，为重楼及中医药在肿瘤治疗中的临床推广及寻找其应用范围提供了有效证据。

二、肝癌

原发性肝癌（PLC）简称肝癌，起病隐匿，确诊时大多数已属中晚期，目前任何单一的治疗方法都有其局限性，预后差。具有高发病率和死亡率的特点，是全球第五大常见的恶性肿瘤，居肿瘤致死原因第 3 位，全球每年有 50 多万人患有肝癌，其中一半以上在我国，且呈现明显上升趋势。我国《原发性肝癌诊疗规范》（2011 年版）指出，肝癌包括肝细胞癌（HCC）、肝内胆管细胞癌（ICC）及肝细胞癌 – 肝内胆管细胞癌混合型等不同病理类型，其中，肝细胞癌较多见。目前，治疗方案主要是手术治疗及放疗、化疗等非手术治疗，但是这两种方案都不理想，因此从中药中寻找治疗肝癌新药为当前研究的热点。重楼作为民间抗肿瘤药，具有消炎、止血、抗氧化、抗肿瘤等药理作用，国内外尝试采用重楼治疗肝癌因其诱导细胞凋亡起到抗肿瘤作用，获得了可喜的成果。临床常用的有肝复乐方剂、楼莲胶囊、平调饮方、益气化瘀解毒方、楼黄复方等。

肝复乐是治疗原发性肝癌常用中成药，采用上等重楼、白术、鳖甲、沉香、黄芪、柴胡等 20 多味中药材，应用现代先进工艺精制而成，具有疏肝健脾、化瘀软坚、解毒抗癌之作用。根据目前收集到的文献资料显示，其能明显抑制肝癌等多种癌细胞的生长，延长患者的生存时间，提高机体免疫功能，提高吞噬细胞的吞噬功能，诱生干扰素作用尤其明显。因其具有恢复肝脏功能、降低转氨酶、降低甲胎蛋白、阻断肝病患者癌变的作用，肝复乐除了肝癌的治疗性应用外，还广泛应用于降低肝癌手术切除及射频治疗后复发率的预防。

陈世平等人收集中晚期原发性肝癌患者 85 例，其中治疗组 45 例，男 39 例，女 6 例，平均年龄 57.4 岁。两组患者肿瘤大小、临床症状与肝功能情况无明显差异（$P > 0.05$），具有可比性。所有肝功能异常的患者行肝动脉导管栓塞化疗（ATCE），治疗前均给予肝太乐、肝安等一般护肝治疗，至肝功能基本正常。治疗组患者在 ATCE 治疗前后加服肝复乐片，ATCE 治疗前后均检查 B 超、CT，以治疗后第 8 周复查的结果与治疗前对比。临床疗效显示肝复乐片能提高吞噬细胞的吞噬功能，抑制乙型肝炎病毒的复制，恢复肝脏功能，降低转氨酶，起提高机体免疫功能和抑癌作用。胡和平等报道肝复乐治疗中晚期肝癌 11 例，总缓解率为 54.54%，发现肝复乐能较好地抑制肝肿块的生长，改善临床症状，总有效率达 74.55%。因此 ATCE 与肝复乐联用，能取长补短，有协同作用，从而达到调节患者整体功能，减毒增效，改善患者症状，提高生存质量，延长患者生存期的治疗目的。

刘安等人发现中成药肝复乐和西药去甲斑蝥素联合应用治疗不能手术切除的中晚期原发性肝癌（以下简称 PHC），取得较好疗效。选取 PHC 患者共 75 例，其中男 61 例，女 14 例，平均年龄 58.2 岁；75 例病例随机分为 3 组。治疗组 45 例用肝复乐 10 片、去甲斑蝥素 10mg 口服，每日 3 次；对照组 I 15 例，用肝复乐 10 片口服；对照组 II 15 例，用去甲斑蝥素 10mg 口服，均以 3 个月为 1 疗程。结果中成药肝复乐和西药去甲斑蝥素联合应用与单用肝复乐和单用去甲斑蝥素治疗相比有显著差异，可较好地控制其进展速度。

通常原发性肝癌患者存在血液高黏状态及血液流变状态的改变。黄曙等人对行肝动脉插管化疗（TAI）、栓塞治疗（TAE）的具有血瘀证症状的原发性肝痛患者 103 例中的 39 例加服参莲胶囊，取得了较好的疗效。李建良以 125 例早期原发性肝癌患者为研究对象，探讨肝复乐胶囊联合参莲胶囊治疗原发性肝癌的疗效。将接受治疗的 125 例原发性肝癌患者按照治疗方法分为肝复乐胶囊联合参莲胶囊、肝复乐胶囊和参莲胶囊三组，比较三组有效率、显效率和不良反应发生率。临床疗效显示肝复乐胶囊联合参莲胶囊有效率（38.10%）和显效率（23.81%）均显著高于肝复乐胶囊与参莲胶囊（P 均 < 0.05），但肝复乐胶囊和参莲胶囊间有效率和显效率均无显著性差异（P 均 < 0.05）；肝复乐胶囊联合参莲胶囊不良反应发生率高于肝复乐胶囊与参莲胶囊（P 均 < 0.05），肝复乐胶囊和参莲胶囊不良反应发生率无显著性差异。应用的肝复乐胶囊和参莲胶囊具有控制肿瘤生长或抑制肿瘤的效果，通过比较联合肝复乐胶囊和参莲胶囊治疗早期原发性肝癌，和单独药物治疗早期原发性肝癌的临床效果和不良反应发生率发现，联合用药效果显著优于单独药物治疗，但腹泻、恶心、盗汗、体温升高、心脏异常和肾部异常发生率也较高，但对于肿瘤患者来说，在可接受范围内。由此联合肝复乐胶囊和参莲胶囊可用于早期原发性肝癌的治疗，治疗效果优于单独治疗的同时，副作用也大于单独用药；但腹泻、恶心、盗汗和体温升高是药物服用后的应激反应，12 小时内即可消失，且不会留下后遗症。但患者心脏异常和肾部异常需要进一步去研究，因为较难判断是因联合用药发生还是与肿瘤发生有关。

楼莲胶囊是以重楼、半边莲等 20 余味中药组成的配合化疗治疗中晚期消化道恶性肿瘤的辅助用药。为了观察楼莲胶囊配合化疗治疗中晚期消化道恶性肿瘤的疗效，陈乃杰等人以楼莲胶囊配合化疗治疗 37 例中晚期消化道恶性肿瘤患者，并与单纯化疗 34 例作对照。两组患者治疗前后情况显示，治疗组 37 例中，显效

8 例，有效 17 例，无效 12 例；对照组 34 例中，显效 4 例，有效 10 例，无效 20 例，相比较存在显著性差异。治疗组在症状改善方面明显优于对照组，并且提高了生活质量，增强了机体的免疫功能，降低了毒副反应的发生率，对化疗具有增效、减毒作用，是一种有前途的抗癌药物，在近期疗效方面也有所提高。但由于应用时间较短，病例数量较少，患者远期疗效和生存率有待进一步观察。

三、鼻咽癌

鼻咽癌是指发生于鼻咽腔顶部和侧壁的恶性肿瘤，是我国高发恶性肿瘤之一，发病率为耳鼻咽喉恶性肿瘤之首。常见临床症状为鼻塞、涕中带血、耳闷堵感、听力下降、复视及头痛等。鼻咽癌大多对放射治疗具有中度敏感性，放射治疗是鼻咽癌的首选治疗方法。但是对较高分化癌，病程较晚以及放疗后复发的病例，手术切除和化学药物治疗亦属于不可缺少的手段。鼻咽清颗粒是由重楼、夏枯草、两面针、蛇泡勒、野菊花、苍耳子、龙胆草、太子参八味中药组成，主要用于治疗鼻咽部慢性炎症、咽喉肿痛以及鼻咽癌放射治疗后分泌物增加。现代药理学已证实，重楼有抗肿瘤活性和放疗增敏作用。鼻咽清颗粒作为中药复方制剂，是按照中医药原理研制，以重楼为主药，余药为辅，可减弱单味药的不良反应，并协同促进各自的功效，合理调整人体平衡，提高肿瘤放射敏感性，与其他药物配合可以起到很好的预防和辅助治疗鼻咽癌的作用。

郭长凯等人将 136 例鼻咽癌高危患者按就诊顺序分成实验组（鼻咽清毒颗粒加鼻渊舒口服液组）76 例和对照组（鼻咽清毒颗粒组）60 例，观察鼻咽清毒颗粒加鼻渊舒口服液对鼻咽癌高危人群 EB 病毒壳抗原抗体 VCA/IgA 的抑制作用。临床研究治疗后，实验组 76 例患者中痊愈 42 例（55.3%）、显效 16 例（21.0%）、有效 10 例（13.2%）及无效 8 例（10.5%），未见任何不良反应；对照组 60 例患者中痊愈 10 例（16.7%）、显效 4 例（6.6%）、有效 10 例（16.7%）及无效 36 例（60.0%），两组疗效比较，差异有统计学意义（$u = 4.2$，$P = 0.000$）。治疗后，对照组 VCA/IgA 几何平均滴度降至 1:22.15，鼻咽清毒颗粒对 EB 病毒 VCA/IgA 滴度水平影响不大（$u = 1.34$，$P = 0.220$）；而实验组 VCA/IgA 几何平均滴度降至 1:8.26，鼻咽清毒颗粒加鼻渊舒口服液能显著性降低鼻咽癌高危人群 EB 病毒 VCA/IgA 滴度水平（$u = 8.92$，$P = 0.000$）。结论：鼻咽清毒颗粒加鼻渊舒口服液对鼻咽癌高危人群 EB 病毒 VCA/IgA 滴度水平有明显的抑制作用，有助于降低鼻咽癌的发病率。

体外研究发现鼻咽清毒颗粒具有抑制鼻咽癌细胞增殖活性的作用，而鼻腔冲洗对鼻咽癌放疗后的辅助治疗也具有一定疗效。因此，石华系统观察了鼻咽清毒颗粒和鼻可乐冲洗液合用对鼻咽癌患者放疗后 EB 病毒 VCA/IgA 滴度水平的抑制作用和对患者鼻咽部症状的疗效，将 60 例鼻咽癌放疗后患者按就诊顺序分成鼻咽清毒颗粒和鼻可乐冲洗液合用实验组及仅用鼻咽清毒颗粒对照组。治疗后，实验组显效 9 例、有效 10 例、无效 11 例，总有效率为 63.33%，VCA/IgA 几何平均滴度为 20.5；对照组显效 3 例、有效 8 例、无效 19 例，总有效率为 36.66%，VCA/IgA 几何平均滴度为 55.6。两组总有效率、治疗后 VCA/IgA 几何平均滴度比较，差异均有统计学意义（均 $P < 0.05$）。两组患者在治疗过程中均无严重并发症和不良反应发生。发现鼻咽清毒颗粒和鼻可乐冲洗液合用对鼻咽癌患者放疗后 EB 病毒 VCA/IgA 滴度水平有明显的抑制作用，对患者鼻咽部症状有较好的改善作用，可能会有助于降低鼻咽癌的发病率。

放射治疗仍是目前治疗鼻咽癌的主要方法，但放疗也可引起种种副作用，轻则给患者带来痛苦，重则影响放疗效果。张蓓将 132 例鼻咽癌患者随机分为观察组 67 例（放疗 + 生理盐水 + 鼻咽清毒颗粒）和对照组 65 例（放疗 + 生理盐水），做前瞻性临床对照实验观察。结果显示，观察组和对照组在口咽放射反应症状、口咽黏膜反应及两组疗效方面相比较，差异均有显著性（P 均 < 0.01）。提示鼻咽清毒颗粒对防治和减轻鼻咽癌放疗口咽部反应有显著疗效。实验研究证明，鼻咽清毒颗粒对 Raji 细胞 EB 病毒 EA 抗原表达有抑制作用，对人鼻咽癌细胞 CNE2 有强力抑制作用，且能杀死包括金黄色葡萄球菌、链球菌等多种细菌，可有效控制鼻咽部的炎症反应，并有助于防止和减少鼻咽癌的复发。此外，本研究还发现，该药对消除痰涕分泌物有良好效果，放疗期间及放疗后出现痰涕分泌物者均可服用，这可能与鼻咽清毒颗粒具有抗菌消炎、抗病毒作用有关。

目前，有学者将中药如鼻咽清毒颗粒和抗 EB 病毒口服液应用于 EB 病毒抗原表达抑制作用的研究且取得了一定的成果。鼻咽清毒颗粒和鼻渊舒口服液是临床工作中经常使用的中成药制剂，对鼻咽炎、鼻窦炎以及鼻咽癌的辅助治疗有较好的疗效。鼻咽清毒颗粒为多年来临床用药，患者长期服用无明显不适和毒副作用。在临床治疗中发现，鼻咽癌患者放疗后 EB 病毒 VCA/IgA 滴度水平对单独应用鼻咽清毒颗粒敏感性不高，鼻咽部症状改善不理想。因此有人采用鼻咽清毒颗粒消肿散结以治其本，配合鼻渊舒口服液通鼻除涕以治其标。将 62 例鼻咽癌放疗后患者按就诊时间顺序分成实验组（鼻咽清毒颗粒联合鼻渊舒口服液组）32

例和对照组（鼻咽清毒颗粒组）30 例。结果显示，实验组和对照组治疗前 EB 病毒 VCA/IgA 几何平均滴度分别为 1∶86.68 和 1∶70.63（$P > 0.05$）；治疗后实验组 VCA/IgA 几何平均滴度为 1∶28.07，对照组为 1∶53.90（$P < 0.05$）。实验组治疗后对于鼻咽部脓性分泌物的症状改善情况好于对照组。结论：鼻咽清毒颗粒合用鼻渊舒口服液对鼻咽癌患者放疗后 EB 病毒 VCA/IgA 滴度水平有明显的抑制作用，对其鼻咽部症状有较好的改善作用。因此，鼻咽清毒颗粒和鼻渊舒口服液合用将有助于改善鼻咽癌患者放疗后的生活质量，抑制 EB 病毒 VCA/IgA 滴度水平，并可能有助于降低鼻咽癌的复发率。

四、中晚期消化道恶性肿瘤

化疗是治疗中晚期消化道恶性肿瘤的最主要手段，但化疗药物在杀伤肿瘤细胞的同时也杀伤了机体的正常细胞，并造成一系列毒副反应。在中药中选取既能增强化疗作用又能减轻毒副反应者，成为肿瘤临床关注的重要课题。笔者选用了具有清热解毒、化瘀散结、益气扶正作用的楼莲胶囊，观察楼莲胶囊配合化疗治疗中晚期消化道恶性肿瘤的疗效，治疗组用楼莲胶囊口服加化疗，对照组单纯化疗。结果显示，治疗组在临床症状改善方面（67.5%）明显高于对照组（41.1%）（$P < 0.05$）；而毒副反应发生率治疗组低于对照组（$P < 0.05$），且在近期疗效上也有所提高。治疗组患者 CD3、CD4 比率和 CD4/CD8 比值升高，说明楼莲胶囊对 T 细胞免疫功能有调节作用。故楼莲胶囊对化疗具有增效、减毒作用，是一种有前途的抗癌药物，但由于应用时间较短，病例数量较少，患者远期疗效和生存率有待进一步观察。

第二节 呼吸系统疾病

呼吸系统疾病是一种常见病、多发病，主要病变在气管、支气管、肺部及胸腔，病变轻者多咳嗽、胸痛、呼吸受影响，重者呼吸困难、缺氧，甚至呼吸衰竭而致死。近年来研究报道表明，重楼在治疗呼吸系统疾病，如风热感冒、咳嗽哮喘、肺炎等方面有明显疗效。

一、上呼吸道感染

呼吸系统由肺外呼吸道和肺两大部分组成。肺外呼吸道包括鼻、咽、喉、气管和主支气管。临床上通常把鼻、咽、喉称上呼吸道，把气管和各级支气管称下呼吸道。急性上呼吸道感染是指鼻腔、咽或喉部急性炎症的概称，是呼吸道最常见的一种传染病。常见病因为病毒，少数为细菌引起，患者不分年龄、性别、职业和地区，不仅具有较强的传染性，而且可引起严重并发症，应积极防治。

小儿解毒退热汤是根据长春中医药大学附属医院儿科名老中医王烈教授治疗小儿外感发热（急性上呼吸道感染）的经验方总结而成，由重楼、柴胡等组成。孙丽平等人为探讨小儿解毒退热汤治疗外感发热的临床疗效，随机选择 2002 年 9 月至 2007 年 12 月长春中医药大学附属医院儿科门诊就医的 120 例患儿，所有患儿单纯服用小儿解毒退热汤（药物组成：重楼 20g、柴胡 20g、黄芩 20g 等），以退热时间作为观察指标，分别观察用药后 24、48、72 小时临床疗效。结果发现所有患者痊愈 115 例，并且无热退复升现象。

青蚤颗粒制剂是牡丹江市中医医院生产的自制制剂，由大青叶、蚤休（重楼）、橘红、麦冬、百部、桔梗、苏叶、薄荷、甘草等组成，姜丕英等人将所得病例随机分为治疗组 264 例和对照组 128 例。结果发现治疗组患者痊愈 179 例，无效 2 例，总有效率为 99.2%；对照组患者痊愈 45 例，无效 16 例，总有效率为 87.5%，治疗组疗效明显高于对照组。

二、咳嗽哮喘

咳嗽是一种呼吸道常见症状，由于气管、支气管黏膜或胸膜受炎症、异物、物理或化学性刺激引起。咳嗽具有清除呼吸道异物和分泌物的保护性作用，但如果咳嗽不停，由急性转为慢性，常给患者带来很大的痛苦，如胸闷、咽痒、喘气等。咳嗽的形成和反复发病，常是许多复杂因素综合作用的结果。

蚤休性寒，有清热解毒之功，罗平等人自拟重楼汤治疗咳喘 33 例，治愈患者 21 例、好转 10 例、无效 2 例，治疗效果显著。黄海凤用蚤休（重楼）、桃仁、枇杷叶、甘草等研制康咳灵合剂，用于治疗肺燥咳嗽，选择 92 例患者为研究对象，采用随机数字表法分为治疗组和对照组，每组 46 例。治疗组予以康咳灵合剂口服，对照组予复方甘草合剂口服；1 个疗程结束后判定疗效。结果分析发现治疗组治愈 36 例，好转 8 例，未愈 2 例，总有效率 95.65%；对照组治愈 20 例，好转 16 例，未愈 8 例，总有效率 78.26%，两组比较差异有统计学意义。该制剂中含有蚤休（重楼），具有清热解毒、平喘止咳、息风定惊、消肿止血之功效，可明显改善肺燥咳嗽患者的临床症状，疗效确切，无毒副作用，为肺燥咳嗽的临床治疗提供了参考。支气管哮喘是以阵发性而带有哮鸣音的气喘为主要表现，常伴有咳嗽，严重者可持续性发作，在中医学上称为"哮喘"。近年来，临床上主要运用重楼制剂治疗寒喘型及过敏型哮喘。

三、肺炎

肺炎支原体肺炎（mycoplasma pneumoniae pneumonia，MPP）由肺炎支原体（MP）所致，具有较强的传染性，临床表现以顽固性剧烈咳嗽、发热为主，可引起流行。MPP 属于中医学肺炎喘嗽、温热病、咳嗽等范畴，多因风（寒）邪上犯，侵犯肺卫，肺气失宣。小儿为纯阳之体，邪易热化、燥化，热邪灼津炼液化为痰浊，痰阻肺络，壅塞气道，肺气郁阻，不得宣通，故急性期以热、咳、痰、喘为主要证候。因此，风热闭肺与痰热壅肺是 MPP 急性的主要表现，故常用"清、宣、降"，治以清热解毒、宣肺解表、降气。重楼因具有清热解毒的功效现也用于治疗肺炎喘嗽。

黄向红运用连休蜈蚣地龙汤治疗小儿支原体肺炎 41 例，按随机方法分为治疗组 41 例与对照组 30 例。2 组临床疗效比较，治疗组痊愈 20 例，有效 17 例，无效 4 例，总有效率为 90.25%；对照组痊愈 13 例，有效 8 例，无效 9 例，总有效率为 70.00%。支原体肺炎在中医学中归属为"咳嗽""喘证"，邪气郁积化热，集而成痰，痰热壅盛，因此中医学治疗主张清热解毒、宣肺祛痰。连休蜈蚣地龙汤中重楼可以助黄连以增强清解肺热之力，并能入络以化血瘀；且现代药理学研究表明重楼具有明显的抗菌、抑菌作用，在肺炎的治疗中起重要作用。

蔡达等人观察了黄芩重楼汤治疗儿童肺炎支原体肺炎临床疗效及作用机理。选择 110 例患者随机分为对照组 54 和观察组 56 例，对照组采用阿奇霉素注射液静脉滴注；观察组在对照组基础上采用黄芩重楼汤加减治疗，连续服用 14 天。分析结果发现，观察组总有效率为 98.21%，对照组为 83.33%，观察组优于对照组，差异有显著性意义（$P < 0.05$）；观察组退热时间、咳嗽明显消失时间、肺部啰音消失及胸部 X 线吸收时间均短于对照组，差异均有非常显著性意义（$P < 0.01$）；2 组治疗后血清 IL-2 上升、IL-6 下降，与治疗前比较，差异均有非常显著性意义（$P < 0.01$）；治疗后观察组血清 IL-2、IL-6 与对照组比较，差异均有显著性意义（$P < 0.05$）。因此黄芩重楼汤治疗肺炎支原体肺炎能快速减轻临床症状、体征，提高临床疗效，其作用机制可能与调节机体免疫反应有关，值得临床推广使用。

四、其他疾病

1. 支气管炎

现代临床医生应用传统医药学与现代医药学的理论相结合，针对呼吸系统疾病的病因、病理变化、临床症状、治疗和预后等情况，经过反复实践，总结出以蚤休为主药，配以黄芩等多种中药，经特殊加工炮制而成的药物。

靳增娥等人提出小儿急性支气管炎的原因主要是风邪伤肺和内伤饮食，根据小儿生理病理特点以及临床经验，总结出了清热宣肺活血法的特效方药——蚤休当归汤。提供临床观察 186 例，取得较好效果，其中治疗组 168 例，男性 76 例，女性 92 例，未发现任何毒副作用且疗效可靠，而使用抗生素均有不同程度的毒副作用且对病毒感染者无效。蚤休当归汤配方合理，针对呼吸系统疾病配方选药，具抗菌消炎、解痉平喘、抗病毒、镇静、止咳化痰、扶正祛邪、标本兼治等功效。

2. 腮腺炎

西医学认为"流行性腮腺炎"是由腮腺炎病毒引起的急性上呼吸道传染病。中医学认为，痄腮（流行性腮腺炎）多由外感风湿邪毒，从口鼻而入，壅阻少阳经脉，郁而不散，结于腮部。本着治病求本，内病外治原则，用重楼、冰片、青黛研细调配外敷患处，疗效好，可缩短消肿止痛及治愈时间。张志昆等人对暴发流行腮腺炎采用重楼、冰片、青黛研细外敷肿大的腮腺，治愈流行性腮腺炎患儿 283 例，取得较好疗效。研究中选取 547 例病例随机分为治疗组、对照组，治疗组给重楼 20g、冰片 6g、青黛 20g 研细混合，用白酒调匀外敷肿大的腮腺，每日保持敷料湿润；对照组口服热毒清、板蓝根片等药物。治疗组患儿应用重楼、冰片、青黛三种药物联合治疗后，在治愈时间上较对照组平均缩短 2.07 天，疗效明显优于对照组，值得进一步总结和推广应用。

曾义菊等人观察蚤休联合利巴韦林治疗流行性腮腺炎的临床疗效，选取病例 68 例，随机分为两组，其中治疗组 37 例，对照组 31 例。两组均给予利巴韦林静脉滴注，7 天为 1 个疗程。治疗组加用蚤休 20g，米醋适量研磨取浆液，随用随研，勤涂擦肿大腮腺患处；两组发热及全身不适应症状较重者，酌情应用退热药物或物理降温，支持治疗，如合并细菌感染加用抗生素，治疗 7 天评价疗效。通过用蚤休治疗腮腺炎观察，总有效率达 95%，无一例发生其他并发症，且方便，见效快，对患儿皮肤无任何毒害作用，使患儿易接受治疗，值得临床推广使用。

3. 急性咽炎

急性咽炎的发生往往与某些诱因有关，如季节交变、冷热失调、烟酒过度、粉尘及有害气体刺激、高温作业、劳逸不当等因素导致正气受损，外邪易入。赵皓采用玄桔射豆重楼汤治疗急性咽炎患者 50 例，临床治疗结果显示治愈 33 例，好转 16 例，无效 1 例，总有效率 98%。玄桔射豆重楼汤具有清热泻火、利咽解毒、消肿止痛之功效，用于治疗急性咽炎疗效满意，值得临床推广。

第三节　消化系统疾病

消化系统疾病种类繁多，其中功能性消化不良、肠易激综合征、胃食管反流病、萎缩性胃炎和溃疡性结肠炎为常见的难治疾病，可引起心悸、胸闷或咳嗽、哮喘等心系或肺系疾病表现，极易误诊失治，严重者对生活质量的影响巨大。溃疡性结肠炎起病缓慢隐匿，病程顽固，急性发病对患者机体损伤巨大；萎缩性胃炎具有一定的癌变率，西医对此类疾病尚无特别突出的疗法。重楼苦、微寒，有小毒，归肝经，可清热解毒、消肿止痛；枳实苦、辛、酸，归脾、胃经，具有破气消积、化痰散结之功效，枳实、重楼合用可以达到抑木扶土之功。消化系统疾病常用其进行治疗。

一、胃炎

胃炎是各种原因引起的胃黏膜炎症，为最常见的消化系统疾病之一。按临床发病的缓急，一般可分为急性和慢性胃炎两大类型；按病因不同可分为幽门螺杆菌相关性胃炎、应激性胃炎、自身免疫性胃炎等。按传统中医理论，慢性胃炎分为 4 型临床，中医辨证多属肝气犯胃，肝主疏泄，情志不舒，则肝气郁结，不得疏泄。肝属木，胃属土，肝气过盛则木克土而见胃脘部胀满疼痛，呃逆恶心。丁红云等人 10 余年来尝试使用药肚治疗慢性胃窦炎，取得了较满意的疗效。使用猪肚 1 个洗净，将枳实 10g、蚤休 30g 装入切开的猪肚内，扎紧，加水煎服。从临床使用药肚的病例中随机选取 145 例本病患者进行调查研究显示，枳实、蚤休合用可以达到抑木扶土之功效。西医学研究表明，蚤休有抗炎作用，枳实可兴奋胃肠平滑肌，使肠运动增强，从而达到治疗胃窦炎的目的。

罗云玲以七叶一枝花单味药为基本方，研制七叶胃炎散用于治疗慢性胃炎，门诊随机选取慢性胃炎 53 例（男 29 例，女 24 例），使用七叶胃炎散治疗。服药期间停服其他药物，忌食生冷、辛辣。53 例患者中，显效 16 例，占 30.19%；有效 29 例，占 54.72%；无效 8 例，总有效率为 84.81%。由此可见，七叶胃炎散具有活血化瘀、理气化痰的作用，类似西医学治疗慢性胃炎的抗炎、抗菌、抗酸解痉、促进胃动力、改善微循环、生肌保护胃黏膜的作用。

消化性溃疡（pepticulcer，PU）是消化系统的一种常见多发性疾病，以长期性、周期性、节律性的上腹痛为临床表现，病情易反复发作。李景巍将 200 例患者随机分为 2 组，治疗组 100 例予口服参苓蚤休汤为主治疗；对照组 100 例予口服奥美拉唑、阿莫西林、克拉霉素治疗。以 4 周为 1 疗程，连续治疗 2 疗程后复查胃镜，做 Hp 检测，并于治疗后 1 年随访，观察其复发情况。结果发现临床愈显率、总有效率治疗组分别为 88.00%、97.00%，对照组为 68.00%、89.00%，2 组临床疗效比较，差异有显著性意义（$P < 0.05$）。Hp 根除率治疗组为 89.23%（58/65），对照组为 93.65%（59/63），2 组比较，差异无显著性意义（$P > 0.05$）。治疗后 1 年随访，复发率治疗组为 9.09%，对照组为 28.26%，治疗组复发率低于对照组（$P < 0.05$）。现代药理研究证实，重楼对 Hp 有直接杀灭作用，可促进炎症的消除。该研究观察到治疗组临床愈显率、总有效率、复发率均明显优于对照组，表明参苓蚤休汤配合食疗治疗 PU 有良好疗效，其作用机制可能与抑制胃液和胃酸分泌，通过整体调节实现对局部组织病理改变的修复，从而减少溃疡瘢痕，提高溃疡愈合质量有关。

重楼为云南白药的主要组成之一，有化瘀止血、活血止痛、解毒消肿的功效。近几年来，丁明海应用胃必治结合云南白药胶囊治疗慢性浅表性胃炎 36 例，疗效较好，现报告如下。选择慢性浅表性胃炎患者 64 例，据就医顺序随机分成两组，其中治疗组 32 例中，男性 20 例，女性 12 例；两组在性别、年龄、病程等方面无显著差别，具有可比性。治疗组采用胃必治口服，同时应用云南白药胶囊；对照组采用胃速乐口服。两组均以 1 个月为 1 个疗程。结果显示，治疗组 32 例中，显效 18 例，占 56.2%，有效 12 例，占 37.5%，无效 2 例，占 6.3%，总有效率 93.7%；对照组 32 例中，显效 9 例，占 28.1%，有效 12 例，占 37.5%，无效 11 例，占 34.4%，总有效率 65.6%。两组比较差异有显著性（$P < 0.05$）。两药合用，对于胃黏膜的充血水肿及糜烂出血有很好的治疗效果，对慢性浅表性胃炎有较好疗效，值得在临床中推广应用。

二、肝炎

肝炎是肝脏炎症的统称，处理不当会发展为慢性重型肝炎、肝癌，严重危害人们的健康，也是各个医院传染科常见的疾病。都以促肝细胞生长素、凯西莱、甘利欣以及中成药等护肝降酶退黄综合治疗，治疗费用昂贵，患者难以承受。现根据中医辨证论治以及现代肝病病理生理学，用中西医结合治疗肝炎，取得一系列进展并在临床治疗中获得了满意疗效。

为了探索慢性乙型肝炎有效的治疗方药，游开泓等人随机选择 200 例病例，其中治疗组 112 例，男 78 例，女 34 例。治疗组选用内服一枝花煎剂，2 个月为 1 疗程；对照组常规内服联苯双脂、齐墩果酸和维生素 C，并肌注聚肌胞。分析结果发现治疗组近期治愈 87 例，占 77.67%；好转 17 例，占 15.17%；无效 8 例，占 7.14%，总有效率为 92.85%。对照组近期治愈 37 例，占 42.04%；好转 21 例，占 23.86%；无效 30 例，占 34.09%，总有效率为 65.6%。两组治疗效果有明显差异（$P < 0.01$）。方中七叶一枝花、白花蛇舌草、败酱草、山豆根、贯众、土茯苓等清热解毒药；更加活血化瘀的虎杖、丹参、山楂，抑制体液免疫亢进，扩张肝毛细血管，改善微循环，促进肝细胞再生；同时配合补气益肾的黄芪、五味子、淫羊藿、女贞子等药，有提高机体免疫力、抑制免疫复合物形成的功效。本组治疗结果表明，七叶一枝花对乙型肝炎患者的症状、体征和肝功能恢复有显著效果。

药物性肝炎是因使用有损肝脏药物造成的一种类似甲型肝炎的疾病。哈锦明为研究自拟贯蚤解毒汤的功效，选择病例 42 例，所有病例均有明确服用损害肝脏药物史，其中使用抗肿瘤药物者 12 例，抗化疗药者 18 例，抗甲亢制剂者 8 例，其他 4 例，均有不同程度的肝功能损害；治疗方法选用贯蚤解毒汤清解毒邪，前几日可适当辅用维生素 C。结果发现痊愈 22 例，显效 14 例，好转 5 例，无效 1 例，总有效率 97.60%，疗程多在 7~10 天，最短 3 天。现代药理研究表明，贯蚤解毒汤中药物多数具有保护肝细胞促其再生、降低转氨酶、使肝功能恢复正常或调节机体免疫功能的作用，值得进一步观察。

蚤休为百合科植物，有清热解毒之功效，其化学成分为蚤休苷及 18 种氨基酸等，临床药理作用为广谱抗菌、抗病毒、增强机体免疫力等，能够应用于孕期病毒性肝炎的治疗。为了观察中药配伍治疗孕期病毒性肝炎的疗效和安全性，陈淑彦选择孕期病毒性肝炎患者 37 例，给予蚤休等中药配伍治疗，按疗程规则给药，治疗1个月后临床症状、体征逐渐缓解，肝功能指标明显下降，病毒性肝炎血清标志物测定呈降低趋势；治疗3个月临床症状、体征基本消失，肝功能指标恢复正常。在用药过程中，定期对孕产妇体格检查，了解各系统情况，如妊娠高血压综合征、心脏病、肾脏病、贫血、糖尿病等，监测胎儿各阶段生理发育情况等，监测中未发现胎儿畸形、缺陷，母体及胎儿生理指标正常，足月顺娩，无明显不良反应、并发症，所有婴儿出生后均接种乙肝疫苗，婴儿出生后52周检测乙型肝炎病毒学指标，未发现异常，至于母婴阻断指标有待进一步研究和探讨。临床应用研究表明，中药蚤休等配伍治疗孕期病毒性肝炎有良好的临床效果和安全性。

三、结肠炎

张维颖等人自拟五白重楼汤保留灌肠治疗溃疡性结肠炎，选择病例90例，门诊63例，住院27例；确诊后随机分为2组，中药组46例（男28例）；2组病变部位均在直肠或乙状结肠（距肛门30cm内），均无全身中毒症状（如发烧等），每日脓血便次均在8次以上。中药组用五白重楼汤，对照组用氢化可的松；两组治法均为每晚睡前1次保留灌肠，4周为1疗程，均不加用任何其他药物。经1个疗程的治疗，中药组治愈21例，好转19例，无效6例，总有效率86.95%；对照组治愈11例，好转23例，无效10例，总有效率77.27%。中药组治愈率明显高于对照组（P<0.01），差异有非常显著性意义；总有效率高于对照组（P<0.05），差异有显著性意义。重楼清热解毒，消肿止痛，凉血止血，对多种肠道致病菌有抑制杀灭作用，可促进溃疡愈合，抑制肠肌痉挛，抗炎及抗变态反应等。诸药合用，具涩肠止泻、清热解毒、止血消肿、生肌敛疮、缓急止痛、健脾补气的作用，十分切合溃疡性结肠炎病机。加之用灌肠法治疗本病，使药物直达病所，充分发挥效能，故疗效高，见效快，而无长期服药苦寒伤胃之弊，易为患者接受。

四、痔疮

痔疮是临床最常见、多发且反复无常的肛肠疾病。如今，临床治疗这种顽疾在中西医结合领域取得了一定的突破，尤其是中医辨证施治结合西医手术治疗，不仅能够帮助患者有效改善痔疮症状，而且还能积极缓解术后并发症，特别是对于痔疮疼痛、便秘、出血等有奇效。刘桂玲采用内服外涂蚤休治疗痔疮100例，其中外痔41例，内痔28例，混合痔31例。将蚤休焙干研末，每日3次，每次服3g，凉开水送服；另用蚤休适量加醋磨汁，每晚洗净肛门后，滴入肛内10滴。100例中，61例痊愈，痔核及便血、疼痛症状消失；39例好转，症状改善，痔核缩小。一般用药2~5天即可见效。蚤休有较强的清热解毒、散结消肿作用，活血祛瘀、去腐生肌等，内外兼用，其奏效快，使热毒得以清解而痔疮得愈。刘桂玲该法能够显著改善痔疮便血、疼痛、脱出，以及由此引起的分泌物增多、肛门湿潮不舒、感染、肿胀、疼痛等症状，临床疗效确切、显著，见效迅速。

第四节　皮肤系统疾病

中医学认为会造成皮肤病的主要原因是体内毒素累积太多，导致肝（解毒）、肾（排毒）不堪负荷，于是就透过皮肤痒、起疹子、青春痘、烂疮、无名肿毒等方式来排毒。目前中药以其源于自然、毒副作用小、安全性高且经济有效，在皮肤问题方面显示出独特的优势和巨大的发展潜力。我国用中药治疗和护理各种皮肤疾病已有几千年的历史。重楼治疗皮肤病具有独到优势，尤其是在诸如天疱疮、系统性红斑狼疮及红皮病等重大皮肤病方面，发挥了不可或缺的作用。

一、蛇虫咬伤

1. 毒蛇咬伤

几千年来，中医药治疗毒蛇咬伤已积累了丰富经验，在中药治疗毒蛇咬伤中首选重楼。七叶一枝花酊具有解毒散结消肿和止痛作用，《神农本草经》记载七叶一枝花"主惊痫，摇头弄舌，热气在腹中，癫疾，痈疮，阴浊，去蛇毒"。重楼味苦，性凉，具有很好的解蛇毒功效。浙江省湖州市妙西医院收治蝮蛇咬伤患者25例，随机分为治疗组12例，男3例，女9例。采用七叶一枝花药材与50%酒精按3:7浸泡3天，取出浸液，再用等量的50%酒精浸泡药渣3天，取2次浸液合并，制成30%七叶一枝花酊。两组均常规应用抗蝮蛇毒血清、破伤风抗毒素（TAT1500U）等常规治疗，治疗组同时给予七叶一枝花酊外用。治疗结果显示治疗组12例中治愈10例，好转2例，治愈率83.3%；对照组13例中治愈4例，好转9例，治愈率30.8%。治疗组治愈率明显高于对照组（$P<0.05$）。在常规治疗的基础上加用七叶一枝花酊外用治疗蝮蛇咬伤能明显改善患肢局部症状，缩短患肢肿胀消退时间，有助于提高疗效。

季德胜蛇药为全国中医院急诊必备用药，主要成分为七叶一枝花、蟾蜍、蜈蚣、半边莲等，赖守国等人临床应用季德胜蛇药片治疗 53 例多种毒蛇咬伤取得满意效果。53 例毒蛇咬伤患者中，男 32 例，女 21 例，内服季德胜蛇药片一般服药 5~7 天，可连续服 2 周。53 例中完全治愈 26 例，其余均为显效病例，无一例死亡及致残者；疗程最短者 2 天，最长者 15 天，其中轻型平均 3.2 天，中型 6.2 天，重型 10.3 天，均得到了很好的治疗效果。

2. 虫咬伤性皮炎

虫咬性皮炎传统方法常采用激素类、抗组胺类、抗炎类药物内服和局部治疗，但效果不甚理想，且易反复。李刚收集 225 例病例中，男 198 例，女 27 例；采用七叶一枝花酊治疗虫咬性皮炎，在患者被蚊虫叮咬及爬行后，清洗叮咬部位，待皮肤干燥后将七叶一枝花酊均匀喷涂于患部，每天 2 次。225 例中，治愈 175 例，占 77.8%；显效 32 例，占 14.2%；有效 12 例，占 5.3%；无效 6 例，占 2.7%。临床总有效 217 例，总有效率为 97.3%。而且，在用七叶一枝花酊治疗过程中，除因乙醇刺激引起一过性疼痛外，未发现其他不良反应，且起效快，能迅速镇痛、止痒。七叶一枝花酊由七叶一枝花、黄连和冰片等中药组成，其中七叶一枝花味苦凉，具有清热解毒、消肿散结等功效，临床上多用于治疗疮痈肿毒、跌打损伤、蛇虫咬伤、瘰疬结核、喉痹等症。药理学研究表明，七叶一枝花有抗肿瘤、抗微生物、止血等作用。

隐翅虫皮炎系由隐翅虫所致，有人使用重楼治疗隐翅虫皮炎 132 例，获得较满意疗效。将蚤休干草药 100g 研成粉末，用 70% 酒精 1000mL 浸泡半月，过滤液备用，外涂皮损处，每日数次，直至痊愈。治疗结果显示，皮损消退、疼痛消失者为痊愈，1 日痊愈者 26 例，2 日内痊愈者 68 例，3 日内痊愈者 30 例，4 日内痊愈者 8 例，痊愈率为 100%。外用本药未见过敏反应，无明显刺激现象，但局部有干燥感。蚤休内含多种皂苷类及氨基酸，有平喘止咳、解毒收敛作用，主治痈肿疔疮、慢性气管炎及蛇咬伤等，配成酊剂抗菌消炎，治疗隐翅虫皮炎获效显著。如皮损轻，仅有水肿性红斑，多于用药后 1 日内痊愈；如皮损较重，有脓疱，表皮糜烂渗液结痂及附近淋巴结肿大，多于 4 日内痊愈。

三、皮肤湿疹瘙痒

《黄帝内经》中强调人体毛发、颜面、五官、皮肤与脏腑、经络、阴阳气血的关系密切，因此利用药物本身具有的四气五味、升降沉浮、归经、色泽等特点，通过药物扶正祛邪，调整阴阳，调理气血，调治脏腑，来治疗损容性皮肤疾病。许多研究表明，大多数中药都含有生物碱、苷类、木脂素、氨基酸、多肽、有机酸、鞣质等活性成分，对皮肤有滋养保护作用，能增强皮肤免疫功能，保护表皮细胞，增强皮肤活力，延缓皮肤衰老。从近年的研究来看，重楼在美白祛斑、延缓皮肤衰老、痤疮及银屑病的治疗等方面有着显著作用。笔者就重楼在皮肤湿疹瘙痒中的应用研究介绍如下。

1. 湿疹

湿疹是一种炎症性皮肤病，临床上以皮损多样且具有渗出倾向、瘙痒、易于反复发作为特征。中医学称之为湿疮。施康能用自拟银蛇汤为主浸洗、七叶一枝花油外涂治疗湿疹62例，并与肤轻松软膏治疗亚急性湿疹20例进行对照观察，取得明显效果。以银蛇汤浸泡或湿敷患处，每晚1次，每次30分钟，同时用七叶一枝花研末过120目筛，调麻油外涂。2个疗程后实验组治愈32例，好转27例，未愈3例，有效率95%；对照组治愈6例，好转8例，未愈6例，有效率70%。2组经统计学检验，$P < 0.05$，差异有显著意义。

2. 带状疱疹

中医学认为带状疱疹是由于皮肤、经络受到毒邪浸淫所致的"蜘蛛疮""蛇丹"或"火带疮"，可通过中医药治疗方法予以治疗。徐柳霞对66例带状疱疹患者使用山宝皮宁酊治疗，其中男性42例，女性24例，症见患部皮肤烧灼感并伴针刺样疼痛，皮损多数呈簇集成群的丘疱疹或水疱呈带状排列。用棉签蘸取山宝皮宁酊搽抹患处，每日3~4次，若患部糜烂渗出，取药液稀释二倍湿敷。结果显示痊愈45例，有效14例，4例涂药后皮损潮红而中断治疗，3例无效，总有效率达86%；多数患者用药两天后疼痛减轻，7天后患部开始干涸，结痂，10天后患部脱痂，皮肤恢复正常。山宝皮宁酊剂以清热解毒、消肿散瘀、抗病毒之重楼为君药。现代药理学研究表明，重楼醇提取物有抗病毒、抗菌作用，含有的重楼皂苷A有一定的镇痛、清热解毒、消肿、祛湿止痒、辟秽疗疱之功效。

3. 手足口病

古丽巴努尔对乌鲁木齐市第一人民医院（乌鲁木齐儿童医院）收治的308例手足口病皮疹患儿进行研究，随机分为对照组154例与观察组154例。对照组154例患儿给予常规药物治疗，给予本组所有患儿口腔、手足等皮肤护理，并给予口服3.5mL蒲地兰消炎口服液、炉甘石洗剂进行外涂治疗；观察组154例患儿给予外涂重楼解毒酊，并口服3.5mL蒲地兰消炎口服液。对比两组患者临床治疗效果，观察组154例患者中，显效128例，有效23例，无效3例，治疗有效率98.05%；对照组154例患者中，显效31例，有效87例，无效36例，治疗有效率76.62%。观察组治疗有效率显然高于对照组（$P = 0.000$），差异显著，具有统计学意义（$P < 0.05$）。研究显示，对154例患儿实施重楼解毒酊外涂联合口服清热解毒药物治疗小儿手足口皮疹疾病，效果显著。重楼解毒酊中以中药成分为主，应用于小儿皮肤病中，对小儿皮肤无刺激性，且使用简单方便，不良反应发生率极低，具备安全性高、疗效良好等优点，是临床中治疗小儿手足口病皮疹的首选方法。

4. 痤疮

尹绪文通过观察中药赤蚤方、克拉霉素缓释片、丹参酮胶囊三组痤疮患者间临床症状与皮损积分变化情况，比较赤蚤方与克拉霉素缓释片治疗痤疮的抗菌疗效，观察赤蚤方治疗痤疮的适应证型和副反应，为临床治疗提供新的线索和思路。将由皮肤科门诊确诊的寻常型痤疮患者随机分为三组，实验组、对照组Ⅰ、对照组Ⅱ。实验组采用内服中药赤蚤方水煎剂，药物组成为蚤休、川芎、当归尾等；对照组Ⅰ采用口服克拉霉素缓释片；对照组Ⅱ采用口服丹参酮胶囊。所有观察病例均连续服药三周，记录服药前后痤疮皮损积分，对三组患者积分变化进行比较。结果显示赤蚤方以清热解毒、凉血散结为主，治疗肺经风热型、湿热蕴结型痤疮，临床疗效满意。并且中药赤蚤方治疗痤疮疗效优于丹参酮胶囊，对肺经风热型、湿热蕴结型疗效更为理想，可改善痰湿凝结型痤疮的临床证候，其对痤疮的抗菌疗效优于克拉霉素缓释片，能降低痤疮复发率，安全高效，无副作用，可有效避免抗生素的长期大量使用，值得近一步临床推广应用。

第五节　妇科疾病

重楼用于消炎、镇痛，在中药学中均有记载，关于重楼有引起子宫收缩、减少子宫出血的作用，在文献中也多有描述。将重楼提取制成宫血宁，应用于临床治疗妇科子宫出血症取得良好效果。现将重楼在妇科疾病中的运用进行相关介绍。

一、功能性子宫出血

汤荣光研究了 2000 年 7 月至 2001 年 1 月在四川省人民医院妇产科门诊就诊的、能坚持治疗和随访的功能性子宫出血患者 160 例，按就诊时间编号，单号为治疗组，使用宫血宁胶囊，双号为对照组，使用益母草冲剂。根据临床表现而采用不同疗程，研究结果显示宫血宁治疗功能性子宫出血总有效率 93.8%，显效率 78.8%，与对照组相比较，无显著性差异（$P > 0.05$），但痊愈率（70.0%）明显高于对照组（43.8%）（$P < 0.01$），有显著差异。尤其在没有合并使用激素治疗的 63 例月经过多、经期延长和月经期淋沥出血患者中，显效率和治愈率仍可达 82.5% 和 75%。说明使用宫血宁治疗功能性子宫出血效果显著，并可使部分患者免于激素治疗，有其独特的优点。宫血宁治疗功能性子宫出血虽然疗效肯定，效果显著，但不能取代性激素和必要时的诊断性刮宫止血治疗。宫血宁胶囊是一种纯天然植物制剂，主要成分为重楼，有类似垂体后叶素的作用，可直接兴奋子宫平滑肌，促进血小板黏附和聚集，缩短出血和凝血时间，并能通过抑制组织引起的毛细血管通透性增加和白细胞的游走而起消炎作用。但对下丘脑 - 垂体 - 卵巢轴功能明显紊乱的无排卵型功能性子宫出血（临床表现为不规则月经），仍需合并促排卵和性激素周期治疗，才能标本兼治，巩固疗效。对黄体功能障碍引起的经期延长和月经淋沥不尽，当单用宫血宁治疗效果不好或停药后病情反复者，加用孕激素治疗，可以提高疗效。

剖宫产分娩术后子宫复旧远远不及平产分娩，其表现之一就是术后宫腔积血，宫腔内积血如不能及时清除可导致晚期产出血，甚至失血性休克、子宫切除的严重后果，同时也增加产褥感染的概率。新华医院妇产科多年来运用自拟重楼荠菜生化汤治疗剖宫产术后宫腔积血 2600 例取得了良好的效果，减少了产后出血的发生率和清宫术的应用。观察中随机分为观察组和对照组，两组产妇的年龄、孕周、产次、出生新生儿体重以及妊娠合并症等均无统计学差异（$P > 0.05$），两组产妇术后均要求下床活动和母乳喂养以促进子宫复旧。观察组产妇给予重楼荠菜生化汤；对照组口服产复康颗粒 5g。结果发现两组产妇在产后 5 天超声测量子宫三径之和及积血无明显差别，经治疗后子宫三径之和均较前显著缩小，并且观察组较对照组子宫复旧效果好，两组超声下宫腔测量缩小程度差异有显著性（$P < 0.05$）。说明剖宫产术后应用重楼荠菜生化汤促进子宫复旧的效果优于口服产复康颗粒。两组产妇服药后于剖宫产术后 21 天再次入院行超声检查，对宫腔内积血最大径 >2cm 者在超声引导下行清宫术，清出组织送病检，病检结果显示为凝血块及少许蜕膜组织。与对照组比较，观察组宫腔积血情况明显减少，清宫率显著降低。用重楼荠菜生化汤和产复康颗粒进行比较，结果显示重楼荠菜生化汤对子宫复旧效果显著优于服用产复康颗粒，对宫腔内积血的治疗效果亦明显优于产复康颗粒组，大大降低了清宫术的应用。从本研究可以看出重楼荠菜生化汤具有用药方便、副反应小、疗效确切、经济实惠等优点，值得临床推广应用。

二、女性生殖道衣原体感染

近年来，沙眼衣原体（chlamydia trachomatic，CT）所引起的女性生殖道感染已成为性传播性疾病中最常见的一种，且有上升趋势。燕萍观察 378 例 CT 感染，其中蚤休治疗组（蚤休组）200 例，年龄 19～55 岁，平均 25.2 岁，采用单味中药蚤休粉剂（取江西产蚤休，去杂物，洗涤干净，烘干碾粉，过 200 目筛，灭菌备用）治疗；对照组 178 例，采用国产四环素片治疗。治疗效果显示，200 例患者经蚤休粉治疗后，总有效率达 100%，其治愈率 81.50% 比四环素对照组要高（$P < 0.001$）。蚤休对 CT 感染的症状、体征，尤其是宫颈糜烂，有较满意的治疗效果。这是因为 CT 感染的病症主要在宫颈，蚤休粉局部上药，宫颈完全吸收（隔日观察，凡上药的病例，其蚤休粉均溶解吸收），达到了最佳的给药方式，因此症状改善，治愈率均高于对照组（$P < 0.001$）。四环素治疗组有明显的胃肠道不良反应；并且经四环素两周一疗程治疗后，有 79 例出现阴道念珠菌感染，占 44.38%，这可能与四环素引起阴道环境改变及菌群失调有关。蚤休粉组无不良反应及并发症，仅发现有 7 例患者（占 3.5%）首次上药后阴道有轻度的热灼感，数小时后消失。蚤休粉早有外用先例，但阴道给药尚未见记载，有人将蚤休粉溶于蒸馏水及生理盐水制成 50% 溶液，测 pH 值均为 6.2，与正常阴道环境的 pH 值接近，并做蚤休阴道给药动物试验证明无不良反应。蚤休的药源广泛、制剂简单、给药方便、疗效确切、无不良反应，故实用性强。与四环素治疗方案相比，蚤休治疗 CT 感染优点甚多，给药后症状好转较快，治愈率高，患者容易接受，故有推广的价值。

>>> **参考文献**

[1] 张秋萍，毕慧欣，谢琳. 重楼的药理作用及其临床应用研究进展 [J]. 医

学综述，2018，24（20）：167－171.

[2] 王飞，杨宇，范丽梅，等. 重楼皂苷抗肿瘤的研究进展 [J]. 中国老年学杂志，2009，34（18）：5303－5305.

[3] 何含杰，章怀云，陈丽莉，等. 重楼皂苷的药理作用和临床应用研究进展 [J]. 中药材，2014，37（3）：527－530.

[4] 田春宇，张旭. 肺癌相关细胞与因子研究进展 [J]. 承德医学院学报，2014，31（2）：159－162.

[5] 汪贵昌，施杞，高益民. 芪珍胶囊的实验研究 [J]. 首都食品与医药，2004，11（4）：49－50.

[6] 何立丽，顾恪波，孙桂芝，等. 芪珍胶囊对气虚血瘀型非小细胞肺癌患者 NP 方案化疗的影响 [J]. 中华中医药杂志，2015（10）：3780－3784.

[7] 刘嘉湘，施志明，李和根，等. 益肺抗瘤饮（重楼、黄芪、北沙参、天冬、女贞子、石上柏等组成）治疗 271 例非小细胞肺癌临床观察 [J]. 上海中医药杂志，2001，35（2）：4－6.

[8] 肖敏，刘瑛，龚璐. 扶正散结方联合 GP 方案治疗晚期非小细胞肺鳞癌（气虚瘀滞）随机平行对照研究 [J]. 实用中医内科杂志，2017（1）：39－41.

[9] 陈世平，黄瑞文. 肝复乐配合介入治疗中晚期原发性肝癌 85 例疗效观察 [J]. 疑难病杂志，2004（4）：225－226.

[10] 胡和平，曾美丽. 肝复乐片治疗中晚期恶性肿瘤 36 例 [J]. 中医杂志，2000，41（3）：124－128.

[11] 李建良. 肝复乐胶囊联合参莲胶囊治疗早期原发性肝癌临床研究 [J]. 当代医学，2012，18（36）：149－150.

[12] 陈乃杰，金源. 楼莲胶囊配合化疗治疗中晚期消化道恶性肿瘤的临床观察 [J]. 福建医药杂志，1999（6）：42－43.

[13] 郭长凯，孔维佳，余青松，等. 鼻咽清毒颗粒加鼻渊舒口服液抑制鼻咽癌高危人群 EB 病毒 VCA/IgA 的临床观察 [J]. 中华肿瘤防治杂志，2006，13（10）：729－732.

[14] 石华. 鼻咽清毒颗粒和鼻可乐冲洗液合用对鼻咽癌患者放疗后的疗效观察 [J]. 临床耳鼻咽喉头颈外科杂志，2012（21）：45－50.

[15] 张蓓，胡丕丽，黄国贤，等. 鼻咽清毒颗粒防治鼻咽癌急性放射性口咽炎疗效观察 [J]. 广东医学，2003，24（6）：67－74.

［16］郭长凯，张松，孔维佳，等．鼻咽清毒颗粒合用鼻渊舒口服液治疗放疗后
　　　鼻咽癌患者的临床研究［J］．中国肿瘤，2006，15（2）：113－115．

［17］陈乃杰，金源．楼莲胶囊配合化疗治疗中晚期消化道恶性肿瘤的临床观察
　　　［J］．福建医药杂志，1999（6）：23－27．

［18］孙丽平，冯晓纯，原晓风．小儿解毒退热汤治疗外感发热120例［J］．中
　　　医儿科杂志，2009，5（1）：27－28．

［19］姜丕英，赵成彬，洪丽君．青蚤颗粒剂治疗病毒性上呼吸道感染264例
　　　［J］．中国中医药科技，2001（3）：23－26．

［20］罗平，孙秀英，王艳．自拟重楼汤治疗咳喘33例［J］．黑龙江中医药，
　　　1995（3）：10－11．

［21］黄海凤．康咳灵合剂治疗肺燥咳嗽46例［J］．内蒙古中医药，2015（2）：
　　　29－29．

［22］黄向红，陈丽霞，彭德胜．连休蜈蚣地龙汤治疗小儿支原体肺炎41例疗效
　　　观察［J］．新中医，2004，36（1）：21－22．

［23］蔡达，王峰，张媛媛．黄芩重楼汤治疗儿童肺炎支原体肺炎56例临床观察
　　　［J］．新中医，2014（2）：134－136．

［24］靳增娥，张香菊，房立军．蚤休当归汤治疗小儿急性支气管炎的临床观察
　　　［J］．中国实验方剂学杂志，1998（2）：46－47．

［25］张志昆，李永才，杨红梅，等．重楼、冰片、青黛外敷治疗流行性腮腺炎
　　　［J］．医学信息，2011，24（7）：4187－4188．

［26］曾义菊，张青云，罗媛媛，等．蚤休联合利巴韦林治疗流行性腮腺炎的临
　　　床观察［J］．内蒙古中医药，2012，31（12）：35．

［27］赵皓，赵喆，赵磊．玄桔射豆重楼汤治疗急性咽炎50例疗效观察［J］．
　　　山东医药，2007，47（1）：72．

［28］丁红云，宋阳，周旭．药肚治疗胃窦炎［J］．中国民间疗法，2003（4）：
　　　11－15．

［29］罗云玲．"七叶胃炎散"治疗慢性胃炎53例［J］．中国民族民间医药杂
　　　志，1998（4）：11－12．

［30］李景巍，劳献明．参苓蚤休汤为主治疗消化性溃疡100例临床观察［J］．
　　　新中医，2012（3）：32－33．

［31］丁明海．胃必治合云南白药胶囊治疗慢性浅表性胃炎疗效观察［J］．浙江

中医药大学学报，2010（6）：870.

[32] 游开泓，杨智英，张开根.一枝花煎治疗慢性乙型肝炎112例疗效观察
　　　[J].福建中医药，1991，22（5）：11－13.

[33] 哈锦明，曹会波，宇世刚.贯蚤解毒汤为主治疗药物性肝炎42例［J］.
　　　陕西中医，1996（7）：296.

[34] 陈淑彦，刘爱菊，张丽娟，等.中药配伍治疗孕期病毒性肝炎37例［J］.
　　　中国药业，2014（14）：85－86.

[35] 张维颖，韩宗平.五白重楼汤灌肠治疗溃疡性结肠炎46例［J］.新中医，
　　　1999（3）：46－60.

[36] 刘桂玲，于方英.蚤休治疗痔疮100例［J］.中国民间疗法，2002（1）：
　　　90－94.

[37] 赵汉敏，赵炎，陆周翔.七叶一枝花酊辅助治疗蝮蛇咬伤12例［J］.浙
　　　江中西医结合杂志，2012，22（8）：646－647.

[38] 赖守国，李培金，邵冬珊.季德胜蛇药片治疗毒蛇咬伤53例［J］.时珍
　　　国医国药，2000，11（5）：451－452.

[39] 李刚.七叶一枝花酊治疗官兵虫咬性皮炎225例［J］.人民军医，2016
　　　（11）：1121.

[40] 施康能.银蛇汤为主治疗亚急性湿疹62例［J］.江西中医药，2001，32
　　　（5）：52.

[41] 徐柳霞，林绍辉.山宝皮宁酊治疗带状疱疹66例疗效视察［J］.皮肤病
　　　与性病，1998（4）：53－55.

[42] 古丽巴努尔·阿木提，地拉热·阿布都热扎克.重楼解毒酊外涂治疗小儿
　　　手足口病皮疹的疗效研究［J］.中国医药指南，2018，16（12）：214.

[43] 汤荣光，陈廉.宫血宁治疗功能性子宫出血80例临床观察［J］.实用医
　　　院临床杂志，2001（3）：42－43.

[44] 金丽华，刘春娟.重楼荠菜生化汤治疗剖宫产术后宫腔积血的临床研究
　　　［J］.中华中医药学刊，2011（1）：223－224.

[45] 叶燕萍.蚤休粉治疗200例女性生殖道衣原体感染［J］.中国临床医学，
　　　2001（1）：78－79.

第六章　重楼的资源保护与开发研究

第一节　野生资源调查与分布

一、野生资源调查方法

资源调查可以为重楼资源存量、重楼的分布及适宜栽培区提供判断基础，同时探索重楼的其他植物来源，如窄叶重楼 *P. polyphylla* Sm. var. *stenophylla* Franch. 及长药隔重楼（黑籽重楼）*P. thibetica* Franch.、球药隔重楼 *P. fargesii* Franch. 等。

重楼属植物常见的资源调查方法包括以下几种。

1. 访问调查

重楼在野外极为稀少，故访问调查是最常用的方法之一。走访县级或镇级人民政府、农牧业局草原站、农业科技站、林业局等国家机构以及地方医药公司和药材收购商，了解野生和栽培重楼的分布范围、资源利用、社会环境等情况。同时，可对栽培重楼种苗来源、种植方式、种植面积、药材产量、存在的主要问题等进行访问。查阅文献、参照历年各类统计资料，也是访问调查的一部分。这种方法虽然不够精确，但是值得参考。

2. 踏查

踏查是对调查地区或区域进行全面概括了解的过程，一般通过在有代表性的调查区中选择地形变化大、植被类型多、植物生长旺盛的地段设置踏查路线进行线路调查，目的在于对调查地区中药资源分布的范围、气候特征、地形地貌、植被类型、土壤类型以及中药资源种类和分布的一般规律进行全面了解。

3. 详查与样方调查

详查又称全面调查，是在踏查的基础上详细记录调查区内药用植物的种类、数量、高度、频度、盖度、利用部位的单株重量等情况的过程，是完成资源种类和储量调查的最终步骤。

详查一般在样方内进行。样方调查方法为：根据走访调查获取的重楼资源分布信息，以县市或较大的乡镇为1个调查样地单位，1个调查样地内各设置3~5个不同面积的样方，样方间距离根据实际调查的情况，可以保持30km以上的东西分布区。样方面积可根据重楼分布的疏密程度选用1m×1m（密集）、2m×2m（中密）、5m×5m（很稀疏）。对于更稀疏的采用GPS划定较大样方区域面积，如面积为600m²（20m×30m）的样方。然后调查样方内重楼数量，测算群落中各植物盖度及生长指标。

4. 样地调查

样地调查即在调查范围内按不同方向选择几条具有代表性的线路，沿着线路，在有代表性的区域内选择调查样地，在样地内根据生态环境的不同（包括各种地形、海拔、坡度、坡向等）按一定方式设置样方或样线，并进行样方调查。与详查相比，样地调查更具有目的性。

具体实施可参考如下做法：在一个县每个乡镇选择2个样地，在每个样地（1km×1km）内随机选择5个调查面积为10m×10m的正方形大样方，大样方间的距离至少间隔10m。在每个大样方的4个角设置2m×2m的4个小样方，在每个小样方内（2m×2m）统计重楼的生长情况。

5. 蕴藏量计算

采用公式"蕴藏量＝单位面积产量×总分布面积"来计算重楼资源蕴藏量，但野生重楼生长密度不同、分布不均，准确估算单位面积产量和总分布面积较困难。为了获得较为准确的重楼蕴藏量数据，采用如下措施来提高计算结果的可靠性：①大范围、有针对性地设置调查样地，并以主产区为重点；②设置不同规格样方，增加样方数量；③参考官方数据，如农业局、林业局、食品药品监督管理局等部门的统计数据；④收集地方药材收购部、药商的统计数据。最后对多种来源的数据和信息进行统计分析，甄别权重，以实地考察的数据为主，参考走访调查的数据进行修正，从而较为准确地反映分布区内重楼资源蕴藏量。

6. 3S技术集成及应用

资源调查中，重楼属植物在群落中不是优势种，使用遥感影像进行调查难度较大，故遥感（RS）技术应用较少。得益于全球各类物种分布的数据库，全球定位系统（GPS）与地理信息系统（GIS）的集成在各类药用植物（包括重楼）分布范围预测与生境适宜性评价方面取得了众多的研究成果。如程睿旸等对中药重楼全球产地生态适宜性区域进行了分析和评价，陈铁柱等采用最大熵模型（MaxEtn）和地理信息系统（ArcGIS 10.2.2），预测了华重楼在我国的潜在适生区及其适生等级。

二、野生资源分布

重楼属植物在我国南北各地包括贵州、两广、西藏、陕西、甘肃等省均有分布，蕴藏量最大的地方是云贵高原至邛崃山区，其中以云南、四川等地的种类和资源最为丰富，而地域辽阔的大西北分布较少。主要有多叶重楼（七叶一枝花）、云南重楼、毛重楼、白花重楼、华重楼、狭叶重楼、短瓣球药隔重楼、黑籽重楼、无瓣黑籽重楼、花叶重楼、禄劝花叶重楼、大理重楼等品种。

李恒等对不同的品种分布范围、适宜生境进行了概略统计，如表7-1所示。以下分区对重楼属植物资源分布进行总结。

1. 云南、贵州与四川

云南省地处低纬度高原，地理位置特殊，地形地貌复杂，所以气候也很复杂。云南省重楼品种丰富，多成片生长在海拔700~3600m的山谷、溪涧边，阔叶林、竹林下背阴潮湿富含腐殖质的地方。伴生植物主要有水冬瓜、大青冈等常绿树种。马云淑等调查发现云南的重楼属植物共7种6变种，主要有七叶一枝花 *P. polyphylla* Smith var. *chinensis*（Franch.）Hara 及其多个变种：云南重楼 *P. polyphylla* Sm. var. *yunnanensis*（F.）Hand. - Mazz.，毛叶重楼 *P. polyphylla* Sm. var. *pubescens* Hand. - Mazz.，狭叶重楼 *P. polyphylla* Sm. var. *stenophylla* F.，宽瓣重楼（阔叶蚤休）*P. polyphylla* Sm. var. *platypetala* F.，短梗重楼 *P. polyphylla* Sm. var. *appendieulata* Hais，以及长药隔重楼 *P. polyphylla* Sm. var. *pseudothibetica* H. Li；五指莲 *P. axialis* H. Li；球药隔重楼 *P. fargesii* Franch；花叶重楼 *P. marmorata* Stearn；禄劝花叶重楼 *P. luquannensis* H. Li；长柱重楼 *P. forrestii*（Takht.）H. Li；金线重楼 *P. delavayi* Franch. 。

表 6-1　中国野生重楼资源

序号	植物名称	分布	分布区类型	生境	濒危等级	备注
1	海南重楼 P. dunniana Lévl.	贵州贵定（已灭绝）、海南；越南北部：永福省、河江省（河宣省）	14-4	海拔<1100m，常绿阔叶林	稀有	
2	凌云重楼 P. cronquistii (Takht.) H. Li	云南、广西、贵州、四川、湖南	15-1	海拔180~2100m，常绿阔叶林，苔藓林	渐危	
3	西畴重楼 P. cronquistii var. xichouensis H. Li	云南：西畴董棕槽	15-2-4	海拔1460m，石灰岩山常绿阔叶林	濒危	
4	南重楼 P. vietnamensis (Takht.) H. Li	云南、广西；越南北部：老街省沙坝县、老挝	14-4	海拔<2000m，常绿阔叶林	渐危	
5	高平重楼 P. caobangensis Y. H. Ji, H. Li&Z. K. Zhou	云南：麻栗坡、马关；越南高平省	14-4	海拔1100m，石灰岩山常绿阔叶林	渐危	
6	金线重楼 P. delavayi Franch.	云南、四川、广西、广东	15-1	海拔1300~2100m，常绿阔叶林，竹林、灌丛	渐危	
7	卵叶重楼 P. delavayi var. petiolata (Bakerex C. H. Wright) H. Li	云南、四川、广西、贵州、湖南、湖北	15-1	海拔1300~2100m，常绿阔叶林，竹林、灌丛	渐危	
8	大理重楼 P. daliensis H. Li &V. G. Soukup	云南：大理、鹤庆、巍山、弥渡、丽江	15-2-3	海拔2600m，松栎林	渐危	
9	多叶重楼 P. polyphylla Smith var. polyphylla	西藏、云南、四川、广西、广东、湖北、湖南、安徽、江西、江苏、浙江、福建、台湾；不丹、尼泊尔、印度北部、越南	14-3	海拔1100~2800m，常绿阔叶林、针叶林、竹林、灌丛、草坡	渐危	

续表

序号	植物名称	分布	分布区类型	生境	濒危等级	备注
10	云南重楼 *P. polyphylla* var. *yunnanensis* (Franch.) Hand.–Mazz.	云南，四川，湖南，缅甸；越南：河内省，巴维区，巴维国家公园	14-4	海拔1400～3100m，常绿阔叶林，云南松林，竹林，灌丛，草坡	渐危	含矮重楼，白花重楼
11	七叶一枝花 *P. polyphylla* var. *chinensis* (Franch.) Hara	云南，四川，广西，广东，贵州，湖北，湖南，安徽，江西，江苏，浙江，福建，台湾；越南：老街省，河内省，昆嵩省（14°20'N）	14-4	海拔1100～2800m，常绿阔叶林，竹林，灌丛	渐危	
12	狭叶重楼 *P. polyphylla* var. *stenophylla* Franch.	西藏，云南，四川，广西，贵州，湖北，湖南，安徽，甘肃，陕西，山西，江西，江苏，浙江，福建，台湾；克什米尔，不丹，尼泊尔，印度北部，越南	14-3	海拔<3500m，常绿阔叶林，针叶林，苔藓林，竹林，灌丛，石地，荒坡	渐危	含宽叶重楼
13	长药隔重楼 *P. polyphylla* var. *pseudothibetica* H. Li	云南，四川，贵州，湖南，湖北	15-1	海拔1700～1850m，常绿阔叶林，竹林，灌丛，草坡	渐危	含大萼重楼
14	药山重楼 *P. stigmatosa* Shudong Zhang	云南：巧家县药山	15-2-3	海拔(2500～) 2600～2900m，竹丛中	渐危	
15	卷瓣重楼 *P. undulates* H. Li & G. V. Soukup	四川：峨眉，峨边等地	15-2	常绿阔叶林	渐危	
16	毛重楼 *P. mairei* Lévl.	云南，四川，贵州，湖南	15-1	海拔1800～3500m，常绿阔叶林，针叶林，黄栎林，云南松林，灌丛	渐危	

续表

序号	植物名称	分布	分布区类型	生境	濒危等级	备注
17	花叶重楼 *P. marmorata* Stearn	西藏，云南，四川；不丹，尼泊尔	14-3	海拔 2400~3100m，常绿阔叶林，竹林	渐危	
18	禄劝花叶重楼 *P. luquanensis* H. Li	云南：禄劝，沾益，巍山；四川：会理，普格，越西	15-1	海拔 2100~2800m，常绿阔叶林，灌丛	渐危	
19	球药隔重楼 *P. fargesii* Franch.	云南，四川，广西，广东，贵州，湖北，湖南，台湾；越南北部	14-4		渐危	含两个变种
20	黑籽重楼 *P. thibetica* Franch.	西藏，云南，四川，甘肃	15-1	海拔 2400~3600m，常绿阔叶林，针阔叶混交林，高山杜鹃林	渐危	
21	无瓣黑籽重楼 *P. thibetica* Franch. var. *apetala* Hand.-Mazz.	西藏，云南，四川；锡金，不丹，缅甸	14-3	海拔 1400~3800m，沟谷阔叶林，疏林，林缘	渐危	
22	李恒重楼 *P. lihengianasp. nov.*	云南：威信	15-2-3	常绿阔叶林，邻竹灌丛	濒危	
23	五指莲 *P. axialis* H. Li	云南，四川，贵州	15-1	海拔 700~2500m，常绿阔叶林，苔藓林，针阔叶混交林	濒危	含红果五指莲
24	平伐重楼 *P. manioti* Lévl.	贵州（贵定，惠水），湖南（衡山）	15-2		濒危	
25	长柱重楼 *P. forrestii*（Takht.）H. Li	西藏，云南；缅甸北部	14-3	海拔 1900~3500m，沟谷阔叶林，常绿阔叶林，铁杉林，冷杉林	渐危	
26	皱叶重楼 *P. rugosa* H. Li & S. Kurita	云南：独龙江	15-2-3	海拔 1500~1620m，河岸常绿阔叶林	濒危	

续表

序号	植物名称	分布	分布区类型	生境	濒危等级	备注
27	独龙重楼 *P. dulongensis* H. Li & S. Kurita	云南：独龙江	15 – 2 – 3	海拔 1550m，河谷灌丛	濒危	
28	巴山重楼 *P. bashanensis* Wang & Tang	四川，湖北，湖南	15 – 1	海拔 1400～2750m，常绿阔叶林，竹林	濒危	
29	北重楼 *P. verticillata* M. Bieb.	黑龙江，吉林，辽宁，河北，陕西，山西，甘肃，安徽，浙江，湖南，四川；俄罗斯，朝鲜，日本	14 – 2	海拔 1400～3600m，针叶林，落叶阔叶林，灌丛，草地	渐危	
30	四叶重楼 *P. quadrifolia* Linn.	欧洲；亚洲：西伯利亚至萨彦岭；据说新疆阿尔泰山有分布，但未见标本	10	桦木林，针叶林，湿地灌丛	渐危	

云南省云龙县关坪乡发现一新种云龙重楼。陆辉等调查认为云南省还有凌云重楼、南重楼、大理重楼、多叶重楼、毛重楼、黑籽重楼、独龙重楼、皱叶重楼等多个品种，滇西北的大理和滇东北的昭通品种多于其他区域。

大理重楼除模式产地云南大理外，在保山市腾冲县和贵州赫章县也发现了大理重楼的新分布；同域还分布有其他重楼属植物，较常见的重楼属种类有云南重楼、毛重楼、华重楼、黑籽重楼、五指莲和狭叶重楼等。

云南部分地区重楼资源非常丰富，如高黎贡山。高黎贡山山脉北连青藏高原，南接中印半岛，是世界上极其珍贵的生物多样性十分突出的区域。该地区的重楼属有独龙重楼、长柱重楼、皱叶重楼、黑籽重楼、无瓣黑籽重楼、毛重楼、多叶重楼、狭叶重楼、云南重楼等6种3变种，其中独龙重楼和皱叶重楼2种为高黎贡山特有种，其他地区未见记载。后调查又发现高黎贡山各地（腾冲县、龙陵县）均分布有缅甸重楼。

云南东南部的文山州西畴县分布有西畴重楼，为云南省特有物种。

云南省最南端的西双版纳傣族自治州分布的重楼主要有云南重楼、南重楼和七叶一枝花三种。

四川省重楼属药用植物资源丰富，品种和数量仅次于云南省，主要分布于成都、雅安、乐山、峨眉山、宜宾、泸州、眉山、甘孜、阿坝、凉山等地。李强等调查发现四川省有23个分类群（13种9变种1变型），主要有凌云重楼、金线重楼、卵叶重楼（变种）、多叶重楼（七叶一枝花）、云南重楼、华重楼、矮重楼（变种）、狭叶重楼、长药隔重楼、大萼重楼（变型）、小重楼（变种）、卷瓣重楼、毛重楼、花叶重楼、禄劝花叶重楼、球药隔重楼、短瓣球药隔重楼、黑籽重楼、无瓣黑籽重楼（变种）、巴山重楼、北重楼、五指莲等品种。其中卷瓣重楼是四川特有种，而平伐重楼、小重楼、大萼重楼几个品种虽然在文献中记载四川有分布，但没有见到分布于四川境内的标本或原植物。

峨眉山区是四川省重楼属植物的主要分布区之一，文献记载分布的重楼属植物有8种3变种。谷海燕等对峨眉山重楼属植物进行了野外调查发现，由于当地药农的灭绝性挖掘，目前峨眉山仅分布有重楼属植物3种（凌云重楼、球药隔重楼、七叶一枝花）3变种（华重楼、小重楼、狭叶重楼），且资源量非常稀少，呈零星分布状态。与2004年、2007年的资源调查相比，未发现金线重楼、黑籽重楼、卷瓣重楼、具柄重楼、平伐重楼、巴山重楼等多个品种。

峨眉山区分布有峨眉重楼 P. polyphylla var. emeiensis H. X. Yin，H.

Zhang&D. Xue。该新变种采集地位于峨眉山地区，海拔 1900m。除峨眉山外，该植物在康定榆林、折多山及圣母山河谷地区也应有分布，另甘肃天水和西太白山也疑似有本植物分布。

重庆三峡库区有重楼属植物 15 种（含 9 变种），分布很广，但蕴藏量较少，分布最广的是七叶一枝花和华重楼。

2015～2016 年，四川西部贡嘎山东南坡的重楼资源实地考察发现，该生态区域的重楼主要有多叶重楼、毛重楼、花叶重楼、禄劝花叶重楼、凌云重楼、北重楼、云南重楼和卵叶重楼，即有 6 个种 2 个变种，其中多叶重楼和毛重楼密度较其他种类的密度大，每 100m^2 面积内密度分别为 1.8 株和 0.6 株。其余重楼种类的数量较少，每 100m^2 面积内密度均约为 0.1 株。

四川西部泸定县海螺沟野生重楼资源调查发现，海螺沟共有 8 种野生重楼植物，包括七叶一枝花、黑籽重楼、禄劝花叶重楼、短梗重楼和毛重楼 5 个种，球药隔重楼、狭叶重楼和具柄重楼 3 个变种。重楼种类和数量随海拔升高呈先增后降的趋势，分布最广的是七叶一枝花。

调查四川盆地北部边缘及川、甘、陕三省结合部的青川县发现，该县 21 个乡镇 35 个样品地区中，5 个乡镇 6 个样地有野生重楼分布，主要分布在海拔 1000～2200m 的阔叶林和针叶林下，主要为华重楼、黑籽重楼、多叶重楼、平伐重楼等 4 种，以华重楼的数量最多。

尹鸿翔等在四川省崇州市鸡冠山乡白云沟发现一新种短瓣凌云重楼，发现在该地域还分布有七叶一枝花、狭叶重楼、短瓣球药隔重楼、黑籽重楼、五指莲等同属植物。

张开元等报道了四川重楼属植物 2 新分布变种，分别是宽瓣球药隔重楼和红果五指莲。这两个新变种的新分布区均位于四川省西南部屏山县的老君山国家级自然保护区，红果五指莲还分布于洪雅县七里坪地区。其中红果五指莲为贵州特有类群，且为孤点分布。该地区重楼属植物的多样性丰富，除了宽瓣球药隔重楼和红果五指莲，还有短瓣球药隔重楼、五指莲、七叶一枝花、狭叶重楼、长药隔重楼、金线重楼、黑籽重楼、平伐重楼等 8 个类群。

卷瓣重楼为中国特有种，模式标本于 1988 年由李恒采自四川峨眉山，后经过详细调查，发现其分布以四川西部邛崃山脉为核心，南北长约 200km，东西宽约 40km，海拔高度在 1200～2100m 之间，在该区域内已发现卷瓣重楼的 5 个自然分布点（含峨眉山）。

横断山脉位于四川、云南两省西部和西藏自治区东部，该山系南段是重楼属植物在欧亚大陆的地理分布中心和遗传多样化中心，该区域主要包括四川省甘孜州东南部、凉山州西部和云南省西北地区，地处青藏高原东南缘，为地质、气候、生物、民族文化等多种元素交融过渡的一条复合带，是全球 25 个生物多样性热点地区（中国西南山地）的主要组成部分。重楼资源分布广、蕴藏量大，品种丰富，不少为地区特有种。该地区共计分布有重楼属植物 7 种，6 变种，分别为多叶重楼、云南重楼、毛重楼、华重楼、狭叶重楼、短瓣球药隔重楼、黑籽重楼、无瓣黑籽重楼、花叶重楼等种；丽江地区分布有珍稀的白花重楼，该地区种质资源分布的另一大特点是狭域种繁多，如禄劝花叶重楼、大理重楼等。

贵州有重楼属药用植物资源 9 种 9 变种 1 变型，分别为金钱重楼、卵叶重楼、球药隔重楼、宽瓣球药隔重楼、短瓣球药隔重楼、五指莲、红果五指莲、凌云重楼、毛重楼、七叶一枝花、白花重楼、华重楼、狭叶重楼、云南重楼、长药隔重楼、大萼重楼、黑籽重楼、平伐重楼、海南重楼，其中宽瓣球药隔重楼、红果五指莲 2 个变种为贵州特有。

黔北山原山地的正安、务川和遵义，黔西北高原山地的威宁、纳蜜和黔西重楼种群密度最大，为贵州重楼的分布中心。根据药材部门历年收购情况看，该区是贵州商品药材重楼的主要提供基地。

沈昱翔等对贵州产云南重楼资源进行考察认为，贵州省云南重楼在以安顺西经黔西南州至云南曲靖为核心分布区域，在向周围扩散过程中逐渐被其他同属植物替代，北接乌蒙山的较高海拔区域，如六盘水、毕节等区域主要被狭叶重楼、球药隔重楼和毛重楼等种替代。

贵州西北部的毕节市重楼野生资源较为丰富，各乡镇均有分布，种类有七叶一枝花、云南重楼、狭叶重楼、球药隔重楼、黑籽重楼和毛重楼 6 种，以七叶一枝花数量最多。在毕节市威宁县、纳雍县和大方县等地有重楼属植物分布，主要有五指莲、卵叶重楼、七叶一枝花、狭叶重楼和黑籽重楼等品种。

何顺志于 1987 年在贵州省镇宁县大天坑发现有重楼分布；周汉华等于 1990 年在贵州省水城发现有红果五指莲分布；黎华君等于 2007～2009 年在贵阳市百宜发现短柄重楼和云南重楼分布。

赫章县主要分布有狭叶重楼、七叶一枝花、云南重楼、毛重楼及黑籽重楼等 5 种重楼属植物。其中，以狭叶重楼和七叶一枝花分布最广，数量最多，黑籽重楼为该县首次发现分布。

2. 广东、广西、海南

广东重楼属植物有七叶一枝花、华重楼、球药隔重楼、海南重楼等。前三种主要分布在粤北韶关、惠阳、梅县等地区，如连平、翁源等县较多见，药材公司曾有收购，产量较少。

海南重楼主产于海南岛，较集中分布的地区有万宁、乐东尖峰岭、琼中五指山、琼中和陵水吊罗山。

早期重楼资源调查表明，广西历史上重楼的产量较大。据记载重楼属植物有七叶一枝花及多个变种、球药隔重楼、南重楼、凌云重楼等。药材主要来源于百色、河地、柳州、桂林等地区。在百色地区采样调查发现，该地区各县均有重楼属植物分布。七叶一枝花及其变种主要分布在隆林、西林、田林等县，是该地区商品重楼的主产地，但产量逐年下降。南重楼主要生长于毗邻越南的那坡、靖西等地。

西畴重楼在广西田林县发现分布，另一新分布地广西那坡县位于广西西南边陲，属于云贵高原余脉六绍山南麓，处于我国滇、桂两省交界处，并与越南河江省、高平省接壤，属于吴征镒中国植物区系分区方案中的古热带植物区北部湾地区，地理位置特殊，各种自然地理成分交融汇集，植物种类极其丰富。该地区还分布着其他重楼属植物，包括凌云重楼、南重楼、云南重楼、七叶一枝花、短瓣球药隔重楼等。

3. 湖南、湖北与江浙、安徽、河南

鄂西南山区植物种类繁多，资源极为丰富，有"华中药库"之称，是我国著名的 3 大特有属起源中心之一，据 1988 年恩施州中药材资源普查，鄂西南有重楼属植物 10 种（未分变种），并且分布较广、资源储量较大。2003－2011 年资源调查发现，恩施自治州的重楼属植物有 5 个种，8 个变种，分别为巴山重楼、北重楼、多叶重楼下 5 个变种（七叶一枝花、白花重楼、云南重楼、长药隔重楼、狭叶重楼）、球药隔重楼下三个变种（球药隔重楼、短瓣球药隔重楼、宽瓣球药隔重楼）、黑籽重楼等，3 个变型（如白花重楼的宽瓣白花重楼、短瓣白花重楼、狭叶重楼中的宽叶重楼等），共有 15 个变异类型，其中白花重楼的两个变型在《重楼属植物》一书中没有收载，还需要进一步确认。

汤明启结合 2012 年第四次全国中药资源普查工作，对湖北省竹溪县的重楼进行了调查，证明重楼在竹溪县的分布范围很广，主要有 7 个品种，分别为球药

隔重楼、具柄重楼、七叶一枝花、华重楼、糙叶重楼、花叶重楼及狭叶重楼。多生长在海拔或山谷草丛中 1100～2000m 山林地下阴湿处。

叶方、胡培等经过调查发现武当山地区重楼属植物有 2 种（球药隔重楼、七叶一枝花）6 变种（具柄重楼、狭叶重楼、宽叶重楼、糙叶重楼、长药隔重楼、云南重楼），主要分布在海拔 600～2400m 林下潮湿、背阴、富含腐殖质的壤土或砂土中，七叶一枝花和宽叶重楼分布最广。

对浙江临安天目山、清凉峰，丽水的景宁、庆元、遂昌，衢州开化，温州泰顺、文成，金华磐安，台州仙居、临海，宁波慈溪、奉化等地进行了实地调查，共采集到七叶一枝花种质资源 130 份，经种源鉴定全部为七叶一枝花；未见到《浙江植物志》（1993）等资料中记载的狭叶重楼及北重楼等品种，说明自第四次全国中药资源普查以来的近三十年间，由于气候变化、毁林开荒、旅游开发、无节制采挖等多种原因，许多野生资源的品种、数量和分布都发生了很大变化。

安徽省重楼属植物共有 2 种 4 变种，分别为北重楼、金线重楼、华重楼、狭叶重楼、具柄重楼、无瓣黑籽重楼，其中金线重楼和无瓣黑籽重楼为安徽省新记录植物；主要集中分布于皖西和皖南海拔 500～1100m 的山地阔叶林下和山谷沟边，大别山区资源较为丰富。

对豫西地区野生花卉资源进行调查时发现有三种重楼分布，分别为北重楼、狭叶重楼、华重楼。

4. 西北与东北

对陕产重楼属南重楼组植物资源调查发现，陕产重楼属除原记载有重楼组的北重楼和南重楼组的重楼（七叶一枝花）、狭叶重楼和具柄重楼外，还有宽叶重楼、短梗重楼、长药隔重楼、七叶一枝花（华重楼）和云南重楼 5 个变种，且均为分布新纪录，共计 2 个种 6 个变种；未采集到文献记载的缺瓣重楼的标本；陕产重楼主要分布在秦巴山区和陕北耀州区、黄龙等县域。

2013—2015 年，用样方法和样线法对华阴市调查发现，该区自然分布 2 种 2 变种重楼属植物，分别为北重楼、七叶一枝花、宽叶重楼和狭叶重楼，2 个变种均为分布新纪录；文献记载的缺瓣重楼调查中未采集到标本。

甘肃华亭县重楼野生资源调查发现，该地区分布品种为七叶一枝花，主要分布在关山林缘区海拔 1700～2500m 的林下。甘肃东南部小陇山林区地处秦岭西段，地跨长江、黄河两大水系。从 2006 年至 2015 年，对小陇山林区主要区域百合科植物资源进行野外实地调查发现，重楼属植物包括北重楼、卵叶重楼、华重楼、狭叶重楼、宽叶重楼等。

北重楼广泛分布于我国黑龙江、吉林、辽宁、内蒙古、河北、山西、陕西、甘肃、四川等地。黑龙江省野生北重楼主要分布在哈尔滨地区的顾乡屯、帽儿山和肇东；佳木斯地区的四丰山、桦川县、宝清县、汤原县和饶河县；牡丹江地区的牡丹峰和宁安市；小兴安岭地区的黑河、逊克县、嘉荫县和北安县；大兴安林地区的塔源和呼玛。

总体而言，我国重楼资源的分布以云南、四川、贵州、湖北、湖南、浙江等地最为丰富。

第二节　人工栽培现状

重楼种植业的发展是缓解重楼资源供需矛盾的有效途径。2003 年以来，医药界对重楼资源的需求不断增加，自然资源早已不堪重负。

一、栽培区区划

栽培区区划为重楼基地选址提供理论支持。程睿旸等在野外调查和数据收集的基础上，结合药用植物全球产地生态适宜性分析系统（geographic information system for global medicinal plants，GMPGIS），对中药重楼全球产地生态适宜性区域进行了分析和评价，以重楼药材基原物种云南重楼和七叶一枝花道地产区、主产区与野生分布区的采样点为依据，选取最冷季平均气温、最热季平均气温、年平均气温、年均降水量、年均相对湿度、年均日照强度和土壤类型 7 个生态指标作为主要参考因子，经过生态相似性比对分析，表明云南重楼和七叶一枝花的最大生态相似度区域相似，在全球范围内主要分布在中国、巴西、美国、赞比亚、刚果、缅甸、坦桑尼亚、墨西哥、安哥拉及玻利维亚等 19 个国家。其中，中国的最大生态适宜性产区主要包括云南、四川、广西、湖北、湖南、广东、贵州、江西、福建和安徽等 16 个省区。

陈铁柱等采用最大熵模型（MaxEnt）和地理信息系统（ArcGIS 10.2.2），预测华重楼在我国的潜在适生区及其适生等级。结果发现，华重楼潜在分布主要位于华东、华中、华南和西南部分地区，主要适生省为贵州、湖北、江西、四川、重庆、福建、浙江、安徽、湖南、广东（适生指数 > 0.6）。刀切法测试表明，最干季平均温度（41.7%）、7 月降雨量（23.7%）、年均温（15.8%）是影响华重楼潜在分布的最主要 3 个环境因子，年温差小，降雨量少的平原或山区，最干季温度范围 5.93 ~ 11.68℃，年均温 14.67 ~ 20.11℃，7 月份降雨量 184 ~ 237mm 是华重楼最适宜生长的生态位参数。

罗瑶等以四川省为研究区域，通过对云南重楼适宜海拔、适宜年均温、适宜年降水、适宜土壤、适宜坡向、适宜坡度、适宜林地这 7 个生态因子综合形成的云南重楼适宜分布区域进行研究。结果显示，云南重楼主要集中分布在四川省西南部的凉山州、攀枝花市、雅安市，主要包括宁南县、会东县、盐边县、石棉县等市县区域；中部的成都市、眉山市、乐山市，主要包括邛崃市、都江堰市、仁寿县、沐川县、马边等市县区域；东南部的宜宾市、内江市、泸州市，主要包括屏山县、筠连县、珙县、兴文县、叙永县、古蔺县、合江县等市县区域；东北部的达州市、巴中市、南充市、广元市，主要包括宣汉县、万源市、南江县、剑阁县、蓬安县等市县区域。数据显示，云南重楼的适宜分布区域总面积约为 7338km²，占整个研究区域总面积的 3.02%。

二、云南重楼

到 2014 年，仅云南境内，颇具规模的重楼种植及繁育公司已达 1200 家，多家重楼繁育公司正在组建中。2015 年初，云南重楼种植面积已达 2 万亩，重楼种植业正在中国悄然兴起，其中云南省现有种植面积约 200 或 330hm²。

横断山区基于药效成分含量的地理分析，发现合格药材多集中分布于四川攀西地区与滇西北高原的邻接地区沿金沙江、雅砻江一线，如云南武定、元谋、宁蒗、丽江及四川盐源、木里等地，为重楼药材的优质产区。相关科研机构和生产单位应深入这一地区，研究其独特的气候、土质、水体等环境因子同重楼皂苷含量之间的联系，发现和总结规律，用以指导重楼人工栽培的关键技术研究。

大理州是重楼的主要分布区和主产区，重楼产品品质优于其他产区。从 2010 年以后，大理州重楼种植面积不断增加。全州 12 个县（市）均种植云南重楼，2013 年种植面积达 1153.3 公顷，2018 年已达到 2.2 万亩，主要分布在大理市及弥渡、云龙等 7 个县。地处滇西北怒江大峡谷北段的贡山县 2014 年重楼栽培面积达 99.3hm²，到 2017 年末，更快速扩展到了约 203hm²。云南普洱景东县从 2011 年就有部分农民试种重楼，截至 2017 年种植重楼超过 66.67hm²。怒江州从 2009 年才开始有政府或农业部门投资进行试验性种植，目前加上农户自发零星种植的约有 295.13hm²。

目前四川省的崇州、彭州、汶川、北川、安县、都江堰、宝兴、石棉、天全等县市，云南滇中、滇东、滇东北、滇西和滇西北各地，贵州省的梵净山、贵定、惠水、盘县、安顺、册亨等地，均有林下种植重楼的模式。其中，四川种植的物种除了七叶一枝花和云南重楼外，还有重楼属的其他非《中国药典》收载的物种，如球药隔重楼、黑籽重楼、平伐重楼、五指莲重楼、多叶重楼等。

三、七叶一枝花及其他重楼

与云南重楼相比，七叶一枝花同为《中国药典》收录品种，但其栽培均只有零星报道，这也反映其产业化水平亟待提高。其他重楼栽培报道更加稀少。如目前安徽岳西一些高海拔地方的药农已经开始尝试种植华重楼。地处闽西北、武夷山脉北段光泽县，栽培面积由 2012 年的 0.13 公顷快速扩展至 2015 年的 17.2 公顷。云南保山市蒲缥镇冷水村经过 3 年的努力，已成功地将收集来的花叶重楼苗培育出 9 万多株，形成了一个保护种植小区域。

第三节　资源的保护与再生

一、资源开发现存问题

1. 种群的生存状况调查

由于重楼重要的药用价值、较长的采收周期以及对生长环境的特殊要求，所以人工种植发展缓慢，药用主要依靠野生资源。但众多的资源调查、种群调查研究发现，重楼野外分布日见萎缩，资源存量急剧下降。

施晓春等研究了云南高黎贡山重楼资源状况，发现从 1960 年以后，高黎贡山重楼资源状况发生了剧烈的变化。根据昆明植物研究所（KUN）的馆藏标本记载，发现各种重楼标本记载的个体频度在 1960～1990 年间没有明显变化，均维持在"常见"水平，1990 年以后，重楼的资源量急剧下降，1960～1970 年由"常见"降低到"偶见"或"稀有"。野外资源调查结果也发现高黎贡山地区重楼资源十分稀少，每 10m×10m 的样方中个体密度不足 10 株，说明该地区重楼资源已经出现严重短缺。

张丽霞等于 2009 年在对西双版纳分布的重楼资源调查时，没有发现有大面积重楼野生群落，只在距离村寨居住区较远，适合重楼生长的小环境中发现有少量分布。21 世纪初，包维楷等调查了海南岛尖峰岭林区海南重楼种群的生存状况，结果所调查沟谷生境只有 35% 的地方存有海南重楼个体，大多数生境个体不足 3 株，平均种群密度仅为 3.2 株/km²，小群聚株间距大（3～30m），种群联系程度低，呈孤立的分散状态。而在 20 世纪 80 年代，森林中重楼资源分布还很广泛，每个生境下种群数量均在 5～10 株或以上，但进入 20 世纪 90 年代，种群数量急剧下降，有性繁殖能力极弱，说明该种的生境退化严重，种群处于衰退状态，如不采取有效的保护措施将濒于灭绝。

杨斌等认为分布于我国境内的野生云南重楼资源下降严重，超过 80% 资源储量已被开发利用，传统产区已经无药可采，制药企业从各地个体商贩手中收购的原料主要来自缅甸。对卷瓣重楼的模式标本原产地峨眉山、瓦屋山为主的邛崃山脉进行调查，结果卷瓣重楼在整个邛崃山脉均有零星分布，其野生种群尚未灭绝，但受人类活动破坏严重，处于濒危（EN）等级，亟须加强保护。

各地各个种类的重楼资源调查均表明，重楼野生种群在我国退化趋势严重，只有少数地区如太白山地区因受到国家保护，该区域分布较丰富的陕西产重楼野生资源蕴藏量在逐年上升。

2. 对非《中国药典》重楼的排斥导致资源的浪费

除云南重楼和华重楼二变种之外的 28 种国产重楼都是非《中国药典》药材，被列为"伪品"。但是在实际用药中，并未严格区分品种。这种《中国药典》和实际生产割裂的局面对重楼研发有较大影响。一是会导致 90% 以上的野生重楼资源无法获得名分，无人愿意对非《中国药典》的有较高药效和较大开发潜力的重楼进行深入细致研究而惨遭广大科研人员遗弃；二是绝大部分野生重楼在严格管理后将无法得到有效利用，造成资源浪费；三是因研发不够、标准不严、重楼资源匮乏，大量不合格重楼药材进入市场，导致重楼药效下降，并在将来影响重楼药材口碑，进而影响到重楼产业。实际上中国野生重楼品种多达 30 余种（变种），在中医药和西医药学中都有较高的药用价值，将大量非《中国药典》重楼品种废弃不用，实属偏见。

二、资源保护策略

重楼为多年生草本植物，从出苗到药用需要 5～8 年，而且由于其有胚后熟的特性，所以植物繁殖率低，资源再生缓慢。重楼是中国传统名药云南白药等多个中成药的基础药物，其需求量已经超过再生能力，快速繁殖技术及产业化种植技术尚未取得令人满意的结果，所以进行重楼的资源保护与再生研究就迫在眉睫。

1. 生长环境保护

要保证重楼资源的再生与延续，就要首先树立生态观念，增强环境保护意识，改变过去"先破坏，后保护"的不良习惯，倡导资源保护与开发利用协调发展，保护野生重楼的生境和植株，树立促进生态环境与经济建设协调发展的机制。施晓春等对云南高黎贡山重楼属植物资源状况及保护利用措施进行了研究，认为应该在调查分析重楼生长环境、植被类型、森林群落结构等特点的基础上，对不同品种重楼在不同森林群落中的地位、作用及功能进行研究和监测，考察各群落周边生境的破坏、片段化和退化情况，建立重楼属植物的保护与发展规划，要着重关注和研究小种群生长情况，搞清楚生长环境与重楼的自然分布之间的关系、品种繁衍更新状况、物候期、开花结实特性等，建立规范化的人工繁殖关键技术，进行迁地保护和引种驯化，保证重楼资源的延续性。

2. 资源再生研究

张朝阳等通过综合分析重楼资源的地位、利用现状、资源基本特征、相关科研概况和生产实践经验后，提出将野生放养、粗放式管理、数量取胜确定为重楼资源再生的基本策略和方向，协调、集成多方面力量，依托大自然赋予的再生能力，与相关科技攻关相结合，提升种子育苗繁育能力，以低廉价格或者免费提供种苗、较低的土地转让和维护费用，调动潜在参与者特别是广大药农的积极性，通过人工规模化野生放养实现重楼资源再生。

由于重楼生长周期长、生长环境要求严格、人工种植成本高，影响企业和农民的种植积极性。为解决这些难题，研究人员开发出"三段栽培法"种植模式，即在重楼良种选育的基础上，将重楼栽培周期分成三段：第一段（3年）采用工厂化育苗，由科研单位或科研单位联合企业利用种子培育出一级种苗；第二段（3年）由企业或种植专业户通过建立二级种苗繁育基地，将一级种苗移植到二级种苗繁育基地进一步培育，生产出重楼商品种苗；第三段（3年）由农户种植，将商品种苗种植到重楼种植基地，3年即可收获利用。三个阶段既有分工也有合作，每阶段周期较短，并能获得显著的经济效益，降低了投资较大、回收期长的风险，形成一个可持续发展的良性循环模式，实现重楼资源的可持续利用。

3. 开发新的药材资源

2020 年版《中国药典》收载七叶一枝花（华重楼）或云南重楼的干燥根茎作为正品重楼，但其他品种在民间亦作为重楼药用。通过对不同品种重楼中的主要药效成分研究表明，花叶重楼和毛重楼等其他多基原重楼与七叶一枝花、云南重楼等具有质量等同性，也证明民间将这些品种作为重楼药用有一定的合理性，使之作为重楼替代药材资源成为可能。

张海珠等采用 HPLC 法及药理学模型比较了重楼属 7 种药用植物中重楼皂苷Ⅰ、Ⅱ、Ⅵ、Ⅶ的量及其镇痛、止血的药效，聚类分析发现云南重楼、南重楼、黑籽重楼聚为一类，多叶重楼、长柱重楼、大理重楼、毛重楼聚为一类，说明南重楼、黑籽重楼与云南重楼的成分 - 活性整体之间相似度较高，可考虑作为替代资源使用，为濒危植物重楼替代资源的寻找提供了思路和方法。也有研究表明，同一种植基地云南重楼的重楼皂苷含量均高于长柱重楼，三个产地云南重楼的重楼皂苷含量均高于长柱重楼。

大理云龙、大理永平、云南文山等 3 个产地南重楼中均未检测出重楼皂苷Ⅶ，但重楼皂苷Ⅰ、Ⅱ、Ⅵ总含量及总皂苷含量以 8 年生南重楼相对较高，质量较佳，而且 3 种皂苷总含量远超过《中国药典》（2020 年版）规定 0.60% 的限量标准，这为南重楼代替云南重楼入药提供了含量依据。黄芸等对南重楼中具有细胞毒活性的甾体皂苷类化学成分进行研究，分离得到 11 个甾体皂苷类化合物，其中含有薯蓣皂苷元和偏诺皂苷元，部分化合物具有对肝癌 HepG2 和胃癌 SGC - 7901 的细胞毒活性。刘海对金线重楼 P. delavayi Franch. 的化学成分进行研究，结果从金线重楼乙醇提取物中分离并鉴定了 8 个化合物，其中甾体皂苷类化合物 6 个，包括重楼皂苷Ⅰ和重楼皂苷Ⅱ。

黄贤校等对北重楼、毛重楼和五指莲重楼进行分离纯化，结果从醋酸乙醇层和正丁醇层中分别分离得到 9、11、12 个化合物，其中都含有皂苷类化合物；并采用体外抑瘤试验研究了 4 个皂苷类化合物，发现其对小鼠肺腺癌细胞 LA - 795 都显示了一定的抑制作用。

尹鸿翔等对狭叶重楼的化学成分进行研究，分离得到 5 个甾体皂苷类化合物，即重楼皂苷Ⅰ、重楼皂苷Ⅴ、重楼皂苷Ⅵ、重楼皂苷Ⅶ、重楼皂苷 H，同时发现所得化合物具有显著的止血和抗肿瘤活性。

季晓杰认为狭叶重楼的总皂苷含量与指纹图谱研究结果显示其与云南重楼比较接近，表明其有可能作为药材入药。肖雪等发现狭叶重楼甾体皂苷化合物中的重楼皂苷Ⅱ对卵巢癌细胞株有较强的毒性，比临床常用化疗药物 VP16 具有更强的抗肿瘤活性，且具有剂量依赖效应，可作为卵巢癌治疗的药物。

肖草茂等分别对长药隔重楼的化学成分进行研究，均分离得到甾体皂苷成分。赵志勇还采用 MTT 死细胞染色法对长药隔重楼中分离得到的部分单体化合物进行体外抑制小鼠黑色素瘤 B16 癌细胞活性的筛选实验，结果表明，长药隔重楼中的甾体皂苷类成分都具有很强的抗肿瘤药理活性。赵志勇采用数量分类学中聚类分析的方法对重楼属植物的形态和化学成分进行分类研究，对重楼属植物的亲缘关系进行了深入的探讨。

黑籽重楼在西南地区的重楼药材商品流通中占较大比例，李青等对各产区的黑籽重楼进行了化学成分的比较研究，发现黑籽重楼主要含有偏诺皂苷（重楼皂苷Ⅶ、重楼皂苷 H 等），重楼皂苷 H 有一定的抗肿瘤活性。因此，也部分说明了黑籽重楼在西南民间广泛入药的合理性。黑籽重楼中的薯蓣皂苷包含重楼皂苷Ⅱ、重楼皂苷Ⅰ和重楼皂苷Ⅴ。但大部分样品重楼皂苷总量低于《中国药典》（2020 年版）规定的不少于 0.60% 的标准。

杨德全等对不同种属、不同产地重楼属植物中甾体皂苷（重楼皂苷Ⅰ、重楼皂苷Ⅱ、重楼皂苷Ⅵ、重楼皂苷Ⅶ）含量进行对比研究，发现不同种属、不同产地的重楼属植物中甾体皂苷含量和组成有显著性差异，认为云南重楼、七叶一枝花、花叶重楼、毛重楼 4 种重楼属植物具有化学等同性，花叶重楼、毛重楼可替代重楼使用，花叶重楼和毛重楼 4 种甾体皂苷总含量甚至超过部分云南重楼药材。

云南民间常将长柱重楼作为重楼药材替代品入药，其药用历史悠久。长柱重楼易栽培、产量高，是重楼药材代用品的首选。黄圆圆等研究结果表明，长柱重楼的化学成分与云南重楼相似；李洪梅等研究结果表明，长柱重楼与云南重楼、七叶一枝花的药效作用相当，可作为重楼替代品进行研究开发。对采集于云南怒江州兰坪县的 8 批次长柱重楼进行测定发现，7 批次的重楼皂苷Ⅰ、Ⅱ、Ⅵ总含量及总皂苷含量均较高超过《中国药典》（2020 年版）规定的 0.60% 限量标准。

以上研究表明，重楼属植物如金线重楼、北重楼、毛重楼、五指莲重楼、狭叶重楼、长药隔重楼、黑籽重楼、巴山重楼、花叶重楼均含有重楼重要药物活性指标成分——甾体皂苷，说明重楼属植物具有替代重楼的化学基础，以及民间作为重楼药用的合理性，可以考虑将其扩大为中药重楼的药源植物。但重楼属植物中各类甾体皂苷成分及含量均有差别，研究者均表示仍需结合药理学、药效学、毒理学等实验进行更加深入的研究，以确定其是否可以真正替代重楼使用。

非重楼属植物替代重楼的研究较少，但可以作为一个探索的方向。丫蕊花属植物丫蕊花具有止血、抗肿瘤等作用，且疗效显著，其提取物具有显著的类似于重楼提取物的药理活性，且两者的活性成分均为甾体皂苷。因此，丫蕊花在一定程度上可作为重楼替代品，缓解重楼资源濒危。目前研究丫蕊花既是解决重楼资源危机的重要途径之一，又是一个新药开发的重要方向。

4. 粉质重楼与胶质重楼

药材市场一般按质地将重楼分为粉质重楼（断面洁白或黄白色，粉性，质脆易碎）和胶质重楼（断面黄棕色，角质或半透明状，质地绵软或坚韧，不易粉碎）。传统认为作为药用，粉质重楼为佳，胶质为次，致使胶质重楼被大量丢弃和积压，造成资源的浪费。成分分析、胶质与粉质成因分析及药理药效分析表明，这二者无明显差异。因此，打破传统认知，将胶质重楼与粉质重楼等同药用，也是扩大重楼资源范围的有效途径之一。

5. 重楼地上部分综合利用

开发重楼地上部分也是一种重要途径，重楼的茎、叶、花、果实、种子等地上部分生长较快，通过研究重楼地上部分化学成分、药理药效作用，考察替代根茎部分药用的可能性，既能避免资源浪费，还隐含着巨大的药用及经济价值。重楼地上部分含有与地下根茎相同的甾体皂苷成分，具有开发利用的化学物质基础，且地上部分产量巨大，原料来源丰富，具有广阔的开发前景。

陈昌祥等对重楼地上部分的甾体皂苷进行了研究，从中分离获得 3 个化合物，其中含有偏诺皂苷元成分，且有止血活性。年四辉等采用紫外分光光度法对重楼地上部分提取产物进行测定，发现提取物中重楼总皂苷的得率较高，总皂苷的含量可以达到生药的 2.03%。秦徐杰等对云南重楼的茎叶开展了物质基础研究，目前获得了 57 个化合物，主要为甾体皂苷，部分化合物显示良好的生物活性。

曾为民等从 8 月到 11 月逐月采取重楼地上茎叶，采用气相色谱法测定茎叶中重楼皂苷 Ⅰ、Ⅱ、Ⅵ、Ⅶ、PA、H 的含量。结果表明地上茎叶干物质其总皂苷含量与地下根茎相当。地上茎叶总皂苷主要成分是重楼皂苷Ⅱ和重楼皂苷Ⅶ，且总皂苷含量达到《中国药典》（2020 年版）规定的要求；不含重楼皂苷 H 和重楼皂苷 PA，也与地下根茎皂苷组成相近。开花植株地上茎叶皂苷含量比未开花植株高，果皮部分重楼皂苷的含量较高。

卜伟等发现，茎叶、果实、根茎的总皂苷镇痛作用相当，只是茎叶和果实总皂苷的止血和抗炎作用均弱于根茎。由于云南重楼茎叶总皂苷含量达到了《中国药典》中规定的云南重楼入药要求，其药用价值与地下根茎相当。云南省现有种植面积约 330hm²，每年可采集地上茎叶超过 300t，若对茎叶进行开发利用，可显著提高种植效益，促进产业发展。

6. 重楼内生菌培养活性物质

黄宏健等提出用重楼内生菌解决药用资源紧缺的应用前景广阔，一定规模的发酵培养内生菌用以生产活性物质是新药源研发的有效途径，测定内生菌次生代谢产物证实内生菌能够产生与宿主植物相同或相似的药用活性成分。

陈小静等从华重楼的新鲜块茎中分离得到 107 株内生菌，其中有 6 株菌产生薯蓣皂苷或其类似物等甾体皂苷。对其中 4 株菌研究后确定，这 4 株菌分别属于德克斯菌属 Derxia sp.、芽孢杆菌属 Bacillus sp.、动性球菌属 Planococcus sp.、肠杆菌属 Enterobacter sp.。

孙桂丽等从云南重楼块状茎中分离出 166 株内生真菌，并进行了抗菌活性的初步研究，结果表明，4 株内生真菌对细菌、植物致病真菌、皮肤致病真菌多种病原微生物具有显著抑制生长的作用。

张晓洁等从华重楼地下块茎中分离、筛选内生菌，发酵培养后发现其中编号为 SNUF－1 的真菌和编号为 SNUA－1、SNUA－2 的放线菌菌株均能分泌甾体皂苷或其类似化合物。

赵明、杨正强等从华重楼地下块茎中分离筛选得到 2 株可能产生甾体皂苷的内生菌（SS01 和 SS02），薄层色谱检测菌株 SS01、SS02 的发酵产物分别有 3 条和 2 条色谱带与重楼总皂苷的色谱带迁移率相当。形态和生理生化特征初步表明 SS01 和 SS02 分属于肠杆菌科 Enterobacteriaceae 和芽孢杆菌属 Bacillus sp. 细菌。

魏超以野生华重楼为材料，分离出 15 种不同真菌，其中 8 种在华重楼的 3 个生长阶段均分离到，对其中 4 种能产生皂苷的内生真菌进行了鉴定，认为是腐皮孢霉菌 Fusarium solani、木贼镰刀菌 F. equiseti、尖孢镰刀菌 F. oxysporum、大团囊菌科红曲霉 Monascus fumeus。

周浓等发现丛枝菌根真菌（AMF）是影响云南重楼活性成分含量的重要因素，该团队还发现不同 AM 真菌对云南重楼根茎中次生代谢产物甾体皂苷的影响存在差异。AM 真菌诱导子处理后，没有改变云南重楼根茎的化学背景，但能部分提高其根茎中化学成分的含量。根内球囊霉是最适宜云南重楼接种的优良菌种。

陈金印发现华重楼块茎中寄生有多种内生真菌,含有抗肿瘤活性菌株。从高效抗肿瘤活性的菌株 RPF8 发酵产物中分离出具有诱导肿瘤细胞凋亡的活性部位和具有抗肿瘤血管生成作用的化合物单体。

总之,随着重楼供需矛盾的加剧,需要从不同的层次,如分子、细胞、个体、种群等进行重楼的资源保护与再生研究,并积极推动在重楼产业链中的应用。

▶▶▶ 参考文献

[1] 张翔宇,洪林,查钦,等.毕节地区野生重楼资源调查 [J].贵州农业科学,2017,45 (2):134-137.

[2] 刘耀武,王军,方成武,等.安徽省重楼属药用植物地理新记录、资源现状及其保护对策 [J].皖西学院学报,2016,32 (2):4-7.

[3] 钟金星.贡山县重楼栽培现状及可持续利用探究 [J].南方农业,2018,12 (5):26-28.

[4] 王安虎,曲继鹏,杨坪.贡嘎山东南坡重楼资源现状与保护研究 [J].西昌学院学报,2017,31 (2):1-3.

[5] 陈铁柱,张涛,方清茂,等.基于 MaxEnt 和 ArcGIS 预测华重楼潜在分布及适宜性评价 [J].中药材,2017,40 (4):803-806.

[6] 程虎印,刘亮亮,程江雪,等.华阴市产重楼属药用植物生态特点及资源状况调查 [J].中国现代应用药学,2017,34 (5):674-680.

[7] 张翔宇,查钦,吉云,等.赫章县野生重楼资源的种类及分布 [J].贵州农业科学,2016,44 (11):134-137.

[8] 徐莲飞,汪建华.花叶重楼的人工种植 [J].云南农业,2016 (10):30-31.

[9] 周先治,阮召群,顾木金,等.光泽县中药材产业现状调研及发展对策 [J].安徽农业科学,2016,44 (23):206-210.

[10] 马杰,武小龙,梁世君,等.华亭县关山林缘区重楼资源调查 [J].农业科技与信息,2016 (13):43-44.

[11] 叶方,胡培,杨光义,等.湖北武当山地区重楼资源调查 [J].中药材,

2015, 38 (8): 1615 –1617.

[12] 余国生. 贡山县加快培植重楼产业 [J]. 云南农业, 2015 (3): 51 –52.

[13] 汤明启. 湖北省竹溪县重楼属植物资源调查报告 [J]. 湖北中医杂志, 2014, 36 (7): 71 –72.

[14] 谷海燕, 谢孔平, 李小杰, 等. 峨眉山重楼属植物的资源调查研究 [J]. 资源开发与市场, 2013, 29 (11): 1170 –1172.

[15] 林先明, 唐春梓, 郭杰, 等. 鄂西南山区重楼属植物资源调查与鉴定研究 [J]. 中国野生植物资源, 2011, 30 (1): 23 –26.

[16] 田振华, 许召林. 贵州省重楼属药用植物资源及分布状况调查 [J]. 安徽农业科学, 2010, 38 (14): 7339 –7340.

[17] 尹鸿翔, 张浩. 濒危民族药重楼种质资源调查及质量评价研究 [J]. 时珍国医国药, 2009, 20 (11): 2863 –2865.

[18] 施晓春, 李安华, 杨明维. 高黎贡山重楼属植物资源状况及保护利用初步研究 [J]. 时珍国医国药, 2008 (9): 2197 –2199.

[19] 滕杰, 李毅, 王良信. 黑龙江省北重楼的资源调查地理分布和群落类型调查 (Ⅰ) [J]. 黑龙江医药科学, 2001 (1): 14 –15.

[20] 张海珠, 赵飞亚, 陶爱恩, 等. 基于成分 – 活性整体相似性的重楼替代资源筛选 [J]. 中草药, 2018, 49 (18): 4366 –4373.

[21] 程虎印, 颜永刚, 程江雪, 等. 陕产重楼属南重楼组药用植物类群及资源调查 [J]. 中国中医药信息杂志, 2018, 25 (3): 1 –6.

[22] 罗瑶, 董永波, 祝聪, 等. 基于遥感和 GIS 技术的云南重楼适宜性分布范围研究 [J]. 中国中药杂志, 2017, 42 (22): 4378 –4386.

[23] 徐世萍. 景东县重楼种植技术初探 [J]. 农业开发与装备, 2017 (6): 173.

[24] 张开元, 饶文霞, 尹显梅, 等. 四川重楼属植物 2 新记录变种 [J]. 西北植物学报, 2016, 36 (11): 2346 –2348.

[25] 林丹, 汪瑶, 唐昌云, 等. 青川县野生重楼资源的分布概况 [J]. 华西药学杂志, 2016, 31 (2): 181 –184.

[26] 林丹, 文飞燕, 汪瑶, 等. 缅甸重楼的植物形态与化学成分特征 [J]. 华西药学杂志, 2015, 30 (5): 579 –581.

[27] 成莉, 甄艳, 陈敏, 等. 扩大重楼药用资源研究进展 [J]. 中国中药杂

志，2015，40（16）：3121 - 3124.

[28] 李恒，李嵘，王跃虎. 我国重楼种植业发展之路 [J]. 云南林业，2015，
36（3）：28 - 31.

[29] 段忠，段彦君，张梅芳，等. 浅析大理州重楼产业 [J]. 云南农业，2014
（11）：44 - 46.

[30] 胡陈花. 怒江州滇重楼种植技术 [J]. 云南农业科技，2014（1）：38 - 41.

[31] 尹鸿翔，张浩. 四川重楼属（延龄草科）一新变种——短瓣凌云重楼 [J].
西北植物学报，2013，33（1）：190 - 193.

[32] 尹鸿翔，张浩，薛丹. 四川重楼属（延龄草科）一新变种——峨眉重楼
[J]. 植物分类学报，2007（6）：822 - 827.

[33] 高嘉宁，张丹，何海燕，等. 海螺沟野生重楼资源调查 [J]. 西南农业学
报，2019，32（6）：1241 - 1247.

[34] 李学学，黄钟杰，威则日沙，等. 大理重楼和独龙重楼的野生资源分布和
皂苷类成分评价 [J]. 西南大学学报，2019，41（6）：37 - 43.

[35] 林娟，张美，陈铁柱，等. 重楼林下种植模式现状与分析 [J]. 中国现代
中药，2018，20（10）：1202 - 1206.

[36] 刘华，李明，李吉宁. 第四次中药资源普查外业调查技术方法探讨 [J].
宁夏农林科技，2018，59（03）：30 - 31.

[37] 赵飞亚，陶爱恩，董洪，等. 不同生长年限南重楼主要次生代谢产物积累
与其质量的关联性研究 [J]. 时珍国医国药，2018，29（3）：694 - 697.

[38] 周姣姣，陶爱恩，何正春，等. 不同生长年限长柱重楼根茎中主要次生代
谢产物的累积变化 [J]. 黑龙江农业科学，2018（3）：121 - 125.

[39] 刘光华，伍贤进，全妙华，等. 传统中药资源普查的创新——以湖南省沅
陵县为例 [J]. 农产品加工，2018（1）：33 - 35.

[40] 饶文霞，张开元，尹显梅，等. 西畴重楼生物学特征补述及其系统位置
[J]. 广西植物，2018，38（5）：602 - 607.

[41] 程睿旸，吴明丽，沈亮，等. 中药重楼全球产地生态适宜性分析 [J]. 中
国实验方剂学杂志，2017，23（14）：19 - 24.

[42] 李恒，雷立公，杨宇明. 云龙重楼，重楼属（黑药花科）植物一新种 [J].
西部林业科学，2017，46（1）：1 - 5.

[43] 谭麒冉，周梦娣，龙淑贤，等. 重楼替代药材丫蕊花研究进展 [J]. 中草

药，2017，48（1）：203－210.

[44] 刘健，李渭华，孙建兴. 小陇山林区百合科观赏植物资源及其园林应用 [J]. 国土与自然资源研究，2016（6）：82－87.

[45] 张玲，高九思. 豫西地区百合科重楼属与鹿药属野生花卉资源种类记述 [J]. 园艺与种苗，2016（8）：49－51.

[46] 何颖飞，田凤光，段承俐，等. 浙江七叶一枝花野生资源的 ISSR 遗传多样性 [J]. 分子植物育种，2016，14（9）：2531－2536.

[47] 林蓉. 云南省滇重楼栽培现状及可持续利用研究 [J]. 教育教学论坛，2016（15）：54－55.

[48] 杨光义，胡培，叶方. 重楼资源分布与可持续利用研究进展 [J]. 中国药师，2016，19（1）：159－162.

[49] 李恒，苏豹，张兆云，等. 中国重楼资源现状评价及其种植业的发展对策 [J]. 西部林业科学，2015，44（3）：1－7.

[50] 赵东兴，李春，赵国祥，等. 云南地道药材滇重楼的研究进展 [J]. 热带农业科学，2014，34（1）：42－47.

[51] 尹鸿翔，文飞燕，陈铁柱，等. 中国重楼属特有种卷瓣重楼的地理分布特征及濒危状况 [J]. 植物科学学报，2013，31（4）：328－332.

[52] 尹鸿翔，文飞燕，刘显波，等. 延龄草科大理重楼（Paris daliensis）分布新记录 [J]. 植物资源与环境学报，2013，22（3）：116－117.

[53] 周应群，陈士林，张本刚，等. 中药资源调查方法研究 [J]. 世界科学技术，2005（6）：130－136.

[54] 王强，徐国钧. 中药七叶一枝花类五省区主产地的资源调查 [J]. 南京药学院学报，1986（3）：179－182.